JN085727

新版 現代の栄養化学

第3版

柳田晃良・福田亘博・池田郁男　編著

三 共 出 版

はじめに

『新版現代の栄養化学』（第３版）を上梓しました。初版以来5年ごとに改訂版をお届けしていますが，2020年版「日本人の食事摂取基準」の改定とともに，これまでの版以上に役立つ教科書・参考書として利用できるようにと願っています。最近の食品栄養化学や健康科学の研究進展は目を見張るものがありますし，また，食を取りまく環境も大きく変化しています。2013年に日本の伝統的食文化である和食がユネスコ無形文化遺産に登録されました。また，2015年アジア栄養学会を日本で開催し，成功裏に終えることができました。2021年には第22回国際栄養学会議が東京国際フォーラムで開催される予定になっています。日本が選ばれた理由の一つは，日本が世界の冠たる健康長寿国であり，それを達成するためのノウハウやハウツーを世界各国の栄養・健康専門家とともにシェアできることが期待されているためです。

本書は，食品成分がとのような機序で消化吸収され，その後体内で代謝され生命活動に利用されているかを学ぶとともに，健康維持や疾病予防とどのような関わりがあるかを理解できるよう編集しています。現代は，テイラーメイド栄養学を考える時代です。本書が，皆様の学習と健康維持に役立てられることを願っています。

2020年早春

編著者を代表して

柳田晃良

新版にあたって

「現代の栄養化学」を2006年に出版してほぼ5年が経過しました。この間，厚生労働省で取りまとめられた「日本人の食事摂取基準」は2005年度版から2010年度版に改訂され，また栄養化学を取り巻く環境も少し変化してきました。栄養化学は食品栄養成分の消化・吸収から生体内での代謝や生理機能を知り，我々の健康の維持・増進と生活習慣病の予防を学ぶ幅広い領域の学問です。現在，世界的に増加しているメタボリックシンドロームの発症や予防に対する食生活の役割が指摘されています。きたるべき長寿社会において健康長寿を全うするための食生活を含めた生活スタイルの重要性も指摘されています。人種や個人により遺伝子背景も異なりますので，個人の体質や活動に応じたテーラーメイド型栄養学も学ぶ必要があります。これらの問題を明らかにすることは医療経済的負担の軽減とも関係します。

今回は，「日本人の食事摂取基準2010年度版」の刊行をきっかけに，旧版の訂正や修正が必要な箇所がでてきました。さらに，一部の章では新しい原稿に置きかえ全体の内容を見直しましたので，新版「現代の栄養化学」として発行することになりました。この新版が栄養化学を学ばれる皆さんの興味を引き立て，お役に立てたら幸いです。

なお，本書の出版に当たり，尽力いただいた三共出版(株)岡部　勝氏に感謝申し上げます。

2010年　盛夏

編著者を代表して　柳田晃良

初版まえがき

生物は成長，生活活動，生殖などの基本的な生命現象を営むうえで，必要な物質を食物として摂取しています。また，摂取した食品成分を消化吸収し，体内で代謝する過程で，体成分とエネルギーを得，生命現象を持続することができます。すなわち，食生活で十分な栄養条件を備えておくことが健全な心身活動を持続していくうえで重要です。もしも，その条件が十分でないと日常活動は低下するとともに，ストレスや感染などへの抵抗性が低下し，ひいては病的状態を呈するようになります。

食品栄養化学は食品栄養成分の摂取，消化吸収から，生体内での代謝や機能を知り，我々の健康の維持・増進と生活習慣病の予防までを学ぶ幅広い領域の学問です。とくに，栄養成分と身体，組織，細胞との相互作用を知り，我々が栄養素の摂取量や摂取方法によって，どのような影響を受けるかについて学ぶことが基本の一つです。したがって，食品化学，栄養生化学，および医学の知識が同時に必要となります。

栄養学の目標の一つは先に述べたように，人の健康維持・増進や生活習慣病の予防のための推奨すべき栄養素の質と量を科学的知見に基づき設定することです。しかしながら，エネルギーや栄養素の望ましい摂取量は個人により少し異なります。

これまで，「第６次改訂日本人の栄養所要量」として国民に提示されてきたものは2005年から「日本人の食事摂取基準（2005年版）」と変わり，健康な個人または集団を対象として国民の健康の維持・増進や生活習慣病の予防を目的として，エネルギーおよび各栄養素の摂取量の範囲を示す方向に変わってきています。とくに，生活習慣病のリスクを下げることにも重点が置かれています。

新聞，雑誌やマスコミで報道されているように，近年の生活習慣病の増加や高齢化社会においては，個人が何をどれだけ食べる必要があるのか，個人の体質や活動に立脚したテーラーメイド型栄養学も今後発展するものと予想されます。現代の生物科学は個人の遺伝的な特性も把握できる時代になっています。新しい学問の息吹も感じられます。

本書で食品栄養化学の基礎を学ばれる皆さんが，新しい時代の栄養学の魅力を知りさらに学習を進めていただけたら，著者一同の喜びです。

なお，本書の出版に当たり，尽力頂いた三共出版石山慎二氏に感謝申し上げます。

2006年　陽春

編著者を代表して　柳田晃良

目　　次

1 序　　説　細胞，臓器の機能および情報伝達

2 消化吸収

6 ビタミンの生理作用

7 ミネラルの生理作用

8 エネルギー代謝

9 食物と健康

10 21 世紀を健康に生きるための食生活

1 序 説
―細胞，臓器の機能および情報伝達―

1-1 生体の分子と機能

1-1-1 体の構成成分と分子

ヒトの体構成成分（65 kgの男性）を例にとると，おおよそ水分61.6％，タンパク質17％，脂質13.8％，無機質6.1％，糖質や核酸その他が1.5％である（表1-1）。高等動物は高度に分化した各種細胞から成り立っており，合目的性をもって集合，形成される組織，臓器，器官から成り立っている[1)]。各部位は生命現象を営むため独立し，しかも有機的な関係をもって恒常性を維持している。すなわち，成長や健康の維持，病気にならないための精密な制御・防御機構を備えている。ヒトの体構成元素組成を表1-2に示す。炭素，酸素，水素，窒素が主要構成元素である。リン酸は核酸の成分であり，また，イオンの形で生体に広く分布し

1）ヒト：約60兆個の細胞で構成されている。

表1-1　体重65 kg男性の体組成[1]

	kg	%
タンパク質	11	17.0
脂質	9	13.8
糖質	1	1.5
水分[2]	40	61.6
無機質	4	6.1

1　Davidson SDら：Human Nutrition and Dietetics, 5th ed. Churchill livingstone, 1973.
2　水分量は組織によって異なり，脂肪が増えると低下する。

表1-2　人体の構成元素（乾重量）[1]

元素	%	元素	%
炭素	50	硫黄	0.8
酸素	20	ナトリウム	0.4
水素	10	塩素	0.4
窒素	8.5	マグネシウム	0.1
カルシウム	4	鉄	0.01
リン	2.5	マンガン	0.001
カリウム	1	ヨウ素	0.00005

1　West ES, Todd WR : Textbook of Biochemistry, 3rd ed. Macmillan, 1961.

ている。カルシウムは数多くの生物反応で重要な役割をもっている。

1-1-2 細胞の構造

図1-1にラットの肝臓細胞の構造を示す。肝臓細胞は真核細胞が備えている主な細胞小器官（オルガネラ）をもっている。すなわち，核，ミトコンドリア，小胞体，遊離リボソーム，ゴルジ体，リソゾーム，形質膜，細胞骨格である。細胞小器官の機能を表1-3に示す。

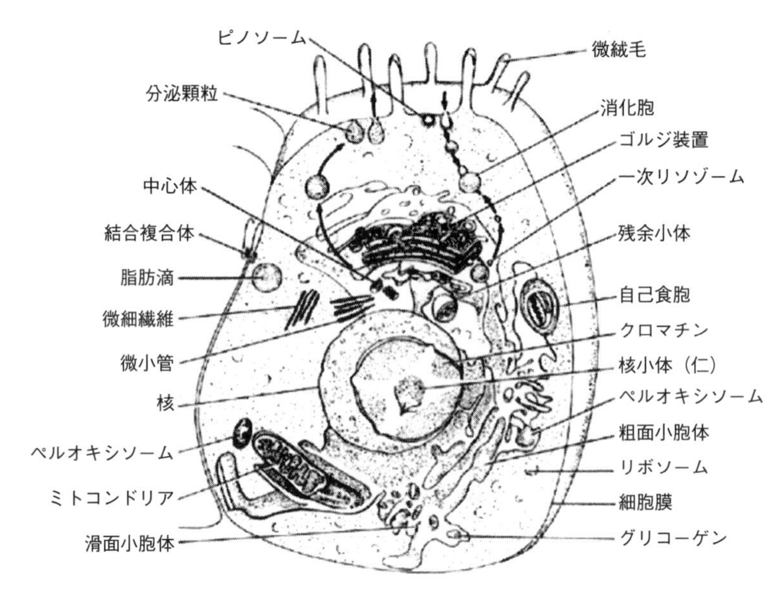

図1-1　典型的な動物細胞の模式図

表1-3　主な細胞小器官とその機能*

細胞小器官または画分	指　標	主な機能
核	DNA	染色体の存在部位，DNAに基づくRNAの合成（転写）
ミトコンドリア	グルタミン酸脱水素酵素	クエン酸回路，酸化的リン酸化
リボソーム	RNAが多い	RNA情報に基づくタンパク質合成（翻訳）
小胞体	グルコース6-ホスファターゼ	粗面小胞体でタンパク質合成，滑面小胞体で脂質合成，生体異物の代謝（シトクロームP-450）
リソソーム	酸性ホスファターゼ	多くの加水分解酵素の存在部位
形質膜	Na^+/K^+-ATPアーゼ，5′-ヌクレオチダーゼ	細胞内外の物質輸送，細胞間の接着，連絡
ゴルジ体	ガラクトース転移酵素	タンパク質の細胞内分布
ペルオキシソーム	カタラーゼ；尿酸酸化	ある種の脂肪やアミノ酸の分解，過酸化水素の生成と分解
細胞骨格	特になし	微細繊維，微小管，中間径繊維
細胞質ゾル	乳酸脱水素酵素	解糖，脂肪酸合成

*それぞれの小器官の主要な働きのみをあげた。多くの場合，他にさまざまな代謝や反応が行われる。

1-1-3 主要臓器と機能

生体内で同じ種類の細胞が組織的に構築され，一定の構造と機能を有しているものが組織である（図1-2）。大別して，1）体の外側や内側を覆っている上皮組織，2）組織や器官の間において組織の固定や保護を行っている結合組織，3）骨，軟骨などのように身体の各部分を支持している支持組織，4）横紋筋などの筋肉組織，5）生体内外での刺激を伝達する神経組織がある。

これらの組織が集まり器官を形成し，生理的役割を果たしている。器官は大別して，消化器系，循環器系，内分泌系，泌尿器系，神経系，感覚系，呼吸器系，筋肉系，骨格系がある。それらの働きと器官を表1-4に示す。

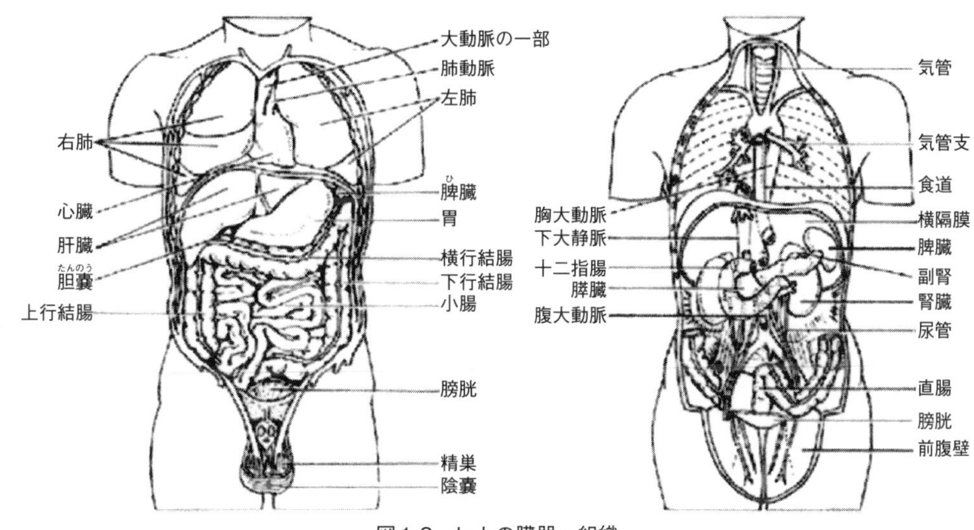

図1-2 ヒトの臓器・組織

表1-4 生体器官の種類と主な働き

主なはたらき	器官系	主な器官
食物の消化と吸収・代謝	消化器系	口腔，胃，小腸，大腸，肝臓，膵臓
酸素と二酸化炭素の交換	呼吸器系	肺臓
血液とリンパ液の循環	循環器系	心臓，血管，リンパ管
水と老廃物の排泄	泌尿器系	腎臓，膀胱，尿道
種族保存のための生殖	生殖器系	生殖器，輸精管，輸卵管，子宮
ホルモンの合成と分泌	内分泌系	脳下垂体，甲状腺，副腎，膵臓，性腺
刺激の伝達と調節	神経系	脳，延髄，脊髄，自律神経，体性神経
刺激の受容	感覚器系	目，耳，鼻，舌，皮膚
体支持，運動，造血	筋骨格系	筋肉，骨格，関節

1-1-4 消化器，肝臓機能

食物との関係では，消化器系とくに肝臓機能が重要である。

我々は食物を摂取後，高分子栄養成分を消化酵素で低分子に分解し，体内へ吸収し，一方不消化物を糞便として排泄している。消化器器官としては口腔，咽頭，胃，小腸，大腸，肛門がある。付属器官として肝臓，胆のう，膵臓，唾液腺などがある。ここでは栄養成分代謝の中心臓器である肝臓の役割について述べる。

（1）**肝臓機能**　肝臓は腸から吸収された栄養素が最初に接する器官である。人体で最も大きな臓器で約1.2～1.5kgある。全身の血液量は体重の1/13程度であるが，その1/4が肝臓内に存在している。

肝臓の主要な機能をあげると，

（a）**血糖値を中心とした糖代謝**　血糖値の維持は生命現象にとって重要である。肝臓は食後のグルコースをグリコーゲンに変えて貯蔵し，また脂肪に変える反応を行う。絶食時にはグリコーゲンの分解，アミノ酸からの糖新生などの反応を盛んにし，血糖値の維持（約100mg/dL）に働く。

（b）**脂質代謝の調節**　脂肪酸やコレステロールの合成･分解の主要臓器である。肝臓固有の機能としては，VLDL（極低比重リポタンパク質）のようなリポタンパク質やケトン体の生成，コレステロールからの胆汁酸生成などがある。肝臓で作られる胆汁成分（胆汁酸，コレステロール，リン脂質）は，胆のうに貯えられ，摂食に伴って十二指腸へと放出され，摂取した脂肪の消化吸収の前段階である乳化に役立っている。

（c）**タンパク質，アミノ酸の代謝と尿素合成**　肝臓は多種多様のタンパク質を生合成しているとともにアミノ酸代謝や血中アミノ酸レベルの恒常性維持も行っている。また，アミノ酸異化産物であるアンモニアの解毒のための尿素合成を行っている。

（d）**疎水性薬物の代謝**　疎水性の生体異物・薬剤は体内に蓄積されや

表1-5　主な器官とそのはたらき

器　官	主なはたらきと特徴
肝　臓	重さ1,200～1,500gで人体最大の臓器。糖質，タンパク質，脂質の合成・分解・貯蔵や，アンモニア等の有害物質の無毒化など人体の大化学工場。胆汁を作り，十二指腸へ分泌。半分切除してももとにもどる再生力を備えている。
肺　臓	酸素と二酸化炭素のガス交換を行なう。肺胞数は両肺で約6億，その表面積は約60m²にのぼり，この肺胞を毛細血管が網のようにおおっている。
心　臓	握りこぶし大の大きさで，酸素や栄養素，ホルモンなどの運搬に必要な血液を規則正しい収縮と弛緩により全身に送り出す。身長160cm，体重50kgの場合，1回に約70mL，1日に約7,000Lの血液を送り出す。
腎　臓	ソラマメのような形をした一対の器官（それぞれ150g程度）。血液中の老廃物を濾過し，尿をつくる排水処理工場である。腎臓には1日あたり1,200～1,500Lの血液が送りこまれている。
膵　臓	タンパク質，脂質，糖質を分解する各種消化酵素を生成し，炭酸イオンを含む膵液とともに十二指腸へ分泌する（外分泌）。また，血糖量を調節するインスリンやグルカゴンを合成し，分泌する（内分泌）。

すい。肝臓はチトクロームP-450を含む薬物水酸化酵素群をもち，水溶性物質に変換し，腎臓から排泄している。

(2) 膵臓の機能　膵臓は主に膵液を生成し，神経系や化学的刺激によって1日1リットル以上分泌する。刺激により分泌液成分は異なるが，種々の消化酵素を含み，消化吸収に役立っている。また，内分泌系細胞をもち，ペプチドホルモンを分泌している。インスリンはランゲルハンス島のβ細胞から分泌され，血糖値を低下させる。一方，α細胞からはグルカゴンが分泌され，血糖値を上昇させる。

主要臓器の部位を図1-2に，機能を表1-5に示す。

1-2 食物成分による細胞情報伝達

1-2-1 内分泌系およびホルモンの作用

内分泌系は情報伝達物質であるホルモンを分泌し，各臓器の機能を制御することにより生体内での**恒常性（ホメオスタシス）**を維持する役割をもつ。ホルモンは内分泌腺で作られ，血液を介して各ホルモンの特異的受容体をもつ特定の標的組織に運ばれ生理作用をおよぼす。ホルモンを分泌する器官としては，脳下垂体，甲状腺，副甲状腺，胸腺，副腎，膵臓，性腺，松果体がある。胃や腸の粘膜からはホルモン様の生理活性物質が分泌され，消化液の分泌を調節している。

1-2-2 ホルモン受容体の機能

ホルモンは，対応する受容体（レセプター）とよばれる情報認識分子と結合することにより作用が開始される。標的組織は特定のホルモンに特異的に結合する受容体をもっている。受容体には機能的に異なる2つのドメインが存在する。第一のドメインはホルモンと結合し，第二のドメインはホルモンのもつ信号を細胞の機能（酵素活性など）を調節する信号に変換して伝達する。ホルモン受容体が輸送タンパク質と違う点はこの第二の機能をもつことである。細胞膜を容易に通過できるステロイドホルモンや甲状腺ホルモンに対する受容体は，細胞質や細胞核内に存在している。ペプチドホルモンやタンパク質ホルモンに対する受容体は細胞膜に存在している。この場合受容体から細胞内への情報伝達はcAMP（環状アデノシン一リン酸）やカルシウム，ホスファチジルイノシトールなどの第二メッセンジャーとよばれる中間物質を介して行われる。

その代表的な例を示す。

(1) 遺伝情報の転写に影響するホルモン

細胞内に入ったホルモンは細胞質の特異的な受容体ホルモンと結合する。この複合体はDNAに対する親和性が高いので核内に蓄積され，核内クロマチンに結合して，それぞれ特定の遺伝子の転写を調節する。その結果，mRNAタンパク質の合成に影響し，代謝プロセスに変動をもたらす。甲状腺ホルモンも同様の機構で作用する。調節部位としてはプロモーターエレメントとホルモン感受性エレメントの2つがある（図1-3）。

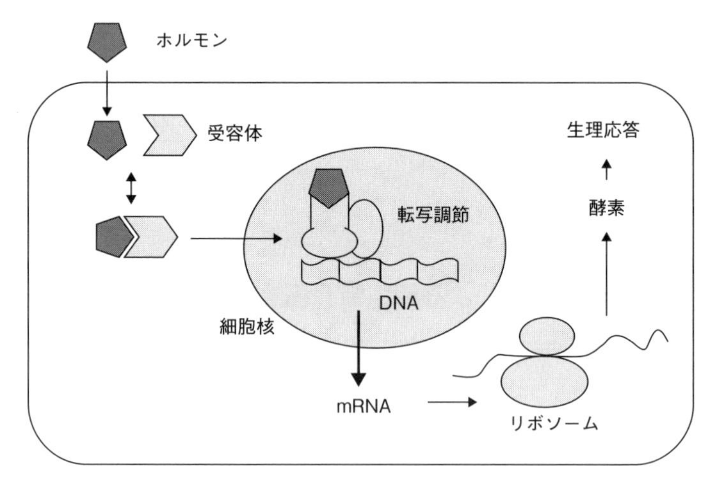

図1-3　ステロイドホルモンの作用機構

(2) アデニル酸シクラーゼを介するホルモン

ホルモンが細胞膜に結合すると少なくとも二種類のGTP（グアノシン三リン酸）依存性調節タンパク質を介してアデニル酸シクラーゼに影響がおよぶ。生じたcAMPはプロテインキナーゼの不活性型ホロ酵素に結合して，調節サブユニットを遊離させ，続いて活性サブユニットを遊離し，タンパク質のセリンもしくはスレオニン残基をリン酸化する。cAMPのレベルに変換されたホルモン信号は，ホスホジエステラーゼによりcAMPが加水分解されると速やかに消失する。またリン酸化されたタンパク質に作用するホスホプロテインキナーゼによっても失われる（図1-4）。

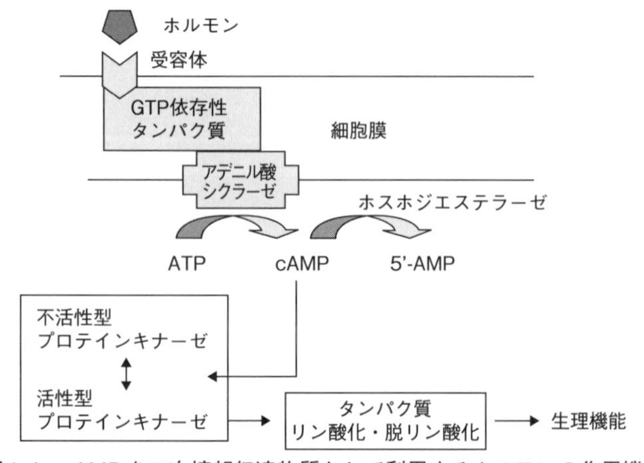

図1-4　cAMPを二次情報伝達物質として利用するホルモンの作用機構

(3) Caおよびホスファチジルイノシトールを介するホルモン

ホルモンにはカルシウムの膜透過性を促進する作用をもつものがある。カルシウムは筋収縮，血液凝固，神経伝達，酵素活性に必要なだけでなく，ホルモン作用の伝達も行う。カルシウム依存性調節タンパク質はカルモジュリンとよばれる。細胞膜上のホルモン受容体と細胞内カルシウム貯蔵体の間の情報にはホスファチジルイノシトール代謝産物であるミオイノシトール三リン酸とジアシルグリセロール（DG）が関与している。ミオイノシトール三リン酸は細胞膜やオルガネラからカルシウムを遊離させる作用をもつ。ジアシルグリセロールはカルシウム-リン脂質依存性プロテインキナーゼを活性化する。

(4) 受容体の異常　ホルモン受容体の異常に基づく疾患が知られている。受容体の欠損，機能低下，機能不全によるものなどがある。例えば，2型糖尿病（インスリン非依存性）や一部の肥満ではインスリン受容体のインスリン結合能力が低下している。

(5) 代謝調節

近年になり，栄養素の代謝は酵素活性や酵素量，遺伝子発現レベルで調節されていることが明らかになっている。酵素活性レベルでは，アロステリック効果，フィードバック制御（阻害）などの概念である。さらに，これらに加えて分子栄養学が加わり，遺伝子発現レベルでの説明が可能となりつつある。

栄養素を摂取するとそれに応答する神経系，内分泌系，免疫系などの生体調節系が応答する。これらの応答は脳へと伝えられ，1）ホルモン

表1-6　栄養素の代謝を調節する代表的なホルモンなど

ホルモン・生理活性物質	分泌器官	標的器官	機　能
インスリン	膵臓（β細胞）	骨格筋，肝臓，脂肪組織など	血糖値低下，グルコース取り込み利用促進，アミノ酸取り込み促進，グリコーゲン・タンパク質・脂肪合成促進，RNA合成促進
グルカゴン	膵臓（α細胞）	肝臓など	血糖値上昇，グリコーゲン分解促進，糖新生促進，タンパク質分解促進
アドレナリン（エピネフリン），ノルアドレナリン（ノルエピネフリン）	副腎髄質	肝臓，骨格筋，脂肪組織など	血糖値上昇，脂肪分解促進，グリコーゲン分解促進
インスリン様成長因子-1（IGF-1）	肝臓など	骨格筋，脂肪組織など多くの組織	タンパク質合成促進
グルココルチコイド	副腎皮質	肝臓，骨格筋など	糖新生促進，タンパク質分解促進
甲状腺ホルモン（T3，T4）	甲状腺	骨格筋など	エネルギー代謝促進
レプチン	脂肪組織	視床下部	視床下部からの食欲抑制指令，エネルギー代謝促進指令

分泌指令，2）食欲制御指令，3）エネルギー代謝調節指令などを出す。各組織は信号をトランスポーター，キャリアー，受容体を介して受けとり，物質代謝調節や遺伝子転写調節などの応答を起こすことができる。

多くの代謝調節物質が明らかにされている。表1−6に栄養や代謝との関係で重要視されている代表的なホルモンであるインスリン，グルココルチコイド，レプチン，アディポネクチンなどについて示す。

1-3 栄養と関係する他の重要な生理作用，食欲と味覚

近年の食生活の変化や生活習慣の変化は，平均寿命を大幅に改善し長寿社会となりつつあるが，一方では，肥満，高脂血症，糖尿病，高血圧などの生活習慣病や，がんなどの罹患率が増加している。食欲と味覚は我々の食生活を豊かにしてくれる道具である。ここでは，食欲と味覚について簡単にふれておく。

食欲：視床下部外側核は摂食中枢といわれ，刺激すると摂食行動を起こす。一方，腹内側核は満腹中枢といわれ，これを刺激すると摂食は停止し，破壊すると過食になり肥満を誘発する。摂食行動は両中枢の相対的な関係で決まり，その合目的な調節は，血中の化学物質を感知する腹内側核のグルコース受容ニューロンおよびLDHの糖感受性ニューロン（グルコースで抑制され，脂肪酸で刺激）の作用による。また，アミノ酸の中間体やインスリン，グルカゴンなどの化学受容体ニューロンも知られている。白色脂肪由来レプチンも食欲を制御することができる。

味覚：味覚は溶解した食物成分が口腔内の味覚受容体を刺激し，味神経系を介して大脳に達する。とくに，グルタミン酸受容体は視覚的，聴覚的，物性，触覚，温度感覚などを感じ，神経系を通じて大脳に伝達され食欲に影響する。

1-4 食品の三次機能，機能性食品に関する概念

食品の機能としては，一次機能：栄養機能，二次機能：感覚機能，三次機能：生体調節機能が知られている。一次機能は食品がもつ本来の機能であり，身体の構成成分として利用したりエネルギー供給源としての機能である。二次機能は食品の味，色，香り，物性などの味覚や触覚，視覚など嗜好性に関する機能である。三次機能は生体調節機能，とくに生活習慣病の予防・改善などヒトの恒常性維持や疾患予防に関する機能である。食品の機能性は，現在，制度化されている保健機能食品（栄養機能食品，特定保健用食品，機能性表示食品）のみが表示できる。栄養機能食品は，食生活の乱れや高齢化などにより，通常の食生活で一日に必要な栄養成分（ビタミン・ミネラルなど）が不足しがちな場合の補

給・補完のために利用できる食品である。特定保健用食品（トクホ）は，平成3年に導入された制度で，からだの生理機能などに影響を与える保健機能成分（関与成分）を含み，血圧，血中コレステロールなどを正常に保つことを助けたり，おなかの調子を整えるのに役立つなどの特定の保健の用途のために利用できる食品である。事業所により，有効性，安全性，品質などの科学的根拠を示して申請され，国の厳正な審査・評価のもとに許可を受けており，消費者庁許可マークが表示されている（図1-5）。機能性表示食品は，平成27年に導入された制度で，事業者の責任において科学的根拠に基づいた特定の保健の目的が期待できるという機能性が表示された食品であり、事業者が消費者庁へ届出を行い表示している。そのため，機能性表示食品はトクホと異なり，消費者庁の個別の審査を受けていない。機能性表示食品は，トクホの20年以上後に開始された制度ではあるが，その数はトクホをすでに超えている。

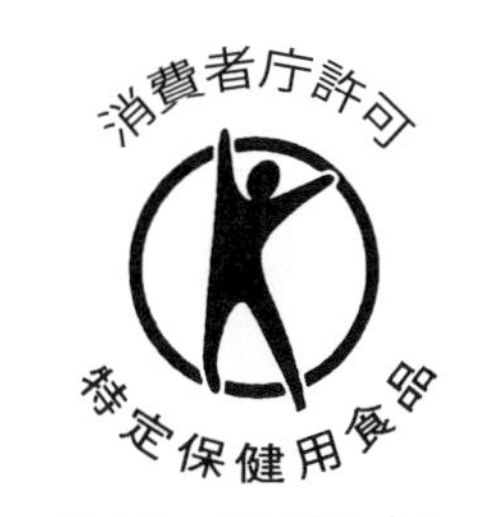

図1-5 保健機能食品
https://www.jhnfa.org/tokuho-0.html より引用

1-5 食事摂取基準

これまで「第6次改訂日本人の栄養所要量」として国民に提示されてきたものは，2005年から「日本人の食事摂取基準」に替わり，以後5年毎に改定され，現在2020年版が示されている。

食事摂取基準では，健康な個人または集団を対象として国民の健康の維持増進，エネルギー，栄養素欠乏の予防，生活習慣病の予防，過剰摂取による健康障害の予防を目的として，エネルギー及び各栄養素の摂取量の範囲が示されている。2020年版の改定では，「社会生活を営むために必要な機能の維持および向上」を策定方針とし，これまでの生活習慣病（高血圧，脂質異常症，糖尿病，慢性腎臓病）の重症化予防に加え，高齢者の低栄養やフレイル防止が視野に入れられた（詳しくは第10章参照）。

参考図書

1）（社）日本栄養・食糧学会編：「栄養・食糧学データハンドブック」，同文書院（2006）
2） 長坂祐二編：標準栄養学講座「生化学」，金原出版（2002）
3） 宮澤陽夫・柳田晃良・藤本健四郎編：「脂質栄養と健康」，建帛社（2005）
4）R.K.Murray *et. al.*: Harper's Biochemistry (26 edition), MacGraw-Hill Companies (2003).

2 消化吸収

2-1 消化管

消化管は摂取された食物を消化し，体内で利用可能な形態にして吸収させるための重要な器官である。消化は主に管腔内消化と膜消化に分けられる。

2-1-1 口腔

食物を摂取すると，口腔内で唾液が分泌され，咀嚼とともに細かく砕かれた食塊と混ざり合う。唾液は1日に1～1.5リットル分泌されている。唾液にはα-アミラーゼ（表2-1）が含まれており，糖質の一部は加水分解を受ける。唾液はまた，粘性のあるムチンを含んでおり，食塊をおおうことにより，嚥下を容易にする。

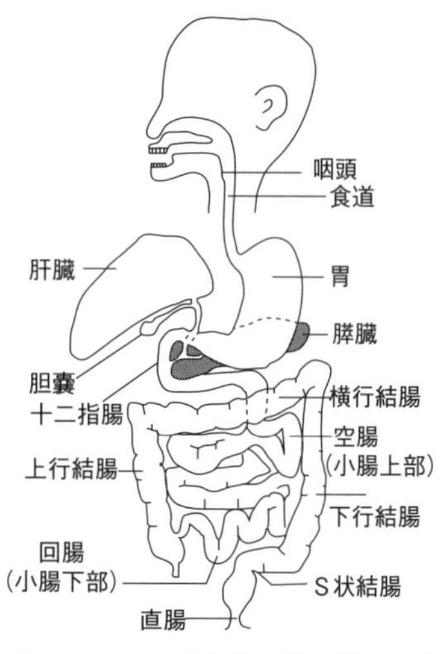

図2-1　人の消化管の構図(模型図)

表2-1　管腔内消化に関与する消化酵素

消化液	酵素	至適条件	基質	主な生成物
唾液	α-アミラーゼ （α-1,4-グルコシダーゼ）	pH 6.6～6.8 Cl^-活性化	デンプン （アミロース，アミロペクチン）	限界デキストリン マルトトリオース マルトース
胃液	ペプシン	pH 1～3	タンパク質	ペプトン
	リパーゼ	pH 4～5	トリグリセリド	脂肪酸，ジグリセリド
膵液	α-アミラーゼ	pH 7	デンプン （アミロース，アミロペクチン）	マルトース マルトトリオース イソマルトース（α-1,6結合）
	トリプシン	pH 8～9	タンパク質 ペプトン	オリゴペプチド
	キモトリプシン	pH 8～9	タンパク質 ペプトン	オリゴペプチド
	カルボキシペプチダーゼ	pH 7～9	ペプチドC末端	ポリペプチド アミノ酸
	リパーゼ	pH 8	トリグリセリド	脂肪酸 モノグリセリド グリセロール
	ホスホリパーゼA_2		リン脂質	リゾリン脂質，脂肪酸
	コレステロールエステラーゼ		コレステロールエステル	コレステロール，脂肪酸

2-1-2 胃

口腔から食道を通って胃に食塊が入ると，胃液が分泌される。胃液は1日平均2リットル程度分泌される。胃液はムチンや塩酸を含み，そのpHは1～2であり，食物中のタンパク質は変性を起こし，消化されやすい状態になる。さらに，塩酸は食物とともに流入したウィルスやバクテリアを殺菌する。胃壁からはペプシノーゲンも分泌されるが，塩酸と混ざると，活性型のペプシンになる（表2-1）。ペプシンは低pHでタンパク質の一部を加水分解する。なお，唾液α-アミラーゼはpH1～2では失活する。しかし，胃に入った食塊の内部は塩酸が完全にしみ込むまで30分程度かかるとみられ，α-アミラーゼによるでんぷんの加水分解はかなりの程度（～40％）進むことが知られている。胃にはまた，胃リパーゼが分泌され，トリグリセリドの一部をジグリセリドと遊離脂肪酸に加水分解する。これらの加水分解物には界面活性作用があり，脂肪の乳化を助ける。このような部分的消化とともに胃の蠕動運動は，食塊と胃液を混和し半流動性の消化粥を作り，小腸での消化，吸収への準備を整える。消化粥は胃のぜん動により，しだいに十二指腸へと運ばれ，3～6時間程度で移送を完了する。

2-1-3 小　腸

小腸は便宜的に十二指腸，空腸[1)]，回腸に分けられるが，厳密な境界があるわけではない。十二指腸は，胃の出口（幽門）から約25cmの長さで，分泌された胆汁や膵液が流入している。空腸は残りの小腸の前半2/5，回腸は後半の3/5を占める。小腸では粘性のあるアルカリ性（pH 8.2～9.3）の腸液が分泌され，胃酸を中和し腸管内容物を微アルカリ性とする。また，胆のうからは胆汁が分泌され，脂肪の乳化を促進する。

1）空腸という名は文字通り，空（カラ）のように見えることに由来する。空腸はホース状の柔らかい管であるが，中に水が満たされているような状態ではなく，一見何もないように潰れている。食物は多数の絨毛の林の間隙を縫うように流れることで，絨毛と接触する確率が増え，効率良く消化吸収される。

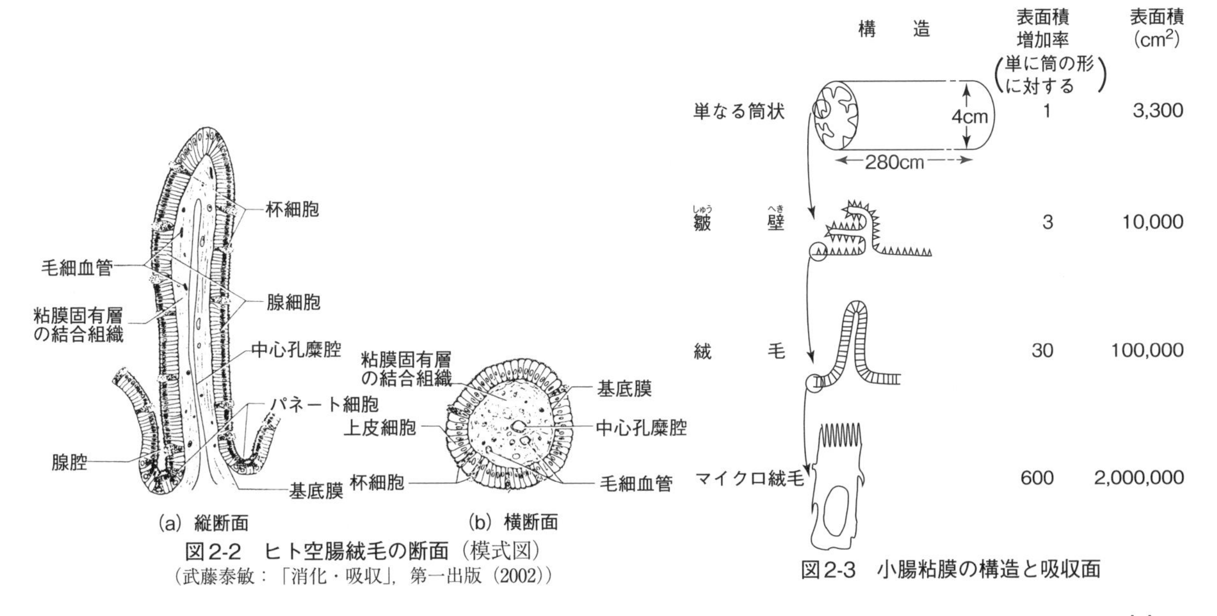

図2-2　ヒト空腸絨毛の断面（模式図）
（武藤泰敏：「消化・吸収」，第一出版（2002））

図2-3　小腸粘膜の構造と吸収面

小腸での消化は，膵臓から分泌される膵液に含まれる種々の消化酵素による管腔内消化（表2-1）と，小腸上皮細胞表面の微絨毛膜に存在する膜結合酵素による膜消化とに大別できる。小腸での消化は，大部分が上部の空腸で起こる。

小腸内腔の表面は絨毛とよばれる突起が多数並んでいる（図2-2）。絨毛の表面の大部分は小腸上皮細胞で覆われている。その細胞表面は微絨毛膜と呼ばれる突起にさらに覆われており，表面積を広げており，600倍に達する。消化された栄養成分はこの微絨毛膜から吸収されていく（図2-3）。

2-1-4 大　腸

大腸は，結腸（上行結腸，横行結腸，下行結腸，S状結腸），直腸に分けられ，小腸に比べると絨毛は発達しておらず，栄養素の消化吸収にはあまり関与しない。大腸の前半部分では小腸から流入した未消化物から主に水分や塩類が吸収される。大腸後半部分ではさらに水分が減少し，内容物は固形化し，糞便が形成される。大腸には，大腸菌や乳酸菌など多数の腸内細菌が存在しており，未消化の食物繊維などを分解し，酪酸，プロピオン酸，酢酸などを生成する。これらの酸は大腸から吸収され，エネルギー源として用いられる。

2-2 消化管ホルモン

胃，十二指腸および小腸上部には，内分泌細胞が存在し，種々の消化管ホルモンを分泌する。消化管ホルモンは食物の摂取やその消化粥により刺激され，血中に分泌され，近接する消化管や，膵臓，肝臓，胆嚢などに作用し，胆汁や消化液の分泌や消化管の運動を調節する。消化管ホルモンは多数知られているがここでは代表的なものを概説する。これら消化管ホルモンの分泌調節機構は極めて複雑なネットワークを形成しており，十分には理解されていない。

2-2-1 ガストリン

ガストリンは胃壁から分泌され，主な作用は胃酸の分泌を刺激することである。ペプシン分泌刺激作用もあるがそれほど強くない。ガストリンはまた食道下部括約筋を収縮することで，胃内容物の食道への逆流を防止し，また，幽門前庭部の運動を亢進し，消化粥を攪拌する。

2-2-2 コレシストキニン-パンクレオザイミン（CCK-PZ）

CCK-PZは小腸上部から分泌される。CCK-PZには，強い胆嚢収縮作用による胆汁分泌の促進，および膵酵素分泌作用がある。しかし，膵液分泌は亢進しない。また，これらの分泌に伴い小腸の運動を亢進する。

2-2-3 セクレチン

セクレチンは胃内容物が十二指腸に入り，十二指腸内のpHが低下すると十二指腸，空腸上部から分泌される。セクレチンは膵臓へ作用し，膵液（水およびHCO_3）の分泌をもたらすが，膵酵素分泌は亢進しない。このようなことから，胃から小腸に消化粥が流入すると，セクレチンとCCK-PZが協調して，消化にあたっていることがわかる。

セクレチンはまた，ガストリンの分泌を抑制し，胃酸の分泌を抑える。その一方で，胃におけるペプシンの分泌を刺激する。

2-2-4 ガストリックインヒビトリーポリペプチド（GIP）

小腸上部から分泌されるGIPは，胃酸の分泌を抑制するホルモンとして発見され，その名前の由来となった。最近では，小腸に流入した糖により分泌が刺激され，膵臓からのインスリン放出を促進し，吸収された糖の代謝を促進することも知られている。

2-2-5 エンテログルカゴン

エンテログルカゴンは小腸から分泌され，膵臓のグルカゴンと同様の作用を引き起こすことが知られている。すなわち，インスリンの作用と拮抗し，血糖上昇作用が認められる。

2-2-6 ソマトスタチン

胃や腸で分泌され，ガストリンやセクレチンの分泌を抑制することで，膵分泌や胃や小腸の運動を抑制する。

2-3 栄養成分の消化吸収

2-3-1 糖質の消化，吸収

デンプンは既述のように唾液α-アミラーゼによりある程度消化される。小腸に入ると，デンプン（アミロースおよびアミロペクチン）は膵液のα-アミラーゼによりマルトース，マルトトリオース，イソマルトースおよびグルコース4～8分子の結合したα-限界デキストリンにまで加水分解される（管腔内消化）。小腸微絨毛膜には二糖類分解酵素（マルターゼ，スクラーゼ-イソマルターゼ複合体，ラクターゼなど）が存在し，二糖類を加水分解する（膜消化）図2-4)。また，α-限界デキストリンはやはり膜に存在するグルコアミラーゼやイソマルターゼにより加水分解される。加水分解され生じたグルコース，ガラクトース，フルクトースなどは，直ちに微絨毛膜から吸収される。グルコースとガラクトースの場合には，Na^+との共輸送担体（SGLT1），フルクトースの場合には，Na^+に依存しない促進拡散輸送担体（GLUT5）を介して細胞内へ取り込まれると考えられている。管腔内で単糖類にまで加水分解されないのは，管腔内の浸透圧の上昇を防ぐためと考えられる。

取り込まれた単糖類は，細胞の基底膜側から，別の促進拡散輸送担体

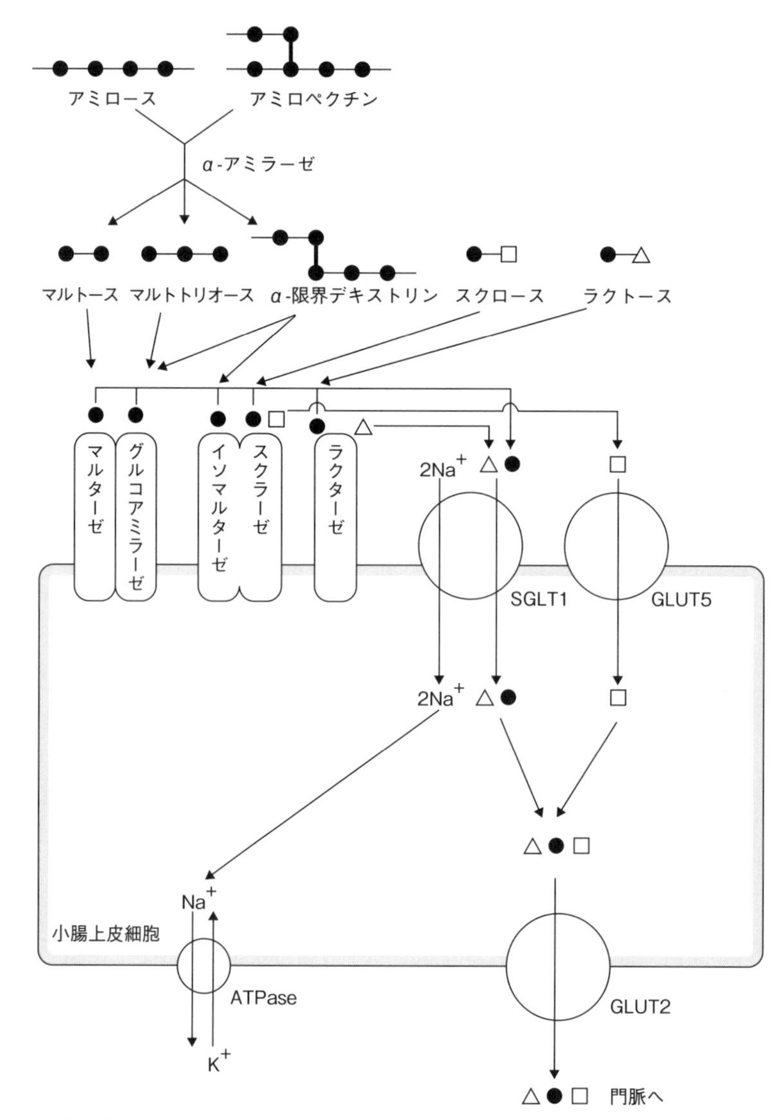

図2-4　糖質の消化吸収の概略図

アミロースとアミロペクチンの細い線は α-1,4 結合を，太い線は α-1,6 結合を表している。
（池田郁男・菅野道廣，臨床科学，32（1996）78）

（GLUT2）を介して細胞外へ放出され，血流に入り，門脈を経て肝臓へ取り込まれる。

2-3-2　タンパク質の消化，吸収[2)]

膵液にはタンパク質分解酵素の前駆体としてトリプシノーゲンとキモトリプシノーゲンが存在し，小腸内腔に入ると活性化されトリプシンおよびキモトリプシンとなる。トリプシンおよびキモトリプシンはタンパク質やポリペプチドをオリゴペプチドにまで加水分解する。カルボキシペプチダーゼはオリゴペプチドをさらに細かく加水分解する（管腔内消

2）　コラーゲンはタンパク質の一種であり，動物のタンパク質で最も多いことから，我々は通常かなりの量を肉から摂取している。コラーゲンもタンパク質として消化，吸収を受けることから，コラーゲンを食べたからといって，皮膚などにコラーゲンが補給される訳ではない。化粧品に含まれるコラーゲンが皮膚からそのまま吸収されることもありえない。

化)。さらに，小腸微絨毛膜にはアミノペプチダーゼなどいくつかのペプチド分解酵素が存在することが知られており，トリペプチドやジペプチドにまで加水分解する。タンパク質の小腸上皮細胞への吸収は，ほとんどトリペプチドやジペプチドで起こるといわれているが，一部は遊離アミノ酸としても吸収される。ジペプチドやトリペプチドの取り込みは，エネルギー依存的で，担体を介して起こることが知られている。アミノ酸の吸収もまた担体を介した能動輸送である。管腔内でアミノ酸にまで分解しないのは，糖質の消化の場合と同様に，浸透圧の上昇を防ぐための合目的的な機構と考えられる。細胞内に取り込まれたペプチドは，細胞内のジペプチダーゼやトリペプチダーゼにより加水分解を受け，大部分はアミノ酸となり，担体を介して細胞外へ放出される。しかし，一部はペプチドのまま担体を介して放出される。これらは細胞を通過後は血流に入り，門脈を経て肝臓へ取り込まれる（図2−5)。

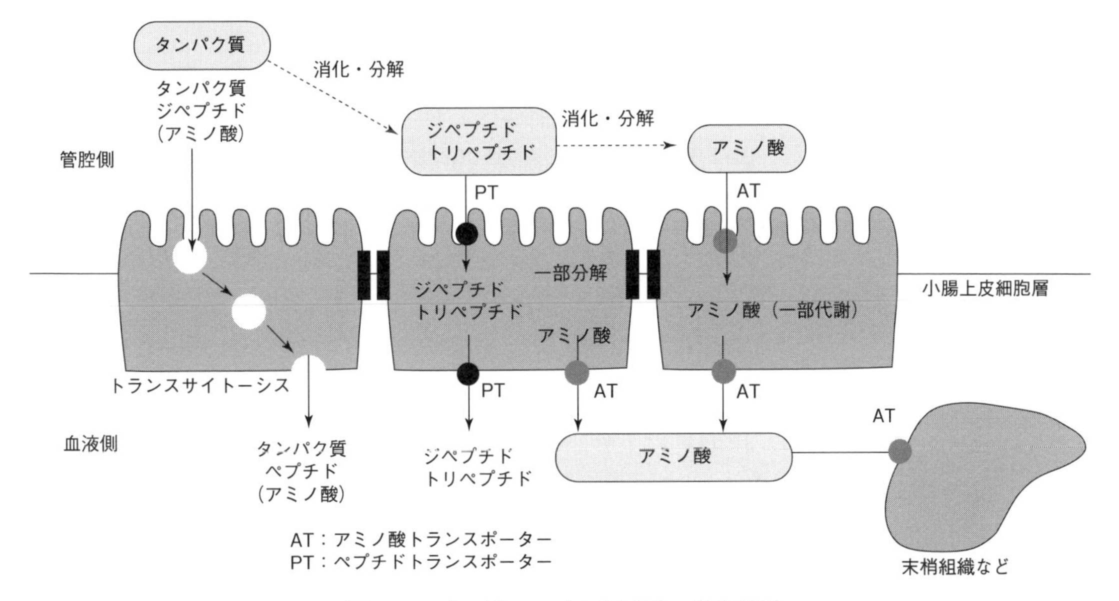

図2-5 アミノ酸・ペプチドの消化・吸収機構

2-3-3 脂質の消化，吸収

食事脂質としては，トリグリセリド，リン脂質，コレステロールなどがあるが，量的にはトリグリセリドが最も多い。脂質は小腸内腔に入ると，胆のうから分泌される胆汁(リン脂質や胆汁酸塩を含む)と混ざり合い乳化される。以下に記述する主要な脂質の消化吸収は図2−6に示している。

2-3-4 トリグリセリドの消化，吸収

炭素数12以上の長鎖脂肪酸を含むトリグリセリドおよびその胃での加水分解物であるジグリセリドは膵リパーゼ（表2−1）により，sn-1およびsn-3位が加水分解され，2-モノグリセリドと遊離脂肪酸となる。これら加水分解物は，胆汁酸塩や他の脂質成分とともに胆汁酸混合ミセル

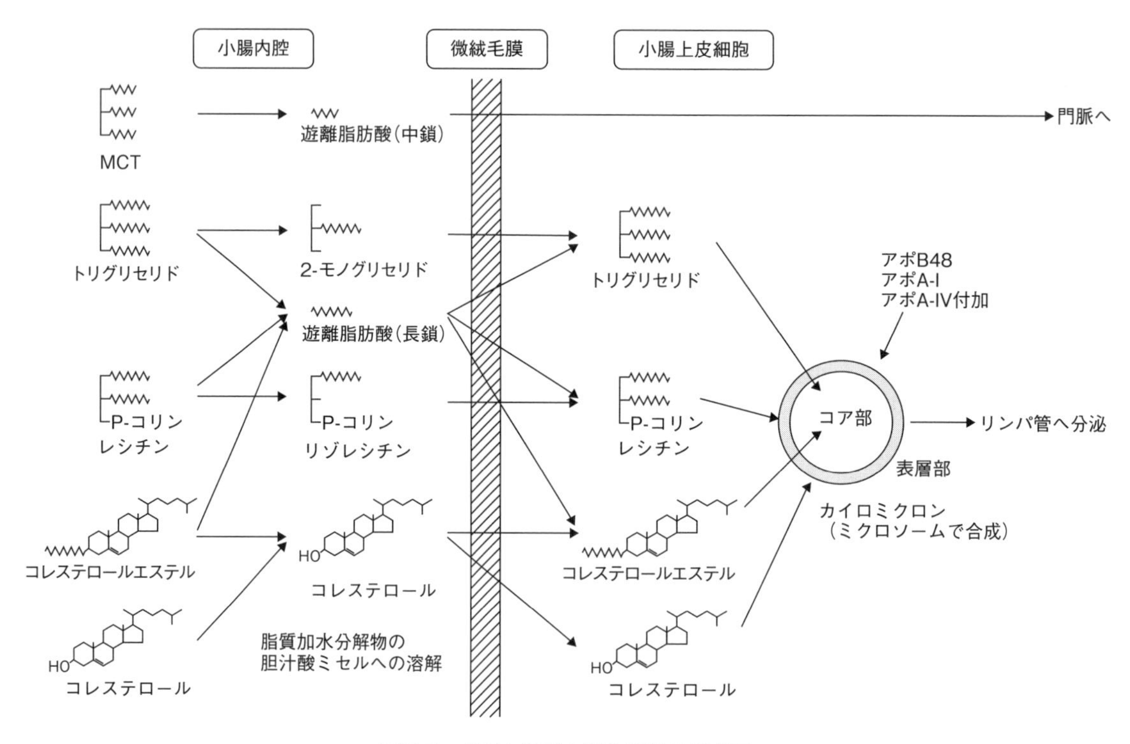

図2-6　主要な脂質の消化吸収の概略図

を形成し溶解する。このミセルが小腸上皮細胞表面の微絨毛膜に近づくと，脂質成分はミセルから単分子として離れ，細胞内へ取り込まれる。胆汁酸ミセルがそのまま細胞へ取り込まれることはない。取り込まれた遊離脂肪酸は2-モノグリセリドのsn-1およびsn-3位に再結合し，トリグリセリドとなる。トリグリセリドはカイロミクロンとよばれるリポタンパク質粒子の内部に取り込まれ，細胞外へ放出され，リンパ管へ流入する。リンパは鎖骨下静脈へ注いでいる。

炭素数8や10の中鎖脂肪酸を含むトリグリセリドの運命は，長鎖脂肪酸の場合とは異なっている。中鎖脂肪酸は胃や膵リパーゼにより速やかに加水分解を受ける。中鎖脂肪酸は胆汁酸混合ミセルへ溶解する必要はなくすみやかに小腸上皮細胞へ取り込まれる。この中鎖脂肪酸はトリグリセリドへ再合成されず，細胞から放出され門脈を経て肝臓に取り込まれ，エネルギー源として利用される。中鎖脂肪酸は食品中にはほとんどないが，このような代謝特性を利用して，脂質の吸収不良を引き起こすような疾病や手術後のエネルギー源として利用されている。

2-3-5　リン脂質の消化，吸収

リン脂質のかなりの部分は，膵液ホスホリパーゼA_2により2位の脂肪酸が加水分解され（図2-7），リゾリン脂質と遊離脂肪酸となり，胆汁酸ミセルに溶解し，トリグリセリド加水分解物の場合と同様，単分子として細胞内へ取り込まれると考えられている。しかし，一部はさらに

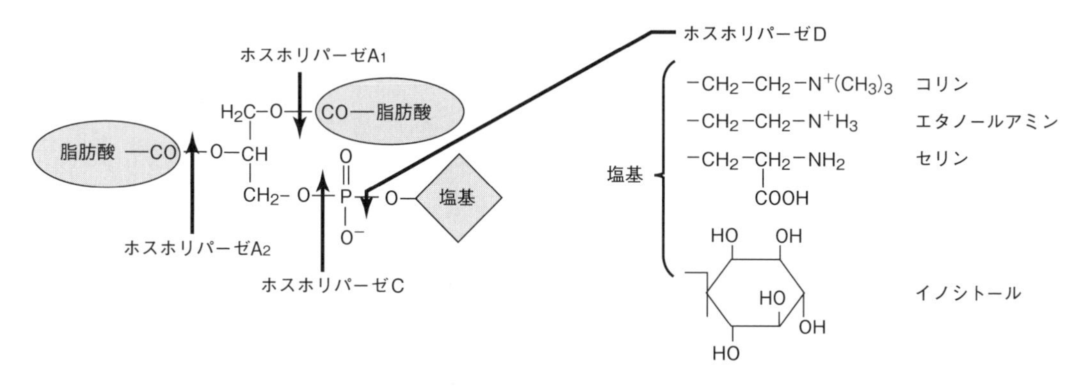

図2-7 リン脂質の消化

加水分解され，グリセロホスホコリンなどの水溶性物質へ転換される。細胞内に取り込まれたリゾリン脂質と遊離脂肪酸は，再び，リン脂質へ再合成される。しかし，多量のリン脂質を摂食しても，リン脂質が多量にカイロミクロンに取り込まれることはないことから，リゾリン脂質は細胞内でさらに加水分解されて処理されるものもある。生じた過剰の遊離脂肪酸はトリグリセリドの合成へ回される。リン脂質は，カイロミクロンの表層部分を形成し，リンパへ放出される。

2-3-6 ステロールの消化，吸収

動物性のステロールであるコレステロールは一部は脂肪酸とのエステル，コレステロールエステルとして摂取している。コレステロールエステルは，膵液中のコレステロールエステラーゼにより加水分解されコレステロールと遊離脂肪酸となる。コレステロールは他の脂質加水分解物や胆汁酸とともに胆汁酸混合ミセルを形成し溶解する[3)]。溶解後，小腸上皮細胞表面に近づくと，他の脂質加水分解物同様，単分子として放出され，細胞内へ取り込まれる。この取り込みは従来単純拡散によると考えられていたが，タンパク質を介した機構も知られるようになってきた。取り込まれたコレステロールはアシルCoAコレステロールアシルトラ

3) 血漿コレステロール濃度低下作用を示す食品成分である緑茶カテキン，植物ステロール，大豆タンパク質は，いずれも小腸でのコレステロール吸収を阻害することで効果を発揮する。これらは胆汁酸ミセルへのコレステロールの溶解を妨害する。緑茶カテキンはコレステロールと結合し，ミセルに溶解できなくする。植物ステロールはミセルからコレステロールを追い出す。また，大豆タンパク質は胆汁酸と結合し，胆汁酸ミセル形成を妨害する。

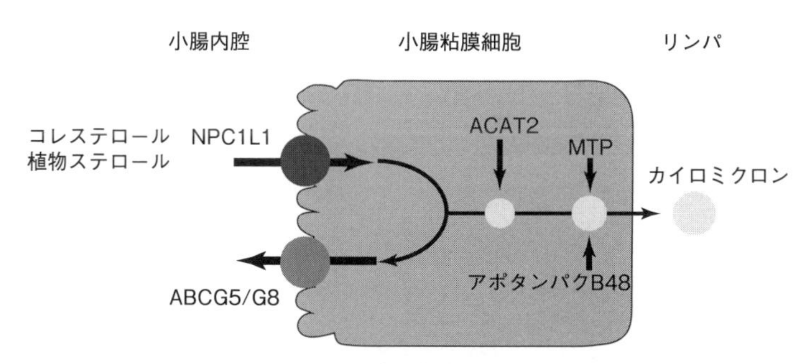

NPC1L1：Niemann-Pick C1 Like 1（小腸のコレステロール輸送タンパク質），ABCG5-G8：ATP-vinding cassette G5/G8，ACAT2：アシルCoAコレステロールアシルトランスフェラーゼ，MTP：ミクロソームトリグリセライド転送タンパク質

図2-8 ステロールの吸収

ンスフェラーゼ（ACAT）により90％近くはエステル化される。生じたコレステロールエステルはカイロミクロンの内部に，遊離コレステロールは表層に取り込まれ，リンパへ放出される。コレステロールの吸収率は50％前後であり，90％以上が吸収されるトリグリセリドやリン脂質よりもかなり低い。図2-8に小腸コレステロールの一連の消化吸収過程を示す。

植物性のステロールはシトステロールやカンペステロールなど多くの種類があるが，まとめて植物ステロールと呼ばれる。植物ステロールはコレステロールと同様の経路で消化，吸収されるが，吸収率は極めて低い（<5％）。

なお，脂質類の可溶化に貢献した胆汁酸は，空腸では吸収されず，回腸の上皮細胞表面に存在する胆汁酸結合タンパク質により，そのほとんどが能動的に吸収され，肝臓へ戻り再利用される。一部は，糞へ排泄される。このように胆汁酸は肝臓から十二指腸に分泌され，回腸から再吸収後，再び肝臓へ戻る。このような流れを腸肝循環（enterohepatic circulation）とよぶ（図2-9）。

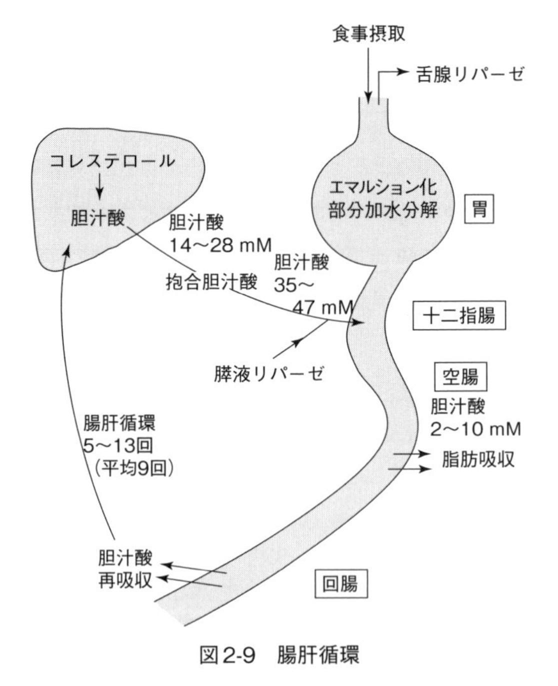

図2-9　腸肝循環

参考図書

1）　武藤泰敏：「消化・吸収」，第一出版（2002）
2）　栄養機能化学研究会編：「栄養機能化学」，朝倉書店（1996）
3）　野口　忠，伏木　亨，門脇基二，野口民夫，今泉勝己，古川勇次，舛重正一，矢ケ崎一三，青山頼孝：「最新栄養化学」，朝倉書店（2000）

3 糖質の代謝と栄養

炭水化物は日本人が摂取する食物中で最も多い栄養成分で，消化吸収されるものを糖質，消化されにくいものを食物繊維として分類している。糖質は脂質とともに生体にとって重要なエネルギー源であり，とくに，脳，神経系，赤血球などの通常はグルコースのみをエネルギー源としている組織にグルコースを供給する重要な働きをしている。

3-1 糖質の化学

糖質は，単糖類，二糖類，オリゴ糖（少糖類），多糖類に大別される。これらのうち，単糖類や二糖類の大部分は甘味を呈し，一方，高分子のペクチンやガム質などは粘性やゲル形成能を有する。デンプンも水とともに加熱するとゲル状になり，高い粘性を示す。また，単糖類，二糖類やオリゴ糖の大部分は水によく溶けるが，重合度が高くなるにつれて水に難溶となる。

3-1-1 単糖類（monosaccharide）

単糖類は化学構造的に最も単純な糖質である（図3−1）。2個以上のヒドロキシル基（水酸基，−OH）をもつアルデヒドまたはケトンの誘導体で，酸や酵素によってそれ以上単純な化合物に加水分解することのできない最小の糖質の単位である。「アルド」あるいは「ケト」を語頭に付して，アルドヘキソース，ケトペントースなどのように呼ばれる。炭素鎖の番号の付け方は，アルドース（aldose）[1] ではアルデヒド基の炭素を1とし，一方，ケトース（ketose）[1] ではカルボニル基（ケト基，=CO）に近い末端の炭素を1とする。含まれる炭素数によって，単糖類は三炭糖（triose），四炭糖（tetrose），五炭糖（pentose），六炭糖（hexose），七炭糖（heptose）などに分類される。

1）グルコースのようにアルデヒド基（−CHO）を有する単糖類をアルドース，フルクトースのようにケト基（=CO）を有する単糖類をケトースという。

食品学，栄養学的に重要な単糖類は，五炭糖のリボース（ribose），キシロース（xylose），アラビノース（arabinose）および六炭糖のグルコース（glucose，ブドウ糖），フルクトース（fructose，果糖），ガラクトース（galactose），マンノース（mannose）などである（図3−1）。

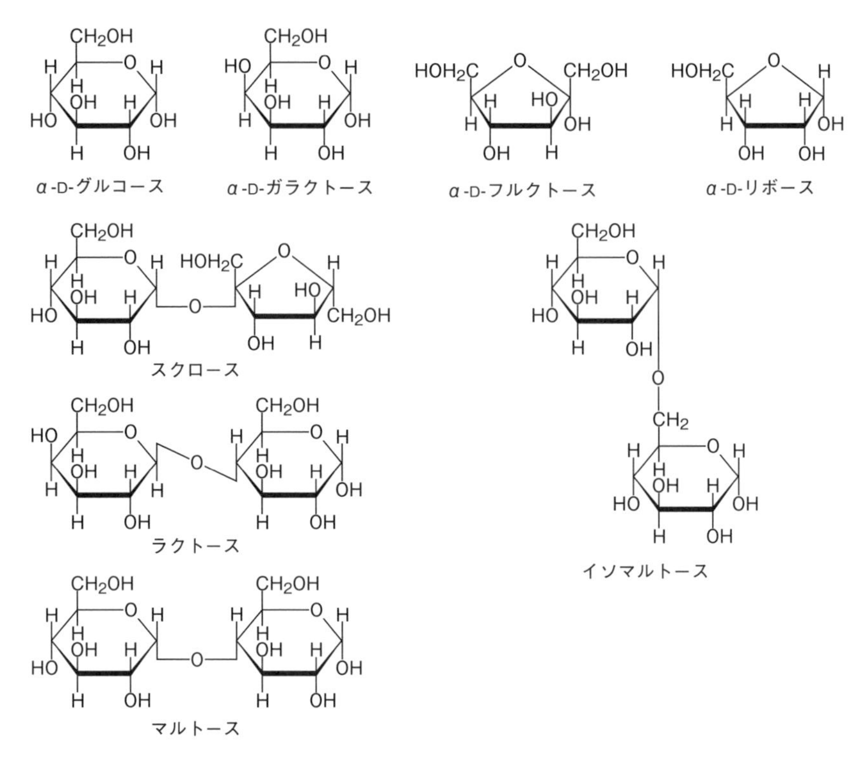

図3-1　主な単糖類と二糖類の化学構造

リボースは核酸やATPなどの構成成分で，キシロース[2]やアラビノースは糖タンパク質を構成しているが，いずれもエネルギー源として利用されることはほとんどない。

2)　甘味度はスクロースの約半分で，糖尿病患者に用いられる。

グルコースは天然に最も多く存在する単糖類で，デンプン，スクロース（ショ糖），ラクトース（乳糖）の構成成分であり，糖質代謝の中心的な役割を演じ，生体にとってとくに重要な糖である。**フルクトース**はスクロースの構成成分で，果実類や蜂蜜に多く含まれる。天然の単糖類の中では最も甘みが強い。**ガラクトース**は二糖類のラクトースやオリゴ糖のラフィノース，多糖類の寒天などを構成しているが，遊離の形ではほとんど存在しない。マンノースは植物マンナンに含まれ，多くの糖タンパク質の構成成分である。

3-1-2　二糖類（disaccharide）

2分子の単糖類がグリコシド結合により縮合したものを二糖類という（図3−1）。二糖類にはスクロース（sucrose），ラクトース（lactose），マルトース（maltose，麦芽糖）などがある（図3−1）。**スクロース**はグルコースとフルクトースが結合したもので，サトウキビや甜菜に多く含まれ，日常生活において重要な甘味料である。**ラクトース**[3]はグルコースとガラクトースがβ-1,4結合したもので，乳汁中に含まれる。**マルトース**は2分子のグルコースがα-1,4結合しており，主にデンプンの消

3)　**ラクトース不耐症**　乳糖不耐症，ラクターゼ欠損症ともよばれる。小腸粘膜上皮細胞の刷子縁に局在するラクトース分解酵素の活性低下または欠如による疾患で，慢性下痢を主症状とする。遺伝性のもの，人種差によるもの，二次性のものに分けられる。アジア人にはこの活性の低い人が多い。

化の過程で生成される。また，2分子のグルコースがα-1,6結合したものをイソマルトースといい，これもデンプンの消化の途中で産生される。

3-1-3　オリゴ糖（oligosaccharide，少糖類）

3個から10個程度の単糖類が縮合したものを**オリゴ糖**という。ガラクトース，グルコース，フルクトースなどの異なる単糖類から構成されるものが大部分である。ヒトの消化酵素で消化されにくいものが多く，そのまま大腸に達して，腸内細菌により利用され，腸内環境を改善する効果を有するものがある[4]。

4）オリゴ糖にはその他に，血糖上昇抑制，抗う蝕，低カロリーなどの効果が認められている。

3-1-4　多糖類（polysaccharide）

単糖類が多数結合したものを多糖類といい，デンプン（starch），グリコーゲン（glycogen）などがあり，セルロース（cellulose）などの食物繊維も構造的には多糖類に分類される。**デンプン**は穀類やいも類に多く含まれ，ヒトのエネルギー源として最も重要な多糖類の1つである。デンプンは，グルコースがα-1,4結合により直鎖状に結合した**アミロース**（amylose）と，α-1,4結合以外にα-1,6結合した枝分かれ構造をしている**アミロペクチン**（amylopectin）からなる（図3-2）。米デンプンをはじめとする多くのデンプンは20～25％のアミロースと75～80％のア

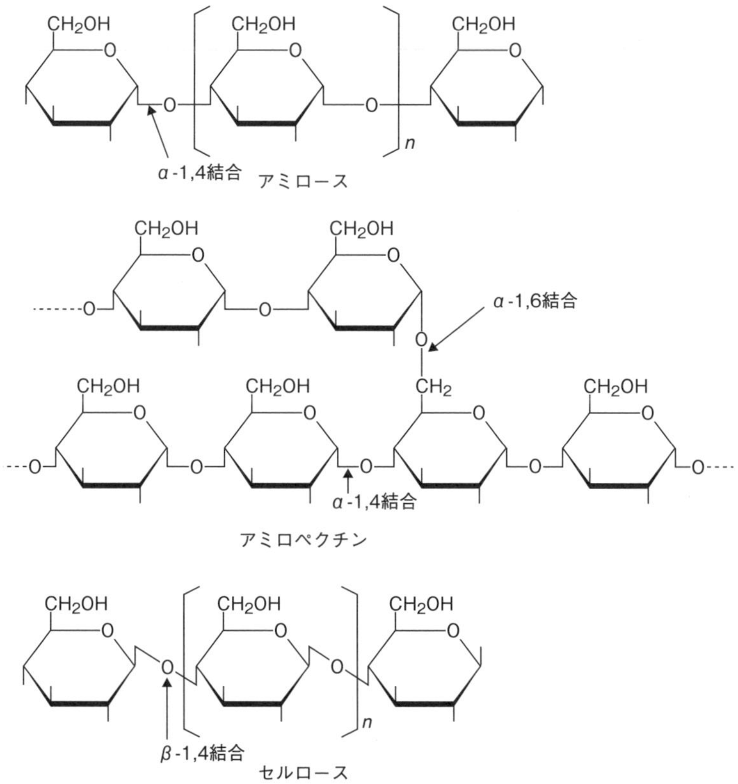

図3-2　デンプン（アミロース，アミロペクチン）とセルロースの構造

ミロペクチンを含んでいるが，もち米デンプンはほとんどアミロペクチンから構成され，これがもち米の特徴であるねばりけを発現させている。**グリコーゲン**は動物の肝臓や筋肉に含まれる多糖類で，グルコースのみから構成されており，α-1,6結合を含み，構造的にはアミロペクチンに類似しているが，鎖長は一般にアミロペクチンよりも短く，枝分かれの程度が高い。**セルロース**は植物の細胞壁の主成分で，グルコースがβ-1,4結合した直鎖状の構造をしている（図3-2）。ヒトの消化酵素はこのβ-1,4結合を分解できないので，消化によるセルロースの利用はできないが，腸内細菌が発酵により分解して一部エネルギーとして利用される。

3-2 糖質の機能と代謝

3-2-1 糖質の機能とゆくえ

ヒトが摂取した糖質は消化されて単糖類にまで分解された後，小腸から吸収され，門脈を経て肝臓に運ばれる（図3-3）。食事に由来する主要な単糖類はグルコース，フルクトースおよびガラクトースであるが，フルクトースとガラクトースは肝臓でグルコースの代謝系に入る。グルコースを中心とする糖質の機能には，1）エネルギー産生，2）エネルギー貯蔵（グリコーゲンや中性脂肪として貯蔵），3）血糖維持，4）非必須アミノ酸生成，5）NADPH（還元型 nicotinamide adenine dinucleotide phosphate）生成，6）核酸成分供給，7）UDP（uridine diphosphate)-グルクロン酸による解毒作用などがある。肝臓に取り込まれたグルコースは，一部は解糖系およびTCA回路を経てエネルギー

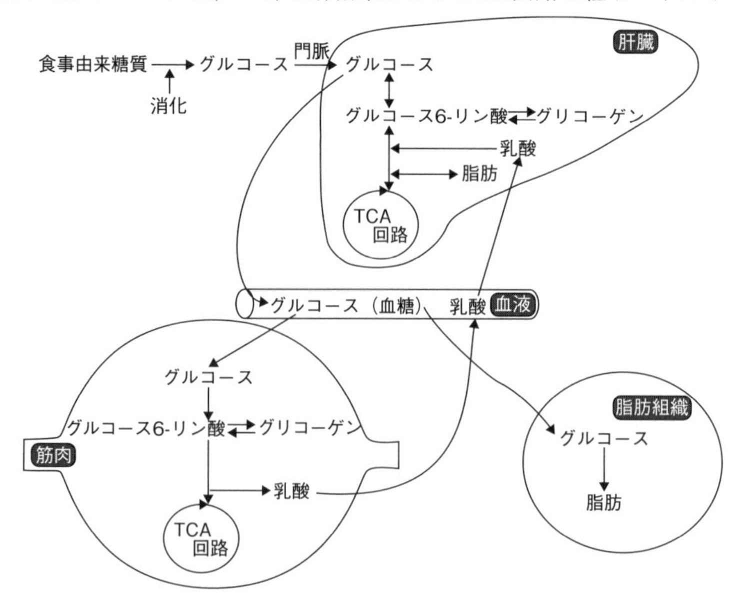

図3-3　グルコースの体内代謝の概要

として利用され，一部は肝臓でグリコーゲンとして貯蔵されるが，グリコーゲンの貯蔵量が多いときは脂肪に転換されて蓄積される。肝臓から血中に放出されたグルコースは血糖として血流を循環しながら各組織に供給される。筋肉に取り込まれたグルコースはグリコーゲンに転換されて蓄積され，筋肉活動におけるエネルギー源として利用される。グリコーゲンは水酸基が多く，高度に水和しているので貯蔵量には限界があることから，余剰のグルコースは脂肪組織やその他の臓器で脂肪に転換されて蓄積される（図3−3）。

3-2-2 グリコーゲンの合成と分解

グリコーゲンは動物において糖質の主な貯蔵形態であり，肝臓や筋肉に多く含まれる。肝臓中のグリコーゲン濃度は2〜8％である。筋肉中では1％に満たないが，全身の筋肉のグリコーゲン量を合わせると肝臓の3〜4倍になる。

各組織の細胞に取り込まれたグルコースは，筋肉では**ヘキソキナーゼ**（hexokinase），肝臓では**グルコキナーゼ**（glucokinase）によってリン酸化されて**グルコース6-リン酸**（glucose 6-phosphate）となる（図3−4）。細胞内でグルコースがグルコース6-リン酸にすみやかに変わるのは，細胞内のグルコースの濃度を低くすることで血液中からグルコースを効率よく取り込むためと考えられる。グルコース6-リン酸はグルコース1-リン酸を経てウリジン三リン酸（uridine triphosphate，UTP）と反応し，

グリコーゲンローディング

持久的運動をする場合，体内グリコーゲン貯蔵量の多いことが運動能力を向上させることが知られており，多くのグリコーゲンを貯蔵する方法をグリコーゲンローディングという。一度筋肉中のグリコーゲンを枯渇させて糖質含量の高い食事をとることによって，筋肉中のグリコーゲン貯蔵量を増やすことができる。

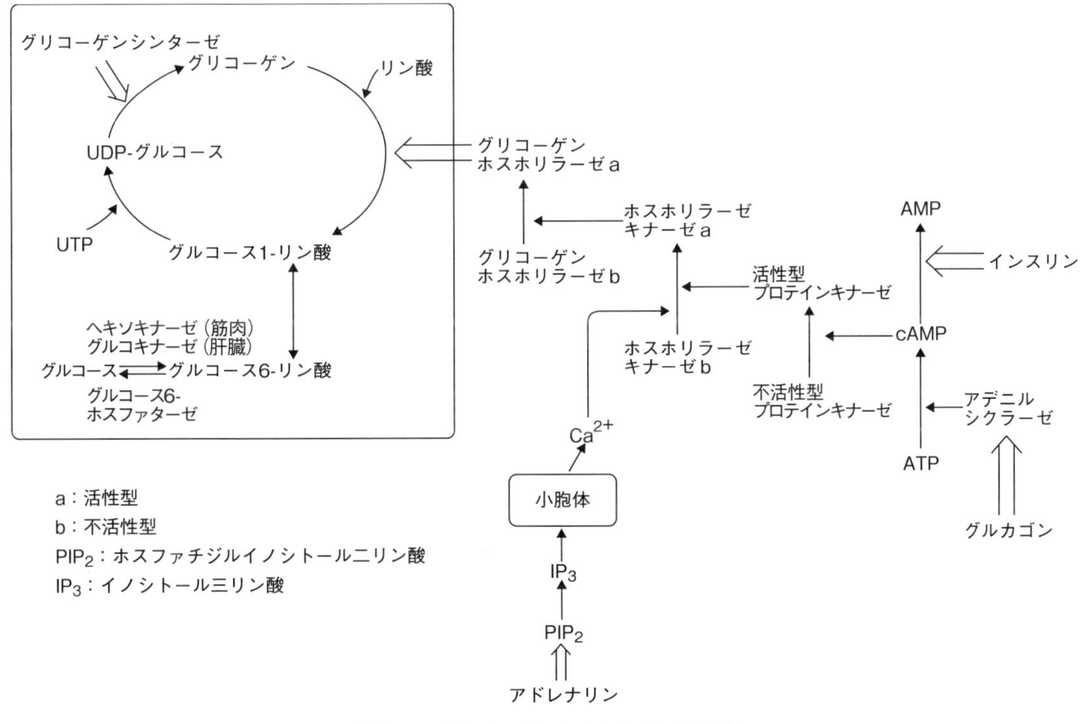

図3-4 グリコーゲンの合成と分解の調節

ウリジン二リン酸（UDP)-グルコースになる。UDP-グルコースは，**グリコーゲンシンターゼ**（glycogen synthase）によってグルコース分子がグリコーゲンの非還元性末端にグリコシド結合して鎖長を延長することでグリコーゲンが生成される。

貯蔵されたグリコーゲンは，**グリコーゲンホスホリラーゼ**（glycogen phosphorylase）で加リン酸分解されてグルコース1-リン酸を生成する。グルコース1-リン酸はホスホグルコムターゼ（phosphoglucomutase）によってグルコース6-リン酸に変換される。

肝臓では，グルコース6-リン酸はグルコース6-ホスファターゼ（glucose 6-phosphatase）によって脱リン酸化されてグルコースとなり，血中に放出されて血糖を維持する。つまり，肝臓に貯蔵されたグリコーゲンは食間や絶食時の血糖濃度を保つ重要な働きをしている。しかし，12～18時間の絶食により肝臓のグリコーゲンはほとんど枯渇してしまう。

筋肉中にはグルコース6-ホスファターゼがないので，グルコース6-リン酸は解糖系を経てエネルギーを生成する。つまり，筋肉中のグリコーゲンは筋肉収縮のためのエネルギーとして供給され，血糖維持のためには使われない。

3-2-3 グリコーゲンの合成と分解の調節

グリコーゲンの合成と分解はそれぞれグリコーゲンシンターゼとグリコーゲンホスホリラーゼにより直接行われる。これらの酵素の活性はホルモンがセカンドメッセンジャー[5]である**サイクリックAMP**（cyclic AMP，cAMP）の濃度を変えることで調節されている（図3-4）。**インスリン**（insulin）はジエステラーゼを活性化してcAMPの濃度を下げることで，グリコーゲンホスホリラーゼの活性を抑制してグリコーゲンの分解を抑えると同時に，グリコーゲンシンターゼを活性化してグリコーゲンの合成を促進する。一方，肝臓では**グルカゴン**（glucagon）や**アドレナリン**（adrenalin）が**アデニルシクラーゼ**（adenyl cyclase）を活性化させてcAMPの濃度を上げることによりグリコーゲンホスホリラーゼの活性を上昇させてグリコーゲン分解を促進させる。また，アドレナリンはcAMPに依存せずに肝細胞内のCa^{2+}の濃度を上げてグリコーゲンの分解を促進する。筋肉ではアドレナリンがcAMP濃度を上昇させてグリコーゲン分解を促進している。さらに，筋肉収縮が起こると筋肉中のCa^{2+}濃度が高くなりグリコーゲンホスホリラーゼが活性化されてグリコーゲン分解が増大する。

5）ホルモンなどの細胞外情報物質が細胞膜に存在する受容体と結合することにより，細胞内で新たに生成される細胞内情報物質のことをいう。細胞内タンパク質を化学修飾することでその機能に影響を与える。

3-3 グルコースの代謝

3-3-1 解糖系（glycolysis）

解糖系は，グルコースが**ピルビン酸**（pyruvic acid）あるいは**乳酸**（lactic acid）に変わる経路のことで，グルコースの主要な代謝経路である（図3−5）。この過程は酸素がなくてもエネルギーを産生することができることから，筋肉などの細胞において酸素の供給が十分でない場合の重要なエネルギー生成系である。その場合のエネルギー生成量は少なく，1分子のグルコースから2分子の乳酸を生成する過程で2分子のATP（adenosine triphosphate）が産生されるにすぎない。酸素が十分にある状態では，乳酸は蓄積されずにピルビン酸がミトコンドリアに入り，**アセチルCoA**（acetyl coenzyme A）を経て酸化分解されて効率よくATPを生成する。

解糖系の最初の反応はグルコースがヘキソキナーゼの作用でATPによってリン酸化され，グルコース6-リン酸になることである。グルコース6-リン酸の濃度が高いと，この反応は阻害される。肝臓ではグルコキナーゼ[6)]が作用するが，グルコキナーゼはグルコース6-リン酸によっては阻害されないので，グルコース濃度が高いときにグルコース6-リン酸を産生することができ，食後多量に吸収された糖を効率よく利用できるように機能している。グルコース6-リン酸はフルクトース6-リン酸に変換された後，**ホスホフルクトキナーゼ**の触媒によりATPを消費してフルクトース1,6-二リン酸（fructose 1,6-bisphosphate）になる。この反応は不可逆反応で，ホスホフルクトキナーゼは糖新生において活性化される酵素とは異なる酵素である。この酵素の活性は，ATPやクエン酸により阻害され，ADP，フルクトース6-リン酸によって促進される。フルクトース1,6-二リン酸は2種類の三炭糖に分解し，グリセルアルデヒド3-リン酸から4段階の反応を経てホスホエノールピルビン酸を生成し，ピルビン酸キナーゼの作用でピルビン酸を生成する。ピルビン酸キナーゼの活性はATPにより阻害される。ピルビン酸は嫌気的状態で乳酸デヒドロゲナーゼを触媒として乳酸を生成するが，NADHが消費されるために最終的に2分子のATPしか産生されない。NADHの酸化により形成されたNADは解糖系の中間産物のグリセルアルデヒド3-リン酸の酸化に使われるので，解糖系の反応はさらに促進されることになる。

6）グルコキナーゼは，インスリンによっても活性が上昇することで，多量の糖を処理できる。

3-3-2 TCA回路（tricarboxylic acid cycle）

酸素が十分に供給された状態では，ピルビン酸はミトコンドリアに取り込まれ，**TCA回路**で二酸化炭素に代謝される（図3−6）。ピルビン酸は，まずピルビン酸デヒドロゲナーゼによって脱炭酸されてアセチルCoAになる。アセチルCoAはオキザロ酢酸（oxaloacetic acid）と縮合

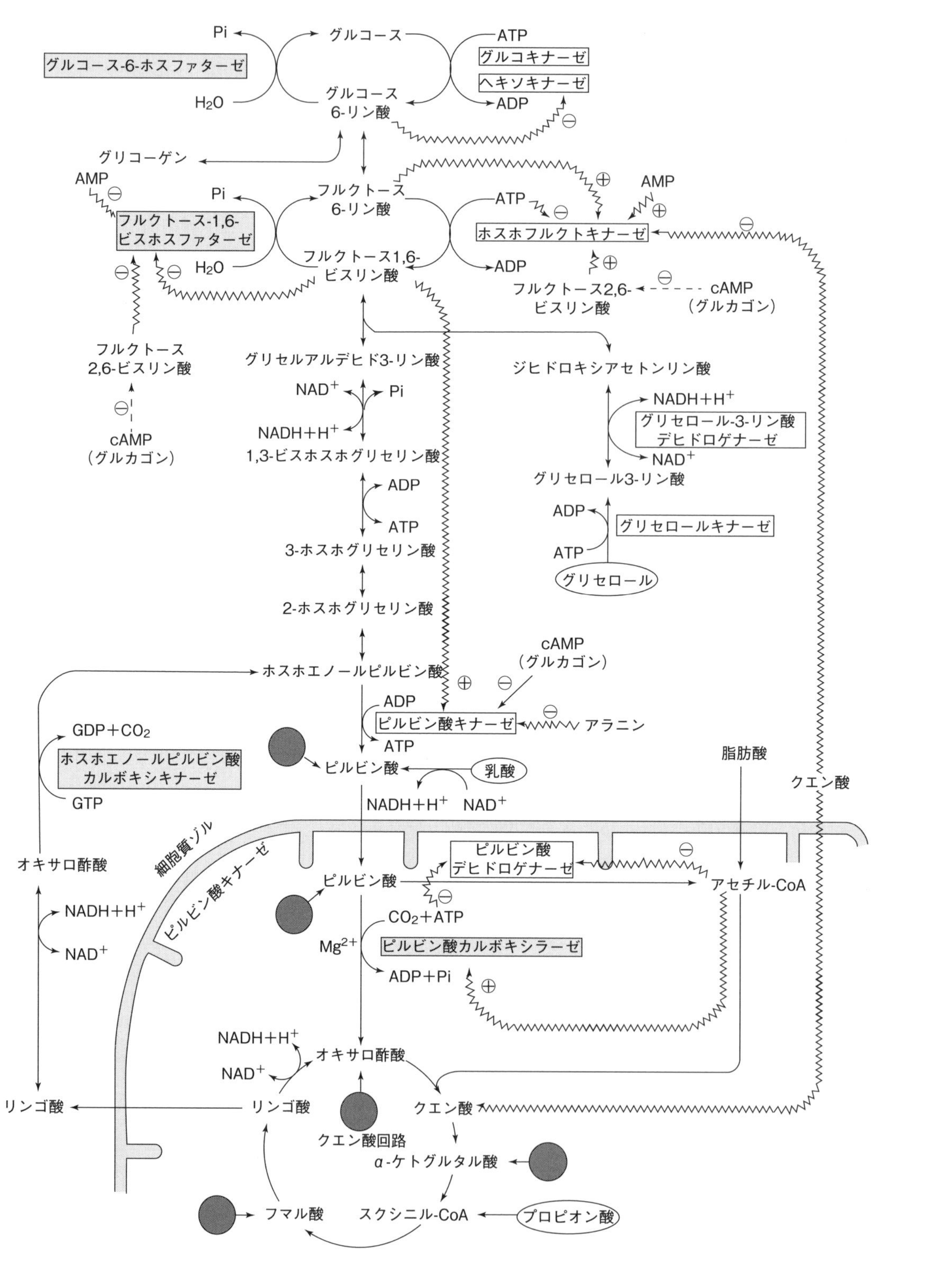

糖原性アミノ酸がアミノ基転移の後に入る点は●→で示されている。重要な糖新生のための酵素は▭で示した。糖新生に必要なATPは主として長鎖脂肪酸の酸化により供給される。プロピオン酸は反すう動物においてのみ量的に重要である。〰〰▸ はアロステリック効果，- - - ▸ は可逆的なリン酸化による共有結合修飾を示す。高濃度のアラニンは，解糖をピルビン酸キナーゼの段階で阻害することにより，糖新生のシグナルとして働く。

図3-5 肝臓での糖新生と解糖の主経路と調節

してクエン酸（citric acid）になることでTCA回路に入る。ピルビン酸が最終的にTCA回路で代謝されるうえで，ピルビン酸デヒドロゲナーゼ，クエン酸シンターゼ，イソクエン酸デヒドロゲナーゼおよびα-ケトグルタル酸デヒドロゲナーゼによる不可逆反応が回路全体の反応速度を調節している。TCA回路では，NADHや$FADH_2$（還元型flavin adenine dinucleotide）が産生され，これらは電子伝達系に送られてATPを生成する。

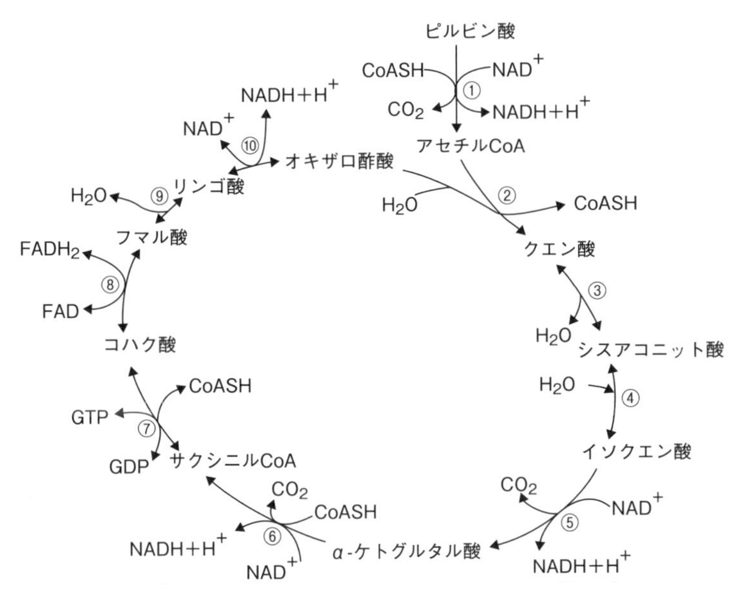

① ピルビン酸デヒドロゲナーゼ，② クエン酸シンターゼ，③ アコニターゼ，④ アコニターゼ，⑤ イソクエン酸デヒドロゲナーゼ，⑥ α-ケトグルタル酸デヒドロゲナーゼ，⑦ コハク酸チオキナーゼ，⑧ コハク酸デヒドロゲナーゼ，⑨ フマラーゼ，⑩ リンゴ酸デヒドロゲナーゼ

図3-6　TCA回路

3-3-3　電子伝達系（electron transport system）

解糖系とTCA回路で生成した水素は，NADHと$FADH_2$に取り込まれミトコンドリア内膜に存在する**電子伝達系**（**呼吸鎖**）で水素を酸素に受け渡して水を生成する。この反応を酸化的リン酸化といい，ATPを産生する。NADHから3分子のATPが，$FADH_2$から2分子のATPが作られる。

3-3-4　グルコースの酸化分解によるATP産生数

グルコースは，解糖系およびTCA回路においてグルコース自身が放出する自由エネルギーを水素あるいは電子の形でNADHなどを産生し，電子伝達系で大量のATPを生成する。1分子のグルコースがこれらの過程を経て産生されるATPの数を表3-1にまとめた。解糖系の初期の段階で，リン酸化のために2分子のATPが消費される。1分子のグルコースから2分子のピルビン酸あるいは乳酸が生成されることから，グル

表3-1　グルコースの酸化分解によるATP産生数

反　　応	生成する分子数	ATP	NADH(=3ATP)	$FADH_2$(=2ATP)	GTP(=ATP)
(細胞質)					
グルコース→グルコース6-リン酸	1	−1			
フルクトース6-リン酸→フルクトース1,6-二リン酸	1	−1			
グリセルアルデヒド3-リン酸→1,3-ジホスホグリセリン酸	2		2（=6ATP）		
1,3-ジホスホグリセリン酸→3-ホスホグリセリン酸	2	2			
ホスホエノールピルビン酸→ピルビン酸	2	2			
(ミトコンドリア)					
ピルビン酸→アセチルCoA	2		2（=6ATP）		
イソクエン酸→α-ケトグルタル酸	2		2（=6ATP）		
α-ケトグルタル酸→サクシニルCoA	2		2（=6ATP）		
サクシニルCoA→コハク酸	2				2（=2ATP）
コハク酸→フマル酸	2			2（=4ATP）	
リンゴ酸→オキザロ酢酸	2		2（=6ATP）		
合　　計		2	10（=30ATP）	2（=4ATP）	2（=2ATP）

コースがピルビン酸まで代謝されると8分子のATPが，乳酸まで代謝されると2分子のATPが生成される。細胞質においてグリセルアルデヒド3-リン酸の酸化で産生されるNADHはそのままではミトコンドリア膜を通過できないが，脳や筋肉ではNADHはグリセロールリン酸シャトル（glycerol phosphate shuttle）によりミトコンドリア内に入り$FADH_2$に変換され，肝臓，心臓，腎臓などではリンゴ酸–アスパラギン酸シャトル（malate-aspartate shuttle）によりミトコンドリア内に入る。ピルビン酸がミトコンドリアに取り込まれると，4分子のNADH，1分子の$FADH_2$および1分子のGTPが生成される。したがって，TCA回路で完全に酸化分解を受けると，1分子のグルコースからは38分子あるいは36分子のATPが生成される（表3−1）。

3-3-5　ペントースリン酸回路（pentose phosphate cycle）

細胞質に見い出されるこの回路は，解糖系に次ぐグルコース代謝の主要な経路である（図3−7）。この経路は，肝臓，脂肪組織，授乳期乳腺，副腎皮質，赤血球，睾丸などにおいて活性が高い。酸化的不可逆過程と非酸化的可逆過程に分けられる。酸化的不可逆過程の最初の反応で，グルコース6-リン酸は**グルコース6-リン酸デヒドロゲナーゼ**の作用によって6-ホスホグルコノラクトンを生成すると同時に，NADPに水素を受け渡してNADPHを生成する。さらに，6-ホスホグルコン酸がリブロース5-リン酸に転換される反応でNADPHを生成する。NADPHは脂肪酸やステロイドの合成に必須である。グルコースの多量摂取は解糖系へのグルコースの流入が多くなり，余剰のアセチルCoAが脂肪酸合成系に入るが，同時にペントースリン酸回路でも活発に代謝されることから多くのNADPHを産生することになり，結果として脂肪酸合成がさらに促進されることになる。また，NADPHは酸化型グルタチオンペルオキシダーゼを還元型グルタチオンペルオキシダーゼにして，赤血球から過酸化水素を除去することで活性酸素[7]による障害を防御している。NADPHは生体内での必要量が多いので，この回路はNADPHの供給源としてとくに重要である。

7) その他の主要な活性酸素には，スーパーオキシドやヒドロキシルラジカルなどがある。

一方，非酸化的可逆過程においてリブロース5-リン酸から**リボース5-リン酸**（ribose 5-phosphate）が形成され，核酸合成に必要な五炭糖を供給している。リボース5-リン酸は代謝されて，グリセルアルデヒド3-リン酸やフルクトース6-リン酸となって解糖系に入る。

3-3-6 ウロン酸回路（uronate cycle）

ウロン酸回路は，グルコースの代謝経路の1つでペントースリン酸回路と同様にATPを産生しない（図3-7）。グルコース6-リン酸からグリコーゲン合成と同じ経路を経てUDP-グルコースを生じた後，**UDP-グルクロン酸**を生成する。グルクロン酸はビリルビン，フェノール，ある種の薬物などと抱合[8]し排泄されることで解毒作用をしている。また，ムコ多糖類の合成素材でもある。グルクロン酸はキシルロースを経てペ

8) 抱合により化合物の極性が高まり，尿中，胆汁中に排泄されやすくなる。

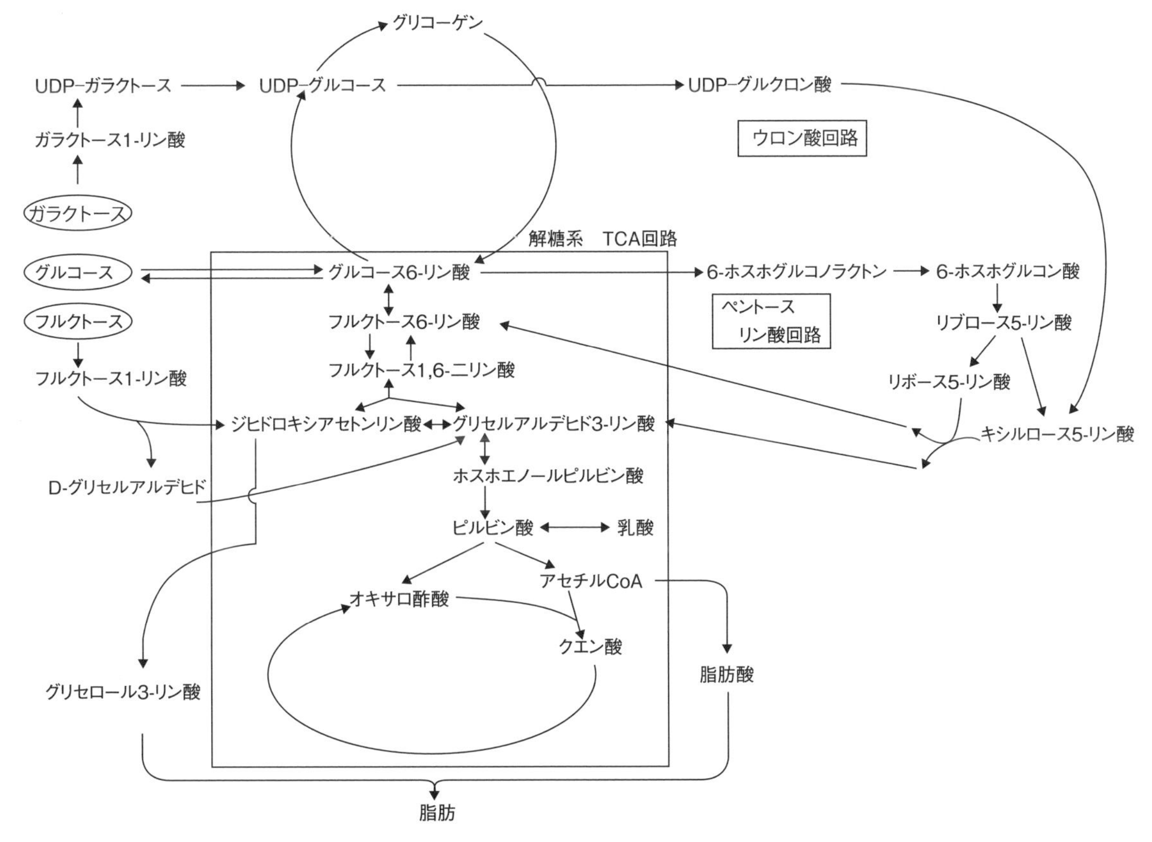

図3-7　主要な糖質の代謝

ントースリン酸回路で代謝される。

3-3-7　フルクトースの代謝

フルクトースはフルクトキナーゼの作用によりリン酸化されてフルクトース1-リン酸となり，アルドラーゼの作用でジヒドロキシアセトンリン酸とグリセルアルデヒドに分解された後，解糖系に入る（図3–7）。フルクトースの代謝は，グルコースの代謝を調節しているホスホフルクトキナーゼの作用を受けないので，大量に摂取されたフルクトースは肝臓において解糖系で代謝されやすくなり，その結果脂肪酸合成が促進されて血清中性脂肪が上昇しやすくなる。

3-3-8　ガラクトースの代謝

ガラクトースはガラクトキナーゼの作用でリン酸化されてガラクトース1-リン酸となり，UDP-ガラクトースを経てUDP-グルコースになりグルコースの代謝系に入る（図3–7）。

乳腺中では，グルコースはUDP-グルコースを経てUDP-ガラクトースとなり，ラクトース合成酵素によりグルコースと縮合してラクトースが産生される。

3-3-9　糖新生（gluconeogenesis）

脳，神経系，赤血球などは，グルコースのみをエネルギー源として利用している。したがって，絶食や飢餓で長時間食事を摂取できないと，血糖値が下がり，これらの臓器が機能を失うことになる。血糖値が下がると，肝臓のグリコーゲンが分解してグルコースを生成して血中に放出するが，それ以外に，アミノ酸，グリセロール，糖代謝の中間産物であ

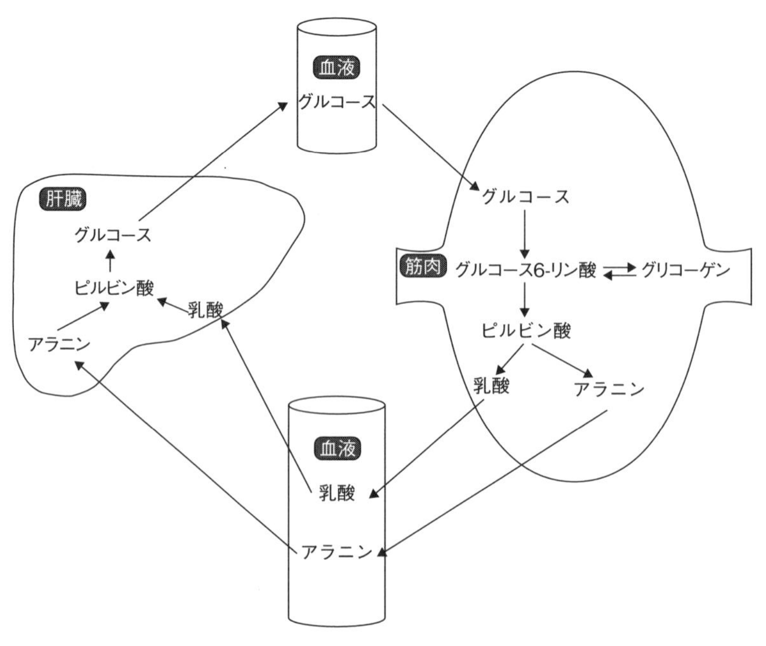

図3-8　コリ回路とグルコース–アラニン回路

る乳酸，ピルビン酸などがグルコースを生成して血糖値を維持する。このように，糖質以外の栄養素からグルコースを生成することを糖新生といい，肝臓と腎臓が糖新生を行う主要な臓器である。

糖新生は解糖系と逆の代謝経路であるが，解糖の逆行が容易に起こらないように，3カ所の不可逆反応がある（図3-5）。1）ピルビン酸が**ピルビン酸カルボキシラーゼ**および**ホスホエノールピルビン酸カルボキシキナーゼ**の作用によりオキザロ酢酸を経てホスホエノールピルビン酸を生成，2）フルクトース1,6-二リン酸が**フルクトース1,6-ビスホスファターゼ**の触媒でフルクトース6-リン酸を生成，3）グルコース6-リン酸が**グルコース6-ホスファターゼ**の作用によりグルコースを生成する3カ所で，解糖系とは異なる酵素が機能している。アセチルCoAはピルビン酸カルボキシラーゼを，ATPはフルクトース1,6-ビスホスファターゼを活性化させて糖新生への反応を進める。また，糖新生はホルモンの調節を受け，グルカゴンやアドレナリン，グルココルチコイドなどによって促進される。

筋肉中の乳酸は血中に放出されて肝臓に取り込まれ，糖新生によって再びグルコースとなり，血中を介して体内で利用される。このように乳酸がグルコースに変換されて利用される体内循環系のことを**コリ回路**（Cori cycle）という（図3-8）。また，筋肉中でピルビン酸からアミノ基転移反応によって生成されたアラニンが肝臓に運ばれ，糖新生によってグルコースが生成されてエネルギー源として利用される系を**グルコース-アラニン回路**（glucose-alanine cycle）という（図3-8）。

3-3-10　非必須アミノ酸の合成

糖代謝の中間代謝産物でありα-ケト酸であるピルビン酸，オキザロ酢酸，α-ケトグルタル酸からアミノ基転移反応によりアミノ酸が合成される。ピルビン酸からはアラニンが，オキザロ酢酸からはアスパラギン酸が，α-ケトグルタル酸からはグルタミン酸が生成される。

3-3-11　脂質への転換

摂取したグルコースはグリコーゲンとして貯蔵されるが，余剰のグルコースは主に脂肪組織や肝臓で脂肪に転換されて蓄積される。グルコースは解糖系を経てピルビン酸に代謝され，ミトコンドリア内に入り，アセチルCoAを生成する。脂肪酸合成は細胞質でアセチルCoAを基質として開始されるが，アセチルCoAはミトコンドリア膜を通過できないので，ミトコンドリア内でクエン酸に変えられる。クエン酸はミトコンドリア外に出て再びアセチルCoAになり，マロニルCoAを経て脂肪酸が合成される。また，解糖系のジヒドロキシアセトンリン酸の還元，あるいはグリセロキナーゼによって生成されたα-グリセロール3-リン酸に脂肪酸がエステル結合して，脂肪が形成されて貯蔵される。

3-4 血糖維持

ヒトのすべての細胞はグルコースをエネルギー源として優先的に利用している。脂肪がエネルギー源として利用されるときでも，脂肪のみが使われることはなく，グルコースも同時に利用される。また，脳はエネルギー源としてそのほとんどをグルコースに依存している[9)]。このようにグルコースは体内の主要なエネルギー源であることから，グルコース濃度を常に一定レベル以上に保つことは極めて重要なことである。肝臓から血中に放出されたグルコースが血糖として体全体に供給されているが，血糖値は通常一定の範囲に保たれており，空腹時では70～110 mg/dLである。食後に血糖値が上昇すると膵臓のランゲルハンス島β細胞からインスリンが分泌され，肝臓ではグルコースがグリコーゲンとして蓄積され，肝臓以外の組織では血中からグルコースが取り込まれる。一方，食間時や長期の絶食時に血糖値が下がると，膵臓のランゲルハンス島α細胞からグルカゴンが分泌され，血中から組織へのグルコースの取り込みを抑制し，肝臓ではホスホリラーゼを活性化し糖新生を促進して，グルコースを血中に放出する。

9) 脳はエネルギー消費の大きな組織で，全エネルギー消費量の15～20％を消費している。脳はグルコースを主要なエネルギー源として利用しており，1日に約120 gのグルコースを必要とする。

3-5 糖尿病

現在，わが国では糖尿病罹患者が増加しており，糖尿病の可能性を否定できないヒトを合わせると2,000万人に達するとみなされている。糖尿病は，脳卒中や虚血性心疾患などの危険因子であり，また，糖尿病に関連した網膜症，腎症，神経障害などの合併症を誘発することも重大な問題である。糖尿病にはインスリンが膵臓から十分に分泌されないことで発症する**インスリン依存型の１型糖尿病**（insulin dependent diabetes mellitus；IDDM）とインスリンは分泌されているものの組織がインスリンを利用できないために高血糖になる**インスリン非依存型の２型糖尿病**（non-insulin dependent diabetes mellitus；NIDDM）がある。2型糖尿病は糖尿病全体の90％を占め，その発症には遺伝的要因に加えて肥満，運動不足，食生活，ストレスなどの環境因子が強く関与している。

3-6 糖質の摂取量

わが国の糖質の摂取量は糖質エネルギー比率約60％で，日本人の食事摂取基準（2020年版）の成人の目標量50～65％を満たしている。近年のわが国の糖質摂取量は漸減しており，糖質摂取比率の減少は脂肪摂取過剰による健康障害を招く危険性がある。糖質摂取量が十分でないためにTCA回路の反応が不活発な場合には，脂肪酸の酸化によって生成するアセチルCoAからケトン体（アセト酢酸，β-ヒドロキシ酪酸，アセトン）が作られ，血中ケトン体濃度が上昇することでケトーシスになる。したがって，糖質の十分な摂取は，生体内の栄養素の代謝を正常に維持するうえで重要なことである。糖質の摂取比率が高くても，摂取エネルギー量に相当する消費エネルギー量が確保されれば，脂肪への転換はほとんどなく，肥満を誘発する可能性は低い。

ケトーシスとは

絶食や糖尿病などインスリン／グルカゴン比が低い場合，ケトン体生成は促進される。

ケトン体の血中濃度は3mg/dL以下であるが，糖尿病で数十倍に上昇することがある。ケトーシスとは体液中のケトン体が異常に蓄積した状態をいう。呼気にアセトン臭がする。

3-7 食物繊維

食物繊維（dietary fiber）は，「ヒトの消化酵素によって消化されない食物中の難消化性成分の総称」と定義され，植物性食品由来の難消化性多糖類やリグニンだけでなく，キチン・キトサンなどの動物性食品由来の成分も含まれる。食物繊維には，細胞内の非構造性多糖類のペクチンやガム質などの水に溶ける**水溶性食物繊維**（soluble dietary fiber；SDF）と，植物細胞壁に由来するセルロースやヘミセルロースなどの水に不溶の**不溶性食物繊維**（insoluble dietary fiber；IDF）に大別される（表3-2）。

表3-2 食物繊維の分類

	名　称	成　分	所　在
不溶性（IDF）	セルロース	β-D-グルカン	植物性食品
	ヘミセルロース	キシラン，ガラクタン，マンナン	植物性食品
	リグニン	芳香族炭化水素	植物性食品
	キチン	ポリグルコサミン	甲殻類の外皮
水溶性（SDF）	ペクチン	ガラクツロナン	果物，野菜
	グァーガム	ガラクトマンナン	植物ガム質
	寒天	アガロース，アガロペクチン	紅藻類
	アルギン酸	グルロノマンヌロナン	褐藻類
	コンニャクマンナン	グルコマンナン	コンニャクいも
	多糖類誘導体	ポリデキストロース	化学合成多糖

3-7-1 食物繊維の生理機能

食物繊維は，保水性，ゲル形成能，吸着性，イオン交換能などの物理化学的性質を有しており，これにより食物繊維は種々の生理機能を発揮することになる。また，食物繊維は，ビフィズス菌などの善玉菌を増殖させ，悪玉菌を減少させて腸内環境を改善する。さらに，主に大腸で腸内細菌により発酵され，その発酵産物は吸収されてエネルギー源として利用される[10]。食物繊維のヒトの体におよぼす生理機能には次のようなものがある。

(1) 食べ過ぎの防止

不溶性の食物繊維含量の高い食品を摂取すると咀嚼回数が増加するこ

10) 一般に，不溶性食物繊維は発酵分解を受けないものとして0 kcal/g，発酵分解が明らかな水溶性食物繊維については，0.1あるいは2 kcal/gのいずれかとして取り扱う。

とで唾液の分泌量が多くなり，その水分を吸収した食塊が膨潤して体積が増大する。胃内の滞留時間が長くなり，満腹感が得られ，食物の過剰摂取を防止することができ，肥満防止につながる。

(2) 血糖上昇抑制作用

水溶性食物繊維は，胃から小腸への移動を遅らせ，腸内ではゲルを形成してグルコースの吸収を緩慢にする。それにより，血糖の上昇を抑制し，インスリンの分泌を抑えることで糖尿病を予防する。

(3) コレステロール上昇抑制作用

水溶性食物繊維は，小腸でコレステロールを吸着して体外への排泄を促進する。また，胆汁酸を結合して腸管からの再吸収を阻害することでコレステロールの吸収を抑制するとともに，コレステロールの胆汁酸への異化を促進する。このような作用により血清コレステロール濃度の上昇を抑制する。

(4) 大腸がんの発生予防

不溶性食物繊維は，大腸での糞便量を増加させ，内容物の腸内滞留時間を短くすることで発がん性物質の体外への排泄を促進して大腸がんのリスクを低減させる。一方，水溶性食物繊維は，大腸内で腸内細菌による発酵を受けて短鎖脂肪酸や乳酸を生成し，腸内のpHを低くして二次胆汁酸，ニトロソアミンなどの発がん物質の生成を抑える。

(5) 血圧上昇抑制作用

一部の水溶性食物繊維は，イオン交換能によりナトリウムの排泄を促進することで血圧の上昇抑制や低下作用を発揮する。

3-7-2　食物繊維の摂取量

現在の日本人の1日当たりの平均食物繊維摂取量は，近年漸減しており，国民健康・栄養調査（令和元年）によると，20歳以上の摂取量（平均値）は男性19.9g/日、女性18.0g/日である。特に，若年層ほど摂取量が少ない傾向にある。食物繊維の摂取不足が生活習慣病の発症を促進することが多く報告されている。食物繊維摂取量と心筋梗塞の発症や死亡，糖尿病の発症との間に負の相関が認められ、血圧や血清LDLコレステロール濃度との間にも負の関連が示唆されている。さらに，肥満との間にも負の相関があることを示す報告がある。日本人の食事摂取基準（2020年版）では，日本人の食事摂取基準は男性21g以上，女性18g以上（ともに18～64歳の場合）と定められている（第10章，p. 149，表10−15参照）。

食物繊維は成分により生理作用が異なっており，一つの食品中には種々の成分が含まれていることから，食品から食物繊維を摂取することで複合した機能が発揮され体に好ましい効果が期待される。

参考図書

1) 栄養機能化学研究会編：「栄養機能化学（第2版）」，朝倉書店（2005）
2) 吉田　勉編：「基礎栄養学」，医歯薬出版（2003）
3) 林　淳三編：「Nブックス　基礎栄養学」，建帛社（2003）
4) 上代淑人監訳：「原書25版　ハーパー・生化学」，丸善（2001）
5) 厚生労働省「日本人の食事摂取基準」策定検討会報告書：「日本人の食事摂取基準［2015年版］」，第一出版（2014）
6) 印南　敏，桐山修八：「食物繊維」，第一出版（1995）

4 タンパク質，アミノ酸の化学，代謝と栄養

タンパク質は動物細胞の基本的構成要素であり，生命現象と密接に関連している。体に含まれるタンパク質の種類は極めて多く，生物はそれぞれ特異なタンパク質をもっており，さらに同種の生物でも，組織や細胞によって含まれるタンパク質が異なる。タンパク質は，体内で合成できない必須アミノ酸を含むことから，毎日摂取しなければヒトは正常な成長と健康を維持することはできない。

摂取されたタンパク質は消化管において消化酵素の作用をうけ，アミノ酸にまで分解されたのち吸収され，門脈を経て肝臓へ取り込まれる。これらのアミノ酸の一部はそのまま血中へ放出されたり，タンパク質への再合成に利用される。また，一部はアミノ基転移反応を受けた後，窒素部分は，尿素として尿中へ排泄され，炭素部分はグルコースや脂肪などの合成に代謝される。

4-1 アミノ酸の化学

4-1-1 アミノ酸とタンパク質の化学

アミノ酸は，アミノ基とカルボキシル基を有し（図4-1），光学異性体（D型とL型）が存在する。食品中のアミノ酸はグリシンを除き（グリシンは不斉炭素をもたず立体異性体はない）ほとんどL型である。

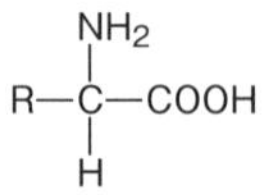

```
      NH2
      |
R—C—COOH
      |
      H
```

図4-1 アミノ酸の構造
Rは各アミノ酸に固有の側鎖

食品タンパク質を構成するアミノ酸は，表4-1に示すように約20種類である。なお，生体内にはタンパク質の構成成分にはならないが，β-アラニン[1]やγ-アミノ酪酸[2]，タウリン[3]などのように代謝的に重要なアミノ酸も多く存在する。アミノ酸は水溶液中で，pHの変化により酸や塩基としての性質を示す両性イオンとしてふるまうことから，酸性アミノ酸，中性アミノ酸，塩基性アミノ酸に分類することができる。

1）β-アラニン：CoAの構成成分として働く。

2）γ-アミノ酪酸（GABA）：脳内でグルタミン酸から合成され，神経伝達物質として働く。

3）タウリン：体内ではシステインから合成される。食事からは魚介類などを摂取することにより体内に取り込まれる。タウリン抱合胆汁酸として胆汁中に見出される。

表4-1　食品タンパク質を構成するアミノ酸

常用名	記号	構造式
脂肪族の側鎖をもつもの		
グリシン	Gly [G]	$\mathrm{H-CH(NH)-COO^-}$
アラニン	Ala [A]	$\mathrm{CH_3-CH(NH)-COO^-}$
バリン	Val [V]	$\mathrm{(H_3C)_2CH-CH(NH)-COO^-}$
ロイシン	Leu [L]	$\mathrm{(H_3C)_2CH-CH_2-CH(NH)-COO^-}$
イソロイシン	Ile[I]	$\mathrm{CH_3-CH_2-CH(CH_3)-CH(NH)-COO^-}$
OH基を含む側鎖をもつもの		
セリン	Ser [S]	$\mathrm{CH_2(OH)-CH(NH)-COO^-}$
スレオニン	Thr [T]	$\mathrm{CH_3-CH(OH)-CH(NH)-COO^-}$
チロシン	Tyr [Y]	$\mathrm{HO-C_6H_4-CH_2-CH(NH)-COO^-}$
硫黄原子を含む側鎖をもつもの		
システイン	Cys [C]	$\mathrm{CH_2(SH)-CH(NH)-COO^-}$
メチオニン	Met [M]	$\mathrm{CH_2(S-CH_3)-CH_2-CH(NH)-COO^-}$
酸やアミドを含む側鎖をもつもの		
アスパラギン酸	Asp [D]	$\mathrm{^-OOC-CH_2-CH(NH)-COO^-}$
アスパラギン	Asn [N]	$\mathrm{H_2N-C(=O)-CH_2-CH(NH)-COO^-}$
グルタミン酸	Glu [E]	$\mathrm{^-OOC-CH_2-CH_2-CH(NH)-COO^-}$
グルタミン	Gln [Q]	$\mathrm{H_2N-C(=O)-CH_2-CH_2-CH(NH)-COO^-}$
側鎖に塩基を含むもの		
アルギニン	Arg [R]	$\mathrm{H-N(C(=NH_2^+)NH_2)-CH_2-CH_2-CH_2-CH(NH)-COO^-}$
リジン	Lys [K]	$\mathrm{CH_2(NH_3^+)-CH_2-CH_2-CH_2-CH(NH)-COO^-}$
ヒスチジン	His [H]	イミダゾール環(HN, N)$\mathrm{-CH_2-CH(NH)-COO^-}$
芳香族を含むもの		
ヒスチジン	His[H]	イミダゾール環(HN, N)$\mathrm{-CH_2-CH(NH)-COO^-}$
フェニルアラニン	Phe [F]	$\mathrm{C_6H_5-CH_2-CH(NH)-COO^-}$
チロシン	Tyr [Y]	$\mathrm{HO-C_6H_4-CH_2-CH(NH)-COO^-}$
トリプトファン	Trp [W]	インドール環(N)$\mathrm{-CH_2-CH(NH)-COO^-}$
イミノ酸		
プロリン	Pro [P]	環$\mathrm{-CH(NH)-COO^-}$

また，化学構造から鎖式アミノ酸と環式アミノ酸に，ベンゼン環の有無によって芳香族アミノ酸と脂肪族アミノ酸に，また，側鎖の特徴からオキシアミノ酸や含硫アミノ酸などに分けることができる。

4-1-2　タンパク質の化学・分類・構造

1）タンパク質の化学・分類

タンパク質は，アミノ酸がペプチド結合でつながった高分子である（図4-2）。アミノ酸あるいはその誘導体から構成されているものを単純タンパク質とよぶ。その他，タンパク質以外のものが結合した複合タンパク質がある。これらの複合タンパク質には，核酸，糖質，脂質，リン酸，金属などが結合する場合があり，それぞれ核タンパク質，糖タンパク質，リポタンパク質，リンタンパク質，金属タンパク質とよぶ。また，

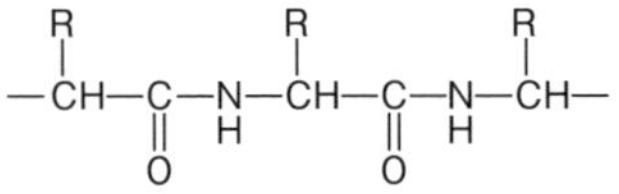

```
      R              R              R
      |              |              |
   —CH—C—N—CH—C—N—CH—
       ‖  H      ‖  H
       O         O
```

図4-2　ペプチドの構造
ペプチド結合は2個のアミノ酸のアミノ基（NH_2）とカルボキシル基（COOH）が脱水縮合してできる。

その他，タンパク質の溶解性による分類法は，古くから用いられてきているが，水可溶性タンパク質としてアルブミン，水に不溶であるが塩類溶液に可溶であるタンパク質をグロブリンとよぶ。

2）タンパク質の構造

アミノ酸は他のアミノ酸と脱水縮合してペプチドを生成する。通常，アミノ酸が10個以下のものをオリゴペプチドといい，分子量が10,000以上でアミノ酸数にして30個以上をポリペプチドとよぶ。生体内で合成されるペプチドにはホルモンなど生理的に重要なものが多い。

タンパク質は複雑な構造をとることにより，種々の機能を発揮することができる。タンパク質の一次構造とは基本的には，ペプチド結合が連なりアミノ酸鎖を形成したものである。アミノ酸鎖が複雑な形によじれたり，折れ曲がったりしたものを二次構造とよぶ。よじれや折れ曲がりは，ペプチド鎖の規則的な右回りのラセン状になったαヘリックス構造やペプチド鎖の一部が平行や逆平行に配列し，水素結合で安定化されているβ構造などがある。さらに，三次構造とは，二次構造を維持している成分の空間的配置・立体構造のことをさす。また，単量体の会合（四次構造）などによりタンパク質の全体の形が作り上げられる。

4-2　タンパク質の合成と分解

4-2-1　タンパク質の合成（図4-3）

アミノ酸・タンパク質の遺伝情報はDNAのヌクレオチド配列として保存されており，この遺伝情報は核内においてRNAのヌクレオチド配列に転写される。RNAは核内において最初ヘテロ核RNAとして生成され，これよりイントロンが除去され，エキソン部分がスプライシングによって継ぎ合わされ，成熟メッセンジャーRNA（mRNA）となり細胞質に運ばれ，この遺伝情報に基づきタンパク質が合成される。タンパク質合成の過程は，アミノ酸の活性化，ペプチド鎖生成の開始，鎖の延長および終結の4段階に分けることができる。

アミノ酸の第一段階の活性化にはATPが必要であり，アミノアシル-ATP-酵素複合体を形成する。ついで，アミノアシル基はトランスファーRNA（tRNA）と結合し，アミノアシル-tRNAとなる。この二つの反応はいずれもアミノアシル-tRNAシンターゼにより触媒される。各

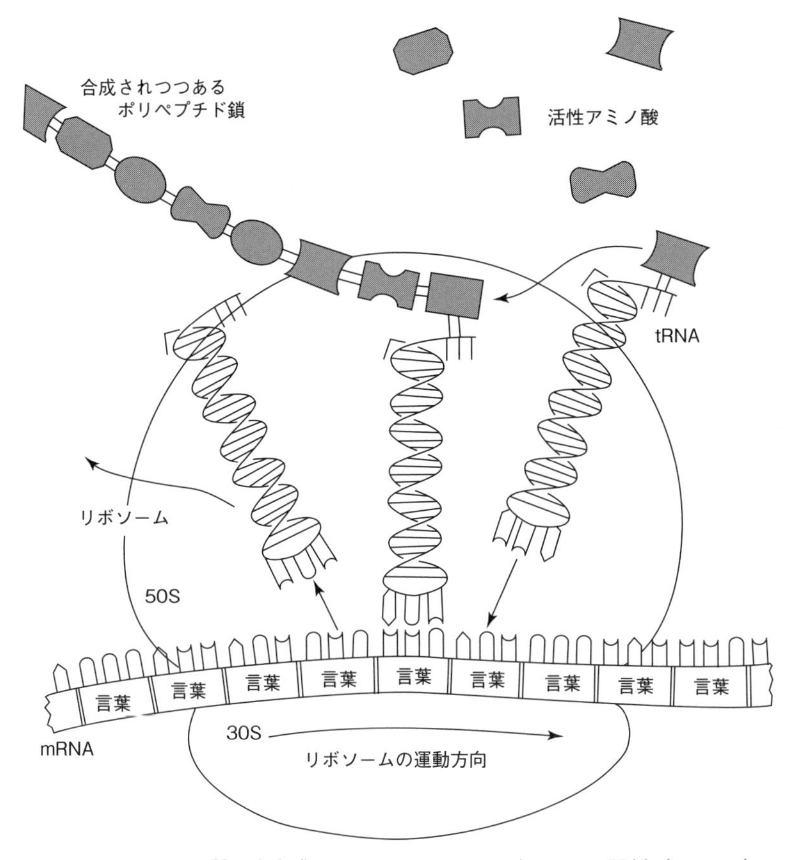

図4-3　タンパク質の生合成におけるmRNAとリボソームの関係（Lessing）
mRNAがリボソームに付着し，そこで三つ組コードとして読みとられる。その際，塩基の言葉はアミノ酸，すなわち，ペプチド配列に翻訳される。
（遠藤・林・中野,「栄養生化学」，弘学出版（1994））

アミノ酸に少なくとも一つのtRNAが存在する。tRNAと結合したアミノ酸はリボソームへ運ばれる。リボソームはmRNAと結合してポリソームを形成する。次に，mRNA分子に多数のリボソームが結合しmRNAのコドンに対応するtRNAを引き寄せ，コドンが指定するアミノ酸を連結していく。このmRNA，リボソーム，ペプチド，tRNAの集合体をポリリボソームと言う。また，膜に結合したポリリボソームは粗面小胞体と言われる。コドンは3個のヌクレオチドより構成され61種類のコドンが20種類のアミノ酸のいずれかに対応している。

20種類のアミノ酸に各々特定のtRNAを結合させるのは対応するアミノアシル–tRNAシンターゼがあり，反応中間体としてアミノアシル–AMP–酵素複合体を形成し，ついで，この複合体アミノアシル基が対応するtRNAの3' -OH末端に結合する。tRNAに結合したアミノ酸はmRNAの相当する位置（コドン）に運ばれペプチド鎖の合成が開始される。リボソームはmRNAの上を移動しながらmRNAの遺伝情報にしたがってアミノ酸を連結する。mRNA上にはどのアミノ酸をも指定しないコドンがあり，そこで鎖の延長は止まり，生成されたペプチドが切り離される。

4-2-2 タンパク質の分解

成人では毎日1日当たり体タンパク質，とくに筋肉タンパク質の1～2％が分解，代謝回転され，アミノ酸にまで分解される。このアミノ酸の75～80％は再度新しいタンパク質の合成へ利用されるが，残り20～25％のアミノ酸は分解の対象となっている。窒素部分は尿素へ，また炭素部分は解糖系やTCA回路の代謝中間体へ代謝される。なお，過剰のアミノ酸は体タンパク質の合成に向けられずに分解される。

体タンパク質の分解の詳細は明らかになっていないが，基本的にはタンパク質のペプチド結合は細胞内プロテアーゼによって加水分解されペプチドとなり，さらにペプチダーゼにより遊離アミノ酸にまで分解される。どのタンパク質が分解の対象となるかについていくつかの経路がある。

① 半減期の短い多くのタンパク質は，ユビキチン[4)]と結合して，これがシグナルとなって分解が始まる。ATPを必要とする。

② 半減期の長いタンパク質は，リソソームとよばれる細胞内小器官でカテプシンとよばれるプロテアーゼにより分解される。また，細胞外タンパク質や膜タンパク質は細胞内にエンドサイトーシスあるいはファゴサイトーシスにより取り込まれた後，この経路により分解される。

③ 血液中のタンパク質は糖タンパク質（例えば，ペプチド系ホルモン）である場合，脱シアル化がシグナルとなり，肝臓に取り込まれてリソソーム内のカテプシンにより分解される。

④ 筋肉タンパク質は，他組織とは異なり，筋線維を構成するZ帯のタンパク質やコネクチン[5)]などのタンパク質がカルシウム依存性タンパク質であるカルパインにより部分分解されて筋肉組織構造が壊れると，プロテアソームやリソソームが作用してアミノ酸にまで分解するようである。

4) ユビキチン：あらゆる細胞に存在する（ubiquitous）ことから名付けられた。分解すべきタンパク質のリジン残基にユビキチンが結合し，タンパク質分解の役割の他，最近では細胞増殖や分化にも関連していると考えられている。

5) コネクチン：筋肉の横紋筋に存在する弾性タンパク質で分子量300万の巨大タンパク質である。筋肉のZ線からM線とよばれる筋肉組織をコネクチンが1分子で結び，構造を維持している。

4-3 タンパク質の合成と分解の速度

体タンパク質は合成されながら一方では同時に分解されている。Shoenheimerら（1939）は体タンパク質の合成と分解が同時起こっていること，すなわち動的状態にあることを^{15}Nでラベルしたチロシン（トレーサー）を用いてはじめて明らかにした。その後，測定方法は改良され，体タンパク質の代謝回転速度（合成と分解）が測定できるようになった。その結果，成長した動物ではタンパク質の合成と分解速度は等しく（動的平衡），成長中の動物では窒素出納が正であることから，タンパク質が合成される割合が分解される割合より多いことなどが明らかになった。

その後，多くの体タンパク質の合成・分解速度測定法が工夫されており，それらの方法でタンパク質の1日当たりの合成量が測定されている。十分なタンパク質および必要量のエネルギーを含む食物を摂取している条件下で健康な成人（青年）では1日体重1kg当たり3gのタンパク質を合成していることが分かった。

表4-2　ヒトの年齢別の1日当たり体タンパク質合成量

年齢層	人数	体重（kg）	年齢	合成量（g/kg/日）
新生児	10	1.94 ± 0.59	1～46日	17.4 ± 7.9
幼　児	4	9.0 ± 0.5	10～20月	6.9 ± 1.1
青　年	4	71 ± 15	20～30歳	3.0 ± 0.2
老　年	4	56 ± 10	69～91歳	1.9 ± 0.2

（Young, V.R. *et al*., 1975）

健康な成人（青年）は摂取量（日本人の平均は男性約60g，女性50g摂取）の2倍以上の170gあるいは180g/日のタンパク質を合成していることになる。これに基づくと成人（青年）では全体タンパク質約10kgとするとその2%が毎日入れ替わっていることになる。新生児，幼児では成長が著しいことから，合成量も高く，一方老年期では成人に比べ3分の2程度である。

一方，タンパク質の貯蔵庫である骨格筋タンパク質の分解速度は，特殊なアミノ酸の尿中排泄量より推定することができる。骨格筋の主要なタンパク質であるアクチンおよびミオシンには3-メチルヒスチジンが含まれている。3-メチルヒスチジンはアクチンおよびミオシン中のヒスチジンがメチル化された化合物であるが，アクチンおよびミオシンが分解された後はタンパク質の合成に利用されることはないため，すべて尿へ排出される。したがって，3-メチルヒスチジンの尿中への排出量を測定するとアクチンおよびミオシンの分解速度，ひいては骨格筋タンパク質の分解速度が推定できる。

4-4　アミノ酸の代謝（窒素と炭素の処理法）

アミノ酸はタンパク質の構成成分であり，体内において常に動的状態にあり，非常に多様な代謝を受ける。アミノ酸の分解はアミノ基窒素と炭素の処理に大別される（図4−4）。

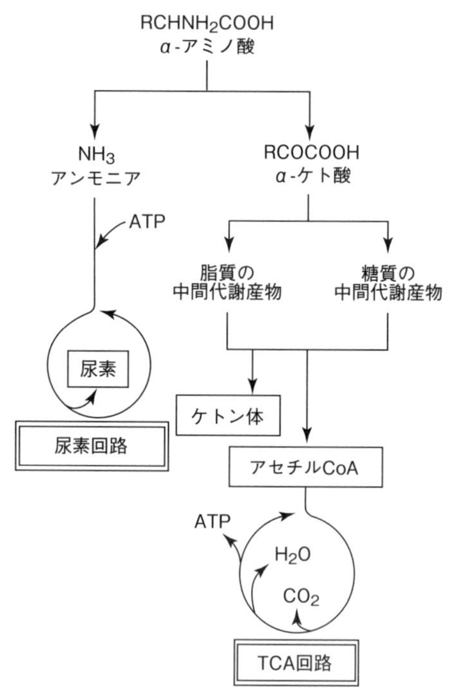

図4-4　アミノ酸の分解経路

4-4-1　アミノ酸の処理

アミノ酸の全体的な代謝に先立ち，窒素部分を無害な尿素に代謝する必要がある（図4−5）。α-アミノ酸であるアスパラギン酸とアラニンは，アスパラギン酸トランスアミナーゼ（AST）とアラニントランスアミナーゼ（ALT）によるアミノ基転移反応によってそれぞれα-ケトグル

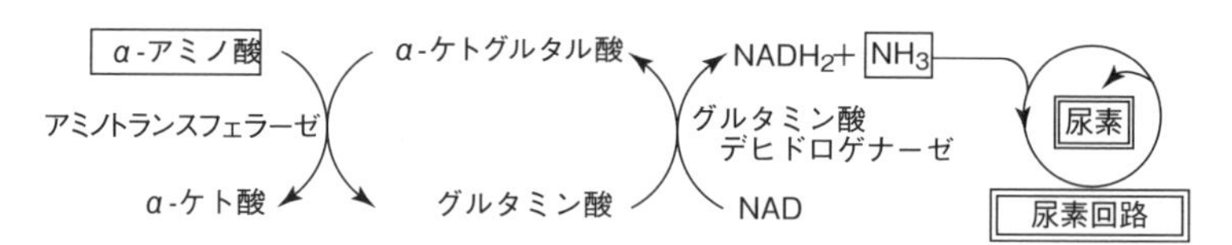

図4-5　アミノ酸窒素の流れ

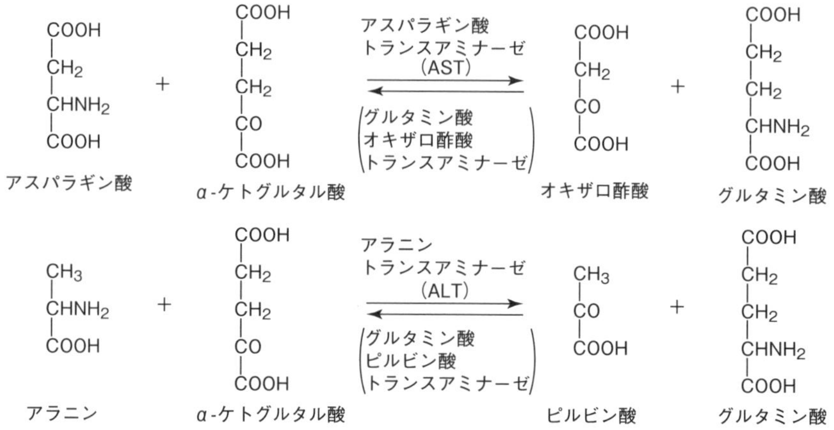

$$\underset{\text{アスパラギン酸}}{COOH-CH_2-CHNH_2-COOH} + \underset{\text{α-ケトグルタル酸}}{COOH-CH_2-CH_2-CO-COOH} \underset{\text{グルタミン酸オキザロ酢酸トランスアミナーゼ}}{\overset{\text{アスパラギン酸トランスアミナーゼ (AST)}}{\rightleftarrows}} \underset{\text{オキザロ酢酸}}{COOH-CH_2-CO-COOH} + \underset{\text{グルタミン酸}}{COOH-CH_2-CH_2-CHNH_2-COOH}$$

$$\underset{\text{アラニン}}{CH_3-CHNH_2-COOH} + \underset{\text{α-ケトグルタル酸}}{COOH-CH_2-CH_2-CO-COOH} \underset{\text{グルタミン酸ピルビン酸トランスアミナーゼ}}{\overset{\text{アラニントランスアミナーゼ (ALT)}}{\rightleftarrows}} \underset{\text{ピルビン酸}}{CH_3-CO-COOH} + \underset{\text{グルタミン酸}}{COOH-CH_2-CH_2-CHNH_2-COOH}$$

図4-6　アミノ基転移反応

タル酸に渡されてグルタミン酸を生成する（図4–6）。ついで，グルタミン酸はL-グルタミン酸デヒドロゲナーゼ（L-glutamate dehydrogenase）により酸化的脱アミノ反応を受け，α-ケトグルタル酸とアンモニアを生成する（図4–6，図4–7）。したがって，アミノ基窒素の処理は，グルタミン酸に窒素が集められることになる。

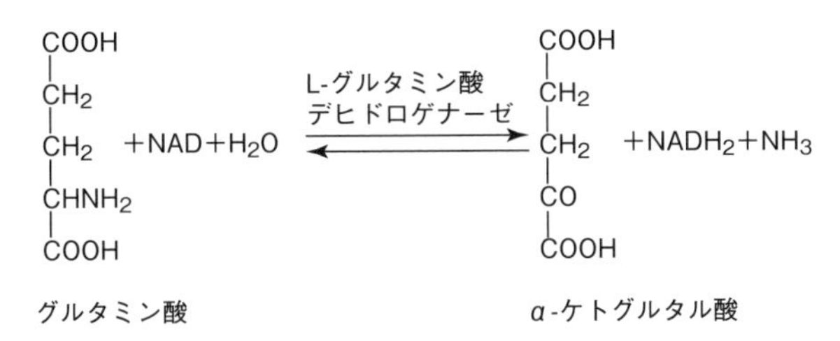

図4-7　グルタミン酸脱水素酵素

なお，肝臓や腎臓においてアミノ酸は酸化的脱アミノ反応によりα-ケト酸とアンモニアを生成する系が存在する。この反応はL型アミノ酸に比べD型アミノ酸に対して活性が強いことから，D型アミノ酸の処理を行っているものと考えられる。

尿素の合成はアンモニア，ATP，アスパラギン酸のアミノ基窒素およびCO_2による尿素回路を経て合成される（図4–8）。尿素の生合成は尿素回路の律速酵素であるカルバモイルリン酸シンターゼにより触媒されるカルバモイルリン酸の生成に始まり，ついで，L-オルニチンカルバモイルトランスフェラーゼの作用によりカルバモイルリン酸からカルバモイル部分をオルニチンに転移してシトルリンとリン酸を生成する。さらに，アルギノコハク酸シンターゼの作用によりシトルリンとアスパラギン酸が結合してアルギノコハク酸が生成され，尿素の第2の窒素が付加される。この反応ではATPが消費される。

アルギノコハク酸はアルギノコハク酸リアーゼによってアルギニンとフマル酸に分解される。アルギニンはアルギナーゼによって分解され尿素とオルニチンを生成し尿素回路が完結する。このようにアミノ酸窒素（アンモニア）は最終的に肝臓で尿素回路により無害な尿素へ変換され血液を介して腎臓に運ばれ尿中へ排出される。尿素は尿中に排出される窒素の80～90％を占める。なお，その他の尿中窒素排泄物であるアンモニア，クレアチニンや尿酸は，食品タンパク質の質と量の変化による影響をほとんど受けることはない。

分岐鎖アミノ酸（バリン，ロイシン，イソロイシン）の多くは肝臓では代謝されず主として筋肉で分解される（図4–9）。分岐鎖アミノ酸は優先的に筋肉へ取り込まれ，絶食状態においては放出される。とくに脳ではエネルギー源として重要である。

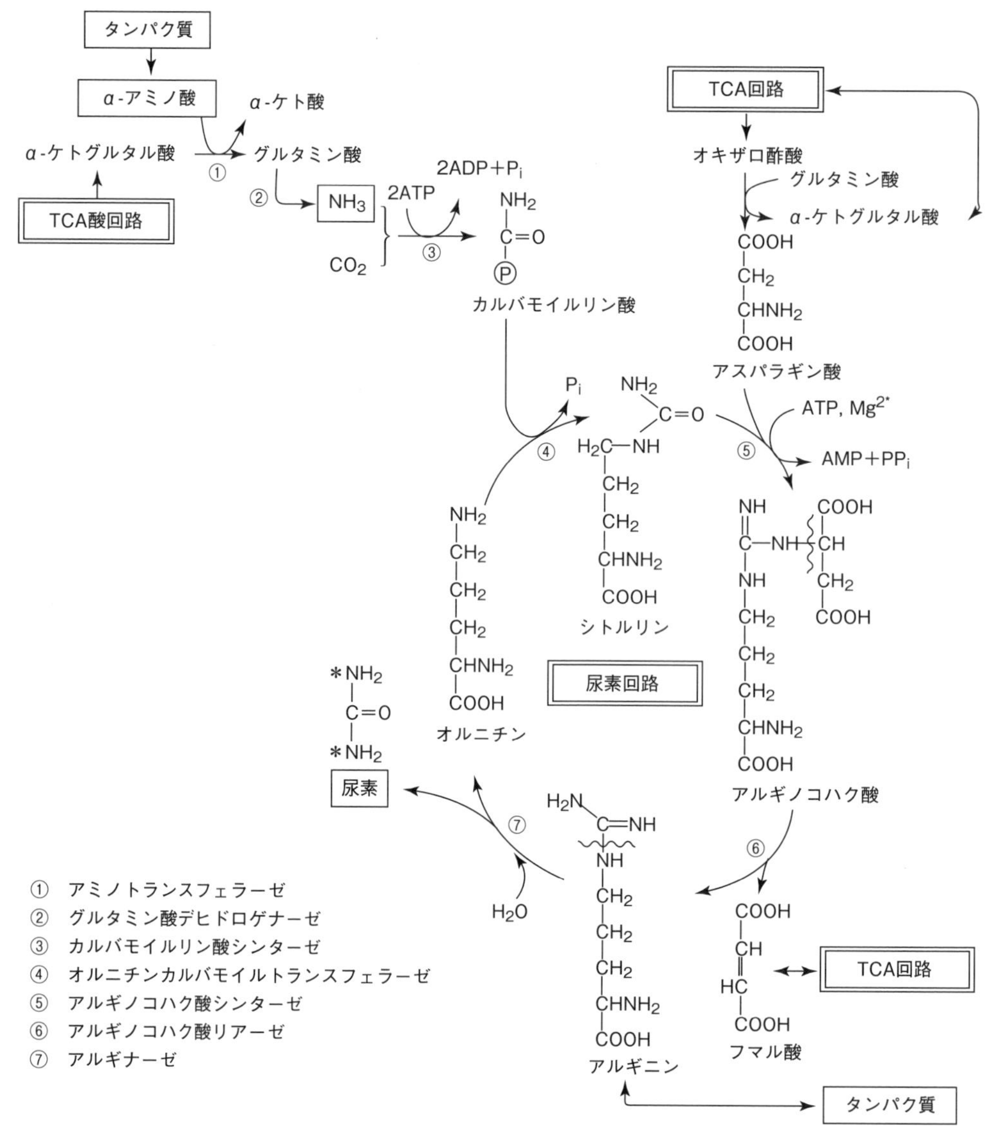

図4-8 尿素の合成（尿素回路）

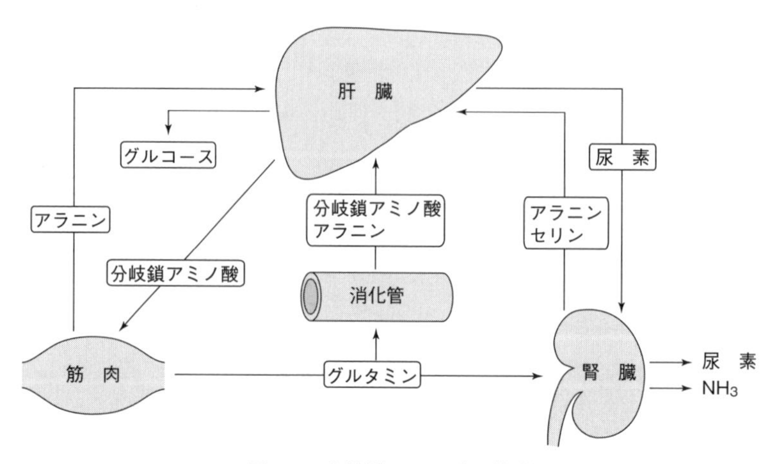

図4-9 分岐鎖アミノ酸の代謝

4-4-2　炭素骨格の処理

アミノ基転移反応により窒素部分が除かれ，生成した代謝中間体は，解糖系やTCA回路の代謝中間体（α-ケト酸）として代謝過程に入り，その後，脂質や糖質あるいはこの両者のいずれかに変換される。どの経路で処理されるかで，糖原性，ケト原性および糖原性＋ケト原性の3者に分類される（図4-10）。これらは，同時にTCA回路の基質となるオキザロ酢酸を生じ，エネルギー源となると同時に解糖系の逆反応による糖の再生（「糖新生」30頁参照）の原料として用いられる。

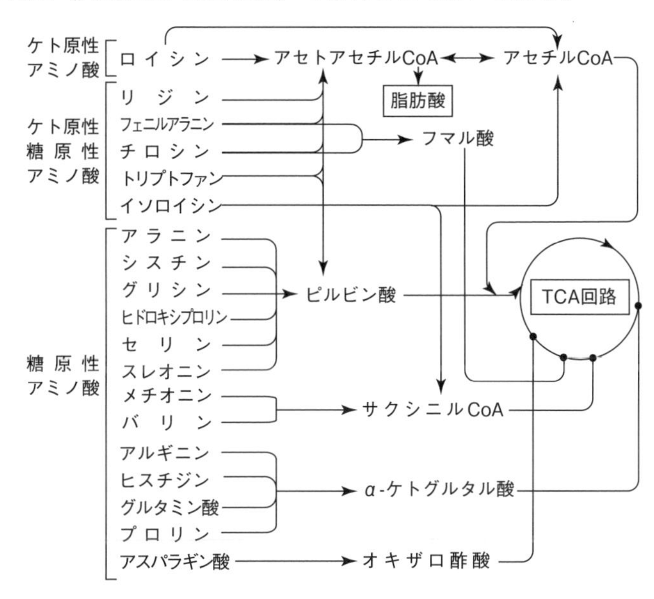

図4-10　糖原性アミノ酸とケト原性アミノ酸

4-4-3　アミノ酸の生理活性物質への変換

アミノ酸は，タンパク質合成の原料，エネルギー源などになると同時に特定のアミノ酸はそれ自身が代謝されて生理活性物質へ変換されるもの（前駆体），中間体・供与体になるもの，生理活性物質の構成成分と

表4-3　タンパク質合成，エネルギー生成以外のアミノ酸の役割

アラニン	糖原性，末梢組織から，排泄のため肝臓にむかう窒素キャリア
アスパラギン酸	尿素生成，糖原性，ピリミジン前駆体
システイン	タウリン前駆体（胆汁酸抱合などの機能）還元物質，グルタチオン成分（酵素ラジカル防御）
グルタミン酸	アミノ酸の相互変化の中間体，プロリン，オルニチン，アルギニン，ポリアミン，神経伝達物質γ-アミノ酪酸（GABA）の前駆体，NH_3源
グリシン	非アミノ酸へのアミノ基供与，N-キャリア（グルタミン酸より膜透過が容易）
ヒスチジン	ヒスタミン前駆体，C-1フロール
リジン	クロスリンクタンパク質の役割，カルニチン前駆体（脂肪酸透過用）
メチオニン	合成時のメチル供与，システインの前駆体
フェニルアラニン	チロシン前駆体，カテコールアミン，DOPA，メラニン，チロキシンへの変化
セリン	リン脂質成分，スフィンゴ脂質，エタノールアミン，コリンの前駆体
トリプトファン	セロトニン前駆体，ニコチンアミド（ビタミンB群）
チロシン	フェニルアラニン参照

なるものとがある（表4−3）。

4-5 食品タンパク質の栄養

4-5-1 必須アミノ酸と非必須アミノ酸

必須アミノ酸とは，体内で合成されない，あるいは合成されたとしても必要量に満たないアミノ酸と定義される。ヒトでは，ロイシン，イソロイシン，リジン，メチオニン，フェニルアラニン，スレオニン，トリプトファン，バリンの8種類であるが，乳児期にはヒスチジンも要求されるので，これを入れて９種類とする場合がある。なお，FAO／WHO／UNU（食糧農業機構，世界保健機構，国連大学）は成人においても体内のヒスチジンを正常に維持するために必要であることから必須アミノ酸として取り扱っている。いずれにしても，これらの必須アミノ酸の一種でも不足すると動物の成長は著しく阻害される。したがって，毎日の食事から摂取しなければならないことは言うまでもない。

4-5-2 食品タンパク質の栄養価

Osborneは，動物性と植物性タンパク質をラットに摂取させ成長試験を行い，動物性タンパク質が植物性タンパク質に比べ明らかに成長速度が大きいことを見出した。さらに，植物性タンパク質の中にはむしろ体重を減少させるものがあることを見出した。彼らはさらに成長が負になるとうもろこしタンパク質ツェインを用いてトリプトファンあるいはリジンを添加しても成長は回復せず，この両者を添加した場合にのみラットは正常に成長することを明らかにした（図4−11）。これらのことは，ラットの成長にはタンパク質中に必須なアミノ酸が存在し，さらに必須アミノ酸のバランスが重要であることを示している。

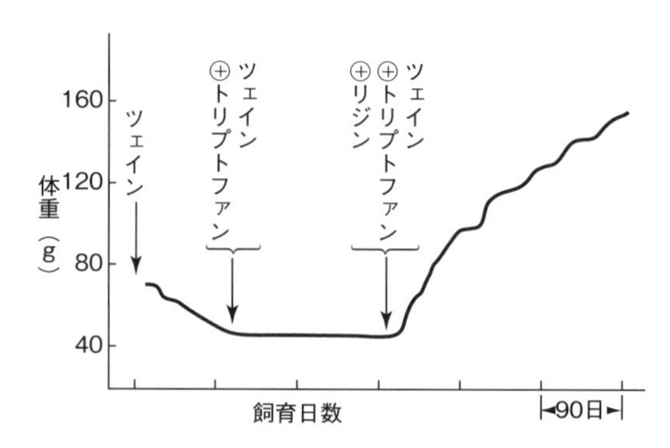

図4-11　とうもろこしタンパク質ツェインにトリプトファン，リジン添加効果（ラットの成長試験）

タンパク質の栄養評価には，生物学的方法と化学的方法がある。

１）生物学的評価法

a）動物の成長（体重増加量）を指標とした評価法

通常，実験動物としてラットを用いる。基本的にはラットの体重増加に対するタンパク質の影響から算出する。

タンパク質効率（PER）は，体重増加量/摂取タンパク質量で求めることから，摂取タンパク質g当たりの体重増加量を示すことになる。動物性タンパク質は植物性タンパク質に比べ少ない摂取タンパク質量でラットの最大成長を得ることができる。

b）窒素出納を指標とする評価法

生物価（BV）

生物価は，下記の式によって求められるが，各種タンパク質の生物価は，動物性タンパク質の評価が植物性のそれに比べ高値を示す。

$$\text{生物価（BV）} = \frac{\text{体内保留N}}{\text{吸収N}} \times 100 = \frac{I-(F-F_0)-(U-U_0)}{I-(F-F_0)} \times 100$$

I：試験タンパク質のN摂取量
F_0：無タンパク質食摂取時の糞中排泄N
U_0：無タンパク質食摂取時の尿中排泄N
F：試験食摂取時の糞中排泄N
U：試験食摂取時の尿中排泄N

無タンパク質食摂取時の糞中排泄窒素は，いわゆる内因性窒素とよばれるもので，無タンパク質食でも糞中・尿中窒素は体タンパク質の代謝や腸内細菌菌体が排泄されるため，生物価を算出する際補正しなければならない。

正味タンパク質利用率（NPU）

正味タンパク質利用率は，摂取されたタンパク質のうち，どれだけが体内に保留されたかを示したもので，

正味タンパク質利用率＝体内保留N／摂取N×100
＝生物価×消化吸収率

として表される。

2）化学的評価法

生物学的評価法は実験動物を用いる必要があり，動物の飼育施設や取り扱いなどが必要であることから煩雑である。化学的評価法は，基本的にタンパク質のアミノ酸分析から必須アミノ酸組成を測定するだけで食品タンパク質の栄養価が評価できることから，現在ではより一般的な方法として利用されている。

化学的評価法は，体内で利用される理想的なアミノ酸組成と食品タンパク質のアミノ酸組成を比較して，理想的アミノ酸量に対して相対的に最も不足する必須アミノ酸の割合で表す方法である（図4−12）。Liebigの最小則の原理を適用することができる。体タンパク質合成に理想的なアミノ酸組成を完全な樽と仮定してこれに対して試験タンパク質の各アミノ酸含量を理想タンパク質のものとの比率をとり，最も低い水位，すなわち最も不足するアミノ酸を第1制限アミノ酸とよび，ついで不足す

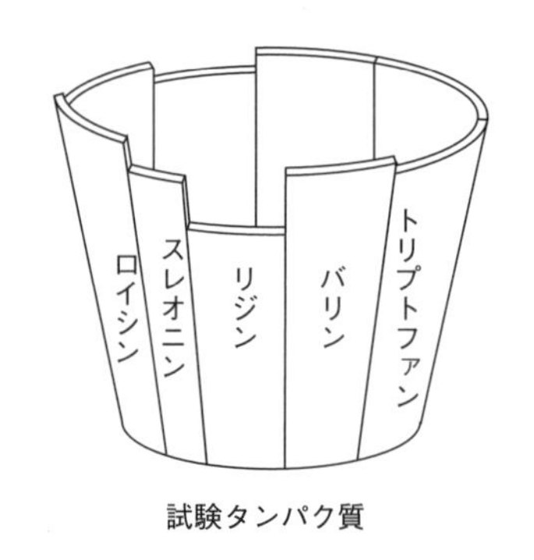

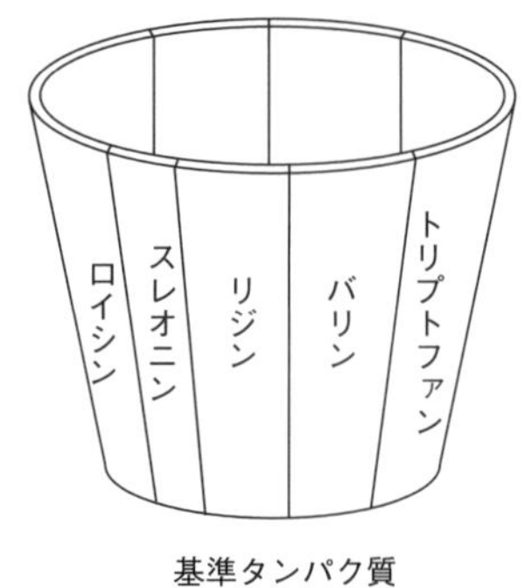

図4-12 化学的評点法と樽の水位

るアミノ酸を第2制限アミノ酸とよぶ。なお，基準となるタンパク質を全卵，人乳タンパク質，理想的アミノ酸の組成（アミノ酸評点パターン）とした場合，それぞれケミカルスコア，人乳価，アミノ酸スコアとよぶ。食品タンパク質の栄養価を化学的に評価した値は，実験動物で得られた生物価と高い相関性を示す。なお，基準となるアミノ酸バランスはFAO／WHO／UNUの三者が共同して決めている（表4-4）。

表4-4 アミノ酸評点パターンおよび動物性タンパク質アミノ酸組成（mg/g）

アミノ酸	アミノ酸評点パターン				食品タンパク質		
	乳児	幼児（2～5歳）	学齢期（10～12歳）	成人	卵	牛乳	牛肉
ヒスチジン	26	19	19	16	22	27	34
イソロイシン	46	28	28	13	54	47	48
ロイシン	93	66	44	19	86	95	81
リジン	66	58	44	16	70	78	89
メチオニン＋シスチン	42	25	22	17	57	33	40
フェニルアラニン＋チロシン	72	63	22	19	93	102	80
スレオニン	43	34	28	9	47	44	46
トリプトファン	17	11	9	5	17	14	12
バリン	55	35	25	13	66	64	50
アミノ酸スコア（ただし，乳児評点パターンを除く）					100	100	100

FAO/WHO/UNU（1985）

4-5-3 タンパク質の摂取量

ヒトは毎日タンパク質を摂取しなければならない。したがって，毎日摂取すべき摂取基準が決定されている。良質のタンパク質（卵，肉，乳製品など）の窒素平衡維持量は，0.65/kg体重/日である。日常食混合タンパク質の消化率を90％とし，個人差（推奨量算定係数）を12.5％として算出すると，成人におけるタンパク質の推奨量（g/日）＝0.65÷0.9×体重×1.25となり，男性60 gおよび女性50 gとなる。すなわち，1日体重kg当たり1gの良質のタンパク質を摂取すれば健康を維持できることになる。

食事摂取基準（2020年版）では，フレイル予防の観点から高齢者のタンパク質の目標量が見直され、他の年齢区分における目標量より引き上げられた（第10章，p.147，表10-12参照）。

4-5-4　食品タンパク質の栄養価の改善とアミノ酸の補足

動物性タンパク質と植物性タンパク質のラット成長に及ぼす影響を比較した研究から，例えば植物性タンパク質に第1制限アミノ酸を添加し，植物性食品タンパク質の栄養価を高める試みが行われてきた。これは，体内でタンパク質が効率良く合成されるためには，必要なすべてのアミノ酸が同時に好ましい比率で細胞内に供給されることが必要であることに基づいている。卵や牛乳のタンパク質など栄養価の高いタンパク質は必須アミノ酸のバランスが優れており，タンパク質の合成効率が高い。一般に，ある必須アミノ酸が不足している場合にはそのアミノ酸を加えればアミノ酸のバランスが改善されタンパク質の栄養価は高められる。事実，米タンパク質に第1制限アミノ酸であるリジンを育種的に含む米が開発されている。また，メチオニンを第1制限アミノ酸とする大豆タンパク質にリジンが制限アミノ酸である米を組み合わせて食べるとタンパク質の栄養価が改善することが明らかにされている。

しかしながら，食品タンパク質に不足しているアミノ酸の添加が必ずしも好ましい影響を与えるとは限らない。ラットを用いた実験では特定の条件，例えば，低カゼイン食に含硫アミノ酸を添加してラットを飼育すると肝臓トリグリセリド量は，無添加に比べ約2～3倍に増加する現象が報告された。また，バリン，ロイシン，イソロイシンなどの分岐鎖アミノ酸では，ラットにロイシンを過剰添加して飼育すると成長は阻害されるが，さらにイソロイシンを添加すると，成長阻害はなくなる。これは，構造類似性による拮抗現象と考えられている。これらのアミノ酸の過剰毒性やアミノ酸相互の拮抗作用と区別するため，最初述べた現象をアミノ酸インバランスとよぶようにしている。すなわち，アミノ酸インバランスとは，「食品タンパク質中の複数のアミノ酸が不足している場合，一方の制限アミノ酸の添加がかえって成長を抑制したり，脂肪肝を起こしたりするが，他方の制限アミノ酸を補足すると回復する」現象と定義されている。このように食品タンパク質にアミノ酸が不足するからと言って，安易にアミノ酸を添加する手法は食事・生理条件によっては必ずしも好ましいとは限らないことを示している。したがって，食品タンパク質の栄養において，基本的には互いに不足するアミノ酸を補足するためには，動物性と植物性タンパク質を上手に組み合わせることが肝要である。

4-5-5　タンパク質とその他の栄養素との関係

タンパク質の栄養機能は体タンパク質の素材，生理活性物質への前駆体などの働きに加えて，エネルギー源としての働きもある。したがって，食事中に糖質や脂質のエネルギー源が十分含まれている場合，タンパク質は主に体タンパク質の合成へ向けられる。このような現象をタンパク質節約作用とよぶ。

参考図書

1） 上代 淑人 監訳：「ハーパー・生化学」，丸善（1997）
2） 菅野道廣・谷口巳佐子・阿部一紀・飯尾雅嘉・長 修司・広井祐三：「新版・栄養学総論」，朝倉書店（1996）
3） 野口 忠・伏木 亨・門脇基二・野口民夫・今泉勝己・古川勇次・舛重正一・矢ケ崎一三・青山頼孝：「最新栄養化学」，朝倉書店（2000）
4） 坂本　清：「生化学」，三共出版（1994）
5） 林　寛：「栄養学総論」，三共出版（2000）
6） 遠藤　一・林　寛・中野智夫：「栄養生化学」，弘学出版（1994）
7） William D. Mcelroy：Cell Physiology and Biochemistry，Prentice-Hall（1971）
8） Robert M. Berne & Matthew N. Levy：Physiology, Third Edition, Mosby Year Book（1993）
9） 星　猛・林　秀生・菅野富夫・中村嘉男・佐藤昭夫・熊田　衛・佐藤俊英共訳：「医科生理学展望」，丸善（1996）

5 脂質の代謝と栄養

脂質（Lipid）とは，動植物に広く分布している有機化合物のうちで，一般的に水に不溶で有機溶媒（エーテル，クロロフォルム，ヘキサンなど）に可溶である一群の物質の総称である。トリアシルグリセロール（脂肪，油脂ともいう），リン脂質，糖脂質，ステロール，脂溶性ビタミンなどが含まれる。脂質，とくに食事中に豊富にあるトリアシルグリセロールは，高いカロリー価（9 kcal/g）をもつことから，エネルギー源となる他，必須脂肪酸の供給源や脂溶性ビタミンの運搬体として重要な栄養素となっている。

5-1 脂質の化学

脂質は脂肪酸と結合する物質により，単純脂質（脂肪酸と各種アルコールとのエステル；トリアシルグリセロール，ロウなど），複合脂質（脂肪酸とアルコールの他にリン，チッ素が結合したもの；リン脂質，糖脂質など），誘導脂質（単純脂質，複合脂質の加水分解で，脂肪酸，高級アルコール，ステロールなど）に分類される（図5-1）。

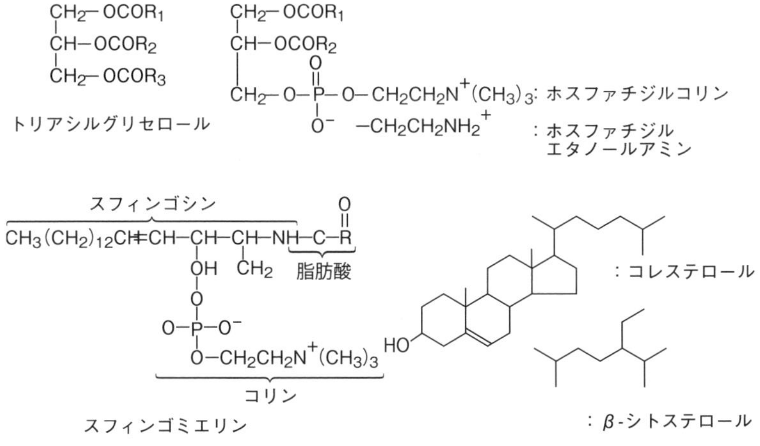

CH_2-OCOR_1
$CH-OCOR_2$
CH_2-OCOR_3
トリアシルグリセロール

CH_2-OCOR_1
$CH-OCOR_2$
$CH_2-O-P(=O)(O^-)-O-CH_2CH_2N^+(CH_3)_3$：ホスファチジルコリン
$-CH_2CH_2NH_2^+$：ホスファチジルエタノールアミン

スフィンゴシン
$CH_3(CH_2)_{12}CH=CH-CH(OH)-CH(CH_2)-NH-C(=O)-R$（脂肪酸）
$O-P(O)(O^-)-O-CH_2CH_2N^+(CH_3)_3$（コリン）
スフィンゴミエリン

HO
：コレステロール
：β-シトステロール

図5-1　脂質成分の化学構造

5-2 脂 肪 酸（fatty acid）

脂肪酸は，遊離の状態で天然界に存在することはまれであり，おもにトリアシルグリセロールやリン脂質などにエステル化された形で存在する。脂肪酸は，直鎖状の炭化水素鎖の末端にカルボキシル基（-COOH）をもち，動植物では2炭素単位で合成されることから，一部の例外を除き，食品や生体内では偶数の炭素数をもつ。炭素数により短鎖，中鎖（炭素数8～10）および長鎖脂肪酸（炭素数12以上）に分類される。

5-2-1 飽和脂肪酸（saturated fatty acid）

飽和脂肪酸は，炭化水素鎖中に二重結合（不飽和結合）をもたない。ラード（豚脂）や牛脂，植物由来のパーム油，ヤシ油などに多く含まれる。これらの飽和脂肪酸には，ラウリン酸（12：0），ミリスチン酸（14：0），パルミチン酸（16：0）やステアリン酸（18：0）などがある（表5-1）。

表5-1　食品中の飽和脂肪酸

炭素数	慣用名	融点(℃)
2	酢酸（acetic）	16.6
4	酪酸（butyric）	− 7.9
6	カプロン酸（caproic）	− 3.4
8	カプリル酸（caprylic）	16.7
10	カプリン酸（capric）	31.6
12	ラウリン酸（lauric）	44.2
14	ミリスチン酸（myristic）	53.9
16	パルミチン酸（palmitic）	63.1
18	ステアリン酸（stearic）	69.6
20	アラキジン酸（arachidic）	76.1
22	ベヘン酸（behenic）	80.0
24	リグノセリン酸（lignoceric）	84.2

（油化学便覧）

5-2-2 一価および多価不飽和脂肪酸

（1）脂肪酸の命名法

脂肪酸分子内に非共役二重結合（-CH=CH-）を含む脂肪酸を不飽和脂肪酸という。不飽和脂肪酸には，非共役二重結合を1つもつ一価不飽和脂肪酸と，2つ以上もつ多価不飽和脂肪酸とがある。不飽和脂肪酸の命名法は，カルボキシル炭素（この炭素を1位とする）側から数えて何番目に二重結合があるかで決定するのが一般的である（IUPAC法）。また，天然に存在する不飽和脂肪酸の二重結合は，一部の例外を除き，シス立体配位である。オレイン酸（18：1）の場合，最初の二重結合は9番目に位置し，シス配位であるので，9-cis-18:1となる。リノール酸（18：2）は，9,12-cis,cis-18:2となり，α-リノレン酸（18：3）は，9,12,15-cis,cis,cis-18:3となる。一方，脂肪酸のメチル基末端（ω末端）

から数えて最初にある二重結合の位置を用いた方法も最近よく使われている。この方法では，例えばオレイン酸は18:1n-9，と表示し，リノール酸とα-リノレン酸はそれぞれ18:2n-6，18:3n-3と表示する。リノール酸あるいはα-リノレン酸は，生体内で鎖長延長・不飽和化反応を受け，アラキドン酸，エイコサペンタエン酸（EPA）に変換したとき，カルボキシル末端から数えた表示方法に比べて，ω末端から数える方法では20:4n-6，20:5n-3と表示するので，親分子がどの脂肪酸で，またn-6系列の脂肪酸であるのか，あるいはn-3系列であるのかが容易に理解できる。ここでは，ω末端から数える表示法で述べる。

表5-2　食品中の不飽和脂肪酸

炭素数：二重結合数	二重結合の位置（ω命名法）	慣用名		融点(℃)
16：1	ω−7*	パルミトオレイン酸	(palmitoleic)	0.5
18：1	ω−9	オレイン酸	(oleic)	11
18：2	ω−6	リノール酸	(linoleic)	−5
18：3	ω−3	α-リノレン酸	(α-linolenic)	−11
18：3	ω−6	γ-リノレン酸	(γ-linolenic)	−11
20：4	ω−6	アラキドン酸	(arachidonic)	−50
20：5	ω−3	〔エ〕イコサペンタエン酸**	(eicosapentaenoic)	−54
22：1	ω−9	エルカ酸	(erucic)	34.7
22：6	ω−3	ドコサヘキサエン酸**	(docosahexaenoic)	

*以下，n−7，n−9，…と表す場合もある。　**万国名。　（油化学便覧など）

（2）一価不飽和脂肪酸（monounsaturated fatty acid：MUFA）

一価不飽和脂肪酸には，パルミトオレイン酸とオレイン酸があるが，動植物界ではオレイン酸が圧倒的に多い。動物体内の一価不飽和脂肪酸は，食事トリアシルグリセロールの脂肪酸からの供給と生体内でステアリン酸から合成された脂肪酸に由来する（表5−2）。

（3）多価不飽和脂肪酸（polyunsaturated fatty acid：PUFA）

多価不飽和脂肪酸は，n−6（ω6）系脂肪酸とn−3（ω3）系脂肪酸に分類される。これらの脂肪酸は，動物体内では合成できないため必須脂肪酸とよばれ，必ず食事から摂取する必要がある。また，哺乳動物ではn−6系列の脂肪酸は，n−3系列脂肪酸と代謝上相互に変換できないので，それぞれ栄養必要量を摂取しなければならない。

n−6系脂肪酸であるリノール酸（18：2n-6）は，ほとんどの植物油中に豊富に含まれている。アラキドン酸（20：4n-6）はウシやブタの肝臓に多い。n−3系脂肪酸のα-リノレン酸（18：3n-3）は，ダイズ油やナタネ油などに数%含まれるが，アマニ油やシソ油には多量含まれる。エイコサペンタエン酸（EPA; 20：5n-3）やドコサヘキサエン酸（DHA; 22：6n-3）は海産魚油に多く含まれる（表5−2）。

(4) トランス型不飽和脂肪酸(trans fatty acid)

トランス脂肪酸とは,マーガリン,ショートニングなどで代表される水素添加油中に含まれる不飽和脂肪酸で,脂肪酸の二重結合のシス配位がトランス配位に転換した脂肪酸の総称である。このタイプのトランス脂肪酸は,化学的に飽和脂肪酸と類似の直鎖構造をもつことから,ヒトが摂取した場合,飽和脂肪酸の生理作用と類似する可能性が指摘された[1]。水素添加は,油脂の酸化安定性を増し,融点を高くし,可塑性を増加させるために用いられている加工法である。健康志向の面からコレステロールを含まないなどの利点があるため食品工業界において用いられている。最近の調査では,わが国ではトランス脂肪酸の1日あたりの摂取量は,2g以下であり,カナダの9g,米国の12gなどに比べると極めて低い摂取量である。なお,最近製造されるマーガリンなどにはトランス酸量が健康上ほとんど無視できる製品が開発されている。

1) 欧米ではトランス酸の多量摂取が血清コレステロールとLDL-コレステロール濃度を上昇させ,HDL-コレステロールを低下させることから,健康上好ましくないとされているが,日本における摂取量は,健康上問題となるレベルではない。

5-2-3 トリアシルグリセロール(triacylglycerol)[2]

食品中の脂質は,大部分がトリアシルグリセロール(グリセロール1分子に3分子の脂肪酸がエステル化)である。**トリアシルグリセロール**は,エステル化された飽和脂肪酸と不飽和脂肪酸の割合により融点が様々で,液状あるいは固形の物性を示すので油脂とよばれる。一般に飽和脂肪酸の鎖長数の増加は融点を上昇させ,同じ鎖長数の脂肪酸では二重結合の増加は融点を低下させる。一方,生体内では,トリアシルグリセロールは疎水性であるので,脂肪組織などに効率よく蓄積されている。摂食時には脂肪合成は亢進して脂肪を蓄積し,絶食時には脂肪分解して生体に必要なエネルギーを供給している。

2) 最近,中鎖脂肪酸を含む中鎖トリアシルグリセロールが市販されているが,これは炭素数8~10個の脂肪酸がエステル化されたもので,膵リパーゼの作用をうけやすく,脂肪酸とグリセロールにまで消化分解される。中鎖脂肪酸は,長鎖脂肪酸に比べ水に溶けやすく,小腸上皮細胞内で再エステル化をうけず,アルブミン複合体として門脈を介して肝臓へ直接取り込まれ,効率の良いエネルギー源となる。胆汁や膵液分泌の不良な状態でもよく吸収されるため,外科的な腸管の切除,肝機能(胆汁分泌)や膵液分泌に障害のある患者などの治療などに用いられる。

5-2-4 リン脂質(phospholipid)

リン脂質は,グリセロール骨格に2分子の脂肪酸と1分子のコリンやエタノールアミンのリン酸塩が結合した化合物である。したがって,リン脂質は親水性と疎水性(親油性)の両方の機能をもつため,食品学的にはマヨネーズやドレッシングなどの界面活性剤(乳化剤)として,また生化学的には生体内では細胞膜,リポタンパク質の構成成分やエイコサノイドの基質として必須である。多種類のリン脂質が知られているが,動物組織において最も豊富に存在するリン脂質はホスファチジルコリン(phosphatidylcholine,レシチンともよぶ)で,次に量的に多いホスファチジルエタノールアミン(phosphatidylethanolamine,セファリンともよぶ)がある。これらの2種類のリン脂質は全身の細胞膜に分布している。また,カルディオリピンはミトコンドリア膜に,プラズマローゲンは脳や筋肉に分布し,またスフィンゴミエリンは神経組織に多く分布する。DHAはとくに網膜,脳や精巣などのリン脂質に多く含まれる。

リン脂質の2位には，通常多価不飽和脂肪酸がエステル化されている。

5-2-5 ステロール（sterol）

動物の**ステロール**は，コレステロールで，卵黄，肉，肝臓などの動物食品中に多く含まれる。コレステロールは，リン脂質とともに細胞膜の構成成分として重要であり，生体膜の流動性と機能維持の調節因子として働いている。その他，各種ステロイドホルモン（副腎皮質ホルモンのコルチコステロン，性ホルモンなど）の前駆体として，また，胆汁酸やビタミンD_3の原料として重要である。植物の**ステロール**は，シトステロールが大部分であるが，シイタケや酵母はエルゴステロールを含んでいる。エルゴステロールはビタミンD_2の前駆体でプロビタミンとよばれる。

5-3 脂肪酸の代謝とその調節

脂肪酸合成は生理的条件や食事成分により著しく影響を受ける。一般に脂肪酸合成は摂食により亢進し，絶食により低下する。摂食後，とくに食事糖質が多い場合，脂肪酸合成系の酵素活性は上昇し，グルコースを脂肪に変換して貯蔵するようになる。糖質の中で，砂糖は構成成分であるフルクトースが肝臓における脂肪酸合成を著しく亢進させるので高脂血症を招きやすくなる。高脂肪食では，体内に取り込まれた過剰の脂肪酸が肝臓や脂肪組織へ取り込まれ，脂肪（トリアシルグリセロール–脂肪酸）として蓄積される。

5-3-1 飽和脂肪酸の合成

脂肪酸は解糖系により生じるピルビン酸から合成される。細胞質にある解糖系で生成したピルビン酸は，ミトコンドリアに取り込まれた後，ピルビン酸デヒドロゲナーゼの作用によりアセチルCoAに分解される。アセチルCoAはミトコンドリアを通過できないので脂肪酸合成の場である細胞質へ運び出すことができない。そのため，アセチルCoAはTCA（クレブス）回路のメンバーであるオキザロ酢酸と縮合してクエン酸へ転換された後，ミトコンドリアから細胞質へ運び出される。クエン酸は，ここでクエン酸開裂酵素の作用により再びアセチルCoAとオキザロ酢酸に開裂される。アセチルCoAは，ついでATPとビオチンの存在下でCO_2を結合してマロニルCoAとなる。この反応はアセチルCoAカルボキシラーゼの触媒により行われ，脂肪酸合成の律速段階となっている。この酵素活性は，クエン酸により活性化され，パルミチン酸により阻害される。これ以降の反応は，7種類の酵素が一体となった脂肪酸合成酵素複合体により触媒され，最終産物であるパルミチン酸が合成される（図5–2）。

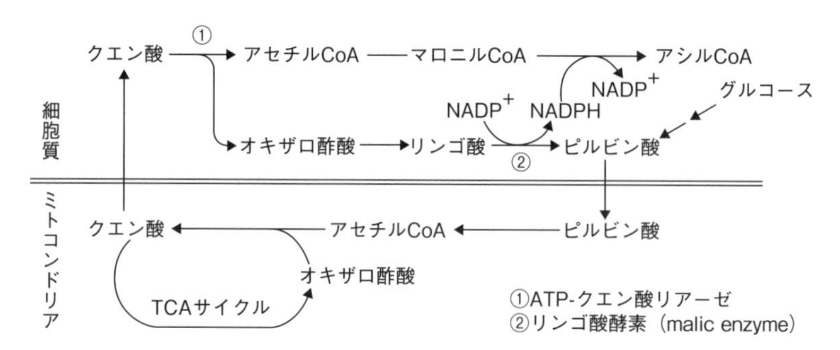

図5-2　糖質の脂肪酸への転換

5-3-2　脂肪酸の鎖長延長と不飽和化反応

動物と植物は，不飽和脂肪酸を合成できる能力が異なっている。動物は，一価不飽和脂肪酸であるパルミトオレイン酸（16:1n-7）とオレイン酸（18:1n-9）をそれぞれパルミチン酸とステアリン酸から合成することができるが，**多価不飽和脂肪酸**であるリノール酸やα-リノレン酸を合成することはできない。これは動物では不飽和化反応（二重結合の導入）が既存の二重結合のある位置とカルボキシル基末端との間で起こるためである。動物では，n−6系脂肪酸であるリノール酸はγ-リノレン酸を経てアラキドン酸にまで，またn−3系脂肪酸であるα-リノレン酸はEPAやDHAにまで鎖長延長・不飽和化することができる[3]。さらに，動物において重要なことは，n−6系とn−3系不飽和脂肪酸のさらなる鎖長延長・不飽和化反応の合成経路は，相互変換することができないことである。例えば，リノール酸からEPAやDHAを合成できないし，α-リノレン酸からアラキドン酸は合成できない（図5−3）。このような動

3）植物では，既存の二重結合とω末端との間に二重結合が導入されるため，オレイン酸をリノールやα-リノレン酸まで合成できる。

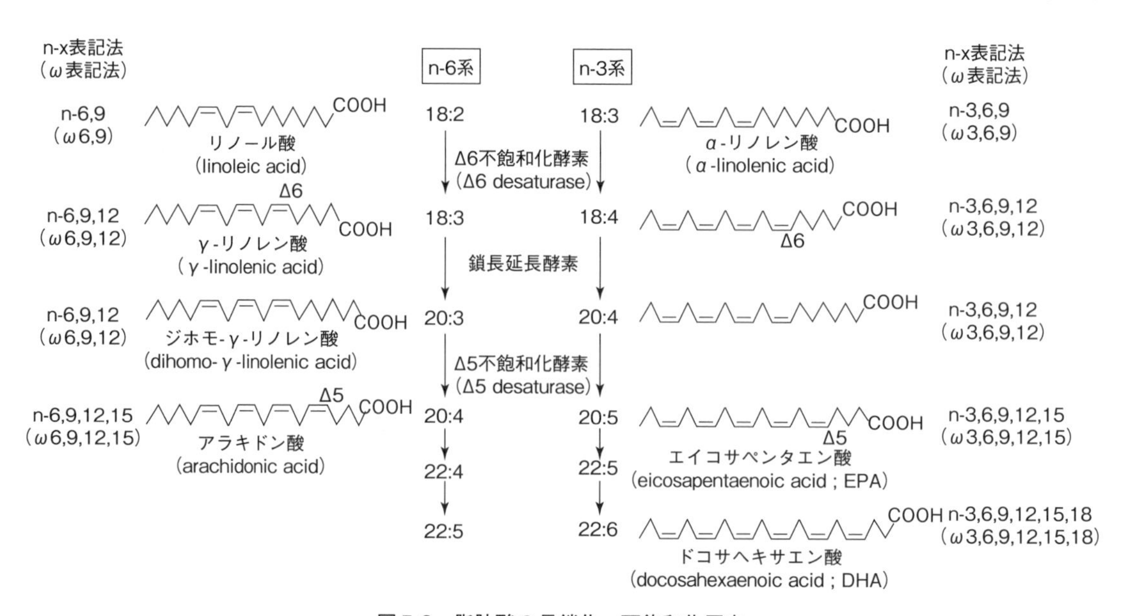

図5-3　脂肪酸の長鎖化・不飽和化反応

ω3，ω6，…，ω命名法による二重結合位置。不飽和化は既存の二重結合とカルボキシル基との間にメチレン基をはさんで導入される。

物と植物における多価不飽和脂肪酸の合成能力の違いが，ヒトではリノール酸やα-リノレン酸を必須脂肪酸として食事から摂取しなければならない主な理由である。なお，食事中にリノール酸が多量含まれるとΔ6不飽和化反応が競合的に阻害され，α-リノレン酸からEPAの合成が進みにくくなるので，このような場合はEPAなどを直接摂取する方がよい。

5-4 脂肪酸の酸化とその調節

5-4-1 ミトコンドリアにおける脂肪酸の酸化

脂肪酸の酸化はミトコンドリア内で起こり，脂肪酸アシルCoAをアセチルCoAにまで分解する反応である。ミトコンドリアにおける脂肪酸酸化に先立ち，脂肪酸は細胞質でまずATP2分子を使いCoAと結合し活性化される。次いで，ミトコンドリア外膜にあるカルニチンパルミトイルトランスフェラーゼＩにより脂肪酸アシルカルニチンとなり，外膜を通過する。ミトコンドリア内に取り込まれた後，カルニチンパルミトイルトランスフェラーゼⅡによりカルニチンとCoAが交換され，再

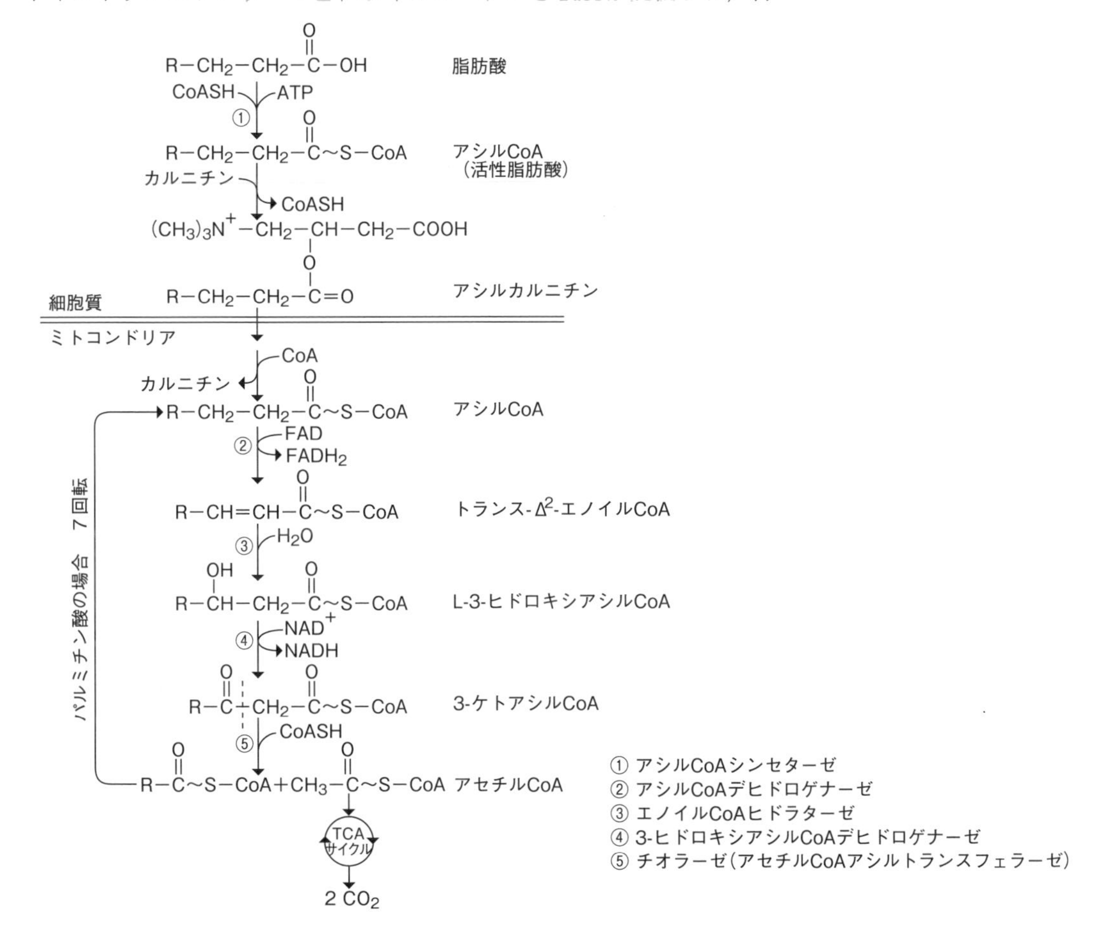

図5-4　脂肪酸の酸化

び脂肪酸アシルCoAとなる。これは，引き続き図5-4に示すようなβ酸化とよばれる機構により最終的にアセチルCoAにまで酸化分解される。β酸化は1回転ごとにカルボキシル末端側から1分子のアセチルCoAを生じるので，例えば飽和脂肪酸であるパルミチン酸（炭素数が16個）では，β酸化を7回繰り返し，8モルのアセチルCoAが生成される。アセチルCoAは最終的にTCA回路でCO_2とH_2Oにまで酸化分解される。全体としてパルミチン酸の酸化で，131モルのATPを生産するが，脂肪酸の活性化に2分子のATPを消費しているので，正味のATP生産は129分子となる。不飽和脂肪酸のβ酸化は，最初の二重結合がある2つ前の炭素まで飽和脂肪酸と同じ経路でβ酸化を受けるが，二重結合の異性化（トランス化）とその後の水和，酸化反応を受けて最終的にはすべてアセチルCoAにまで酸化される。

5-4-2 ペルオキシソームによる脂肪酸の酸化

ペルオキシソーム[4)]はヒトでは肝臓や腎臓に豊富に存在するミトコンドリアより小さい細胞内小器官で，過酸化水素（H_2O_2）の生成と分解を行う酵素類を含む。この顆粒画分における脂肪酸の酸化分解はミトコンドリアにおけるβ酸化と類似しているが，関与する酵素系はまったく異なっている。ペルオキシゾームはミトコンドリアと異なりカルニチン非依存性で電子伝達系と共役していないので，エネルギー生成に関与しない。この顆粒画分は極長鎖脂肪酸やフィブレート系高脂血症改善剤などを摂取したときに誘導される。炭素数20以上の極長鎖脂肪酸はペルオキシソーム酸化系でアセチルCoAと炭素数8個のオクタノイルCoAにまで酸化分解される。この酸化分解物は，カルニチンと結合した形でミトコンドリアに運び込まれ，そこでβ酸化系へ入り，最終的にアセチルCoAとなりTCA回路で処理される。

4） ペルオキシソームが遺伝的に欠損したヒトでは脂肪酸代謝の異常と神経疾患が起こることが見い出され，生命維持に必須な器官として認識されるようになった。

5-5 ケトン体生成とその調節

摂食下では解糖系からのピルビン酸の供給が十分であるため，ピルビン酸カルボキシラーゼにより円滑にオキザロ酢酸が生成される。ミトコンドリアで生成したアセチルCoAは，このオキザロ酢酸と縮合してクエン酸を生成する。クエン酸は，TCA回路へ代謝されるかミトコンドリアから細胞質へ放出され，脂肪酸合成へ向けられる。一方，飢餓や糖尿病のような条件下では，エネルギー源がグルコースから脂肪酸に切り替わるため，脂肪組織からの遊離脂肪酸の放出（血清遊離脂肪酸濃度の増加）が起こる。これに伴い肝臓による遊離脂肪酸の取り込みは増加する。この結果，ミトコンドリアにおける脂肪酸のβ酸化は亢進し，多量のアセチルCoAの処理が必要となる。このとき，TCA回路においてオ

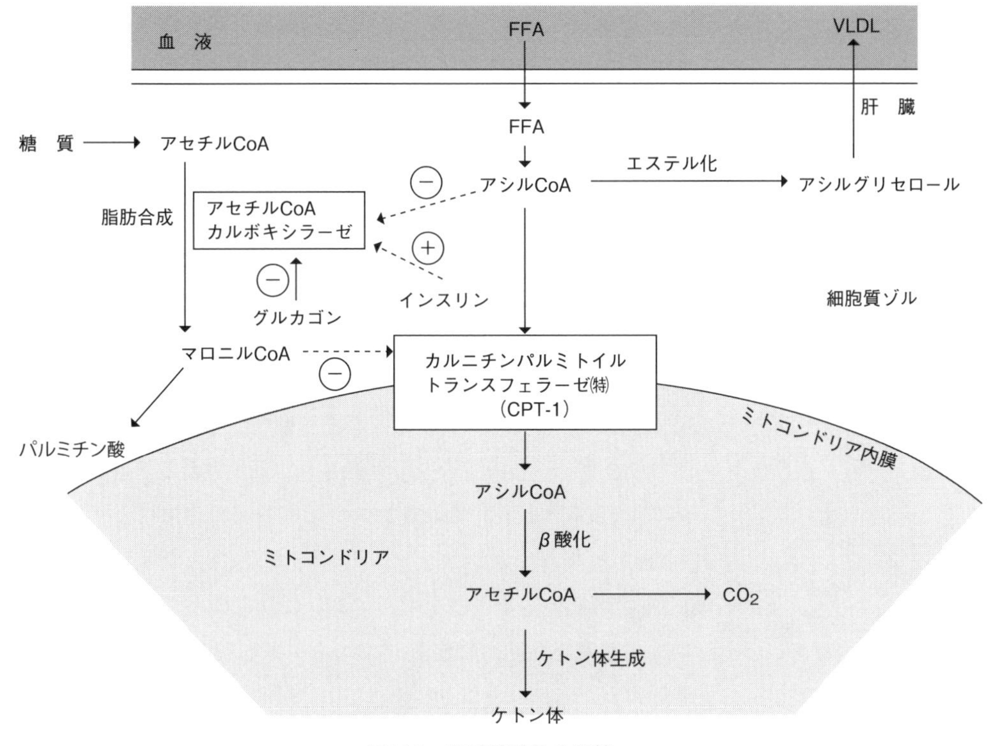

図5-5　脂肪酸酸化の調節

キザロ酢酸の生成は過剰のアセチルCoAを処理するほど十分に供給されないため，アセチルCoAの蓄積がおこり，アセト酢酸が多量に生産される。β-ヒドロキシ酪酸はアセト酢酸から作られ，さらに一部は非酵素的にアセトンとなる。これらのアセト酢酸，β-ヒドロキシ酪酸，アセトンを合わせて**ケトン体**とよぶ。ケトン体は，摂食時では肝臓の合成活性が低レベルで維持されているが，飢餓により活発に合成され，脳，赤血球，神経組織を除く末梢組織においてグルコースに優先して利用される。糖尿病では，糖代謝の異常に伴い脂肪組織からの脂肪酸の肝臓への供給が続くため，ケトン体生成は高レベルで維持される。このような状態をケトン症（ketonemia）とよぶ。尿中へケトン体が排泄された状態をケトン尿症（ketonuria）とよぶ。ケトン体の基質として，脂肪酸の他，ケト原性アミノ酸とよばれるアミノ酸がある。

ケトン体生成は，脂肪酸合成の変化により影響を受ける。摂食などで脂肪酸合成が増加すると，脂肪酸合成の律速酵素であるアセチルCoAカルボキシラーゼの活性は上昇する。これに伴いマロニルCoAの細胞内での濃度は増加する。この増加は，脂肪酸CoAのミトコンドリア膜の通過を調節するカルニチンパルミトイルトランスフェラーゼⅠの活性を阻害し，したがって脂肪酸酸化とケトン体生成は減少する。一方，飢餓あるいは糖尿病では次のような一連の反応が連続して起こる。すなわち，アセチルCoAカルボキシラーゼ活性の低下（血清遊離脂肪酸の濃度上昇と肝臓への取り込み増加により本酵素は阻害される）→マロニルCoAの減少→カルニチンパルミトイルトランスフェラーゼⅠ活性の増加→ミトコンドリアへの脂肪酸アシルCoAの流入増加→脂肪酸酸化とケトン体生成の増加が起こる。このように脂肪酸の合成と酸化との間には負の相関関係が認められる（図5-5）。

5-6 肝外組織におけるケトン体の利用

ケトン体の合成は，肝臓において行われるが，肝臓ではケトン体を利用できない。そのため，ケトン体を分解できる酵素をもつ肝外組織（筋肉や脳など）へ血液を介して運搬され，利用される。肝外組織ではスクシニルCoA-アセト酢酸トランスフェラーゼの作用によりアセトアセチルCoAとなり，次いで2分子のアセチルCoAを生じる。最終的に，TCA回路でエネルギーを生産する。これらの**ケトン体の利用**は，グルコースや遊離脂肪酸に優先してエネルギー源として利用される（図5-6）。

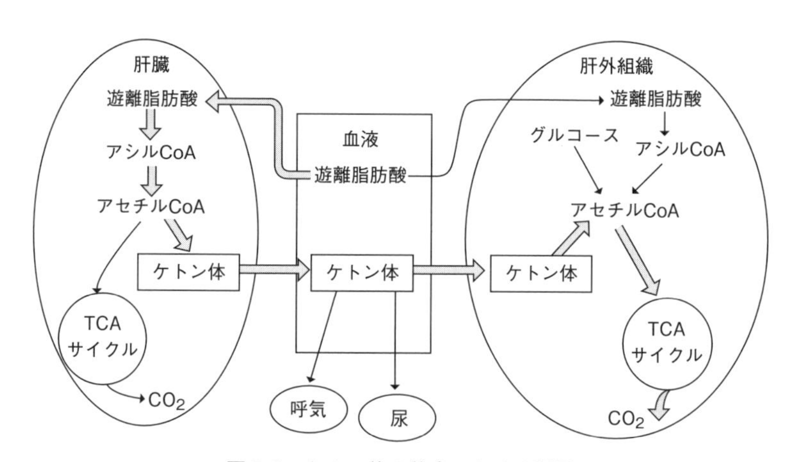

図5-6　ケトン体の体内における利用

5-7 グリセロ脂質の合成とその調節

5-7-1 トリアシルグリセロールの合成

トリアシルグリセロールは，1分子のグリセロールに3分子の脂肪酸がエステル結合して合成される。**トリアシルグリセロール合成**には，モノアシルグリセロール合成経路とグリセロリン酸合成経路がある。

食事脂肪は，小腸管腔内で膵液リパーゼの作用を受け，モノアシルグリセロールと脂肪酸に分解される。これらのモノアシルグリセロールと脂肪酸は小腸上皮細胞内でトリアシルグリセロールに再合成されるが，この経路をモノアシルグリセロール経路とよぶ。小腸の上皮細胞内で合成されるトリアシルグリセロールの約75％はモノアシルグリセロール経路で合成される。一方，肝臓や脂肪組織おいて合成されるトリアシルグリセロールは，グリセロリン酸経路で合成される。この経路では，トリアシルグリセロールは解糖系において生じたα-グリセロリン酸と脂肪酸とのエステル化により合成される（図5-7）。

肝臓では脂肪酸の供給源は，(1) 食事脂肪の脂肪酸（カイロミクロン），(2) 細胞内で合成された脂肪酸，(3) 血清遊離脂肪酸および (4) 肝臓

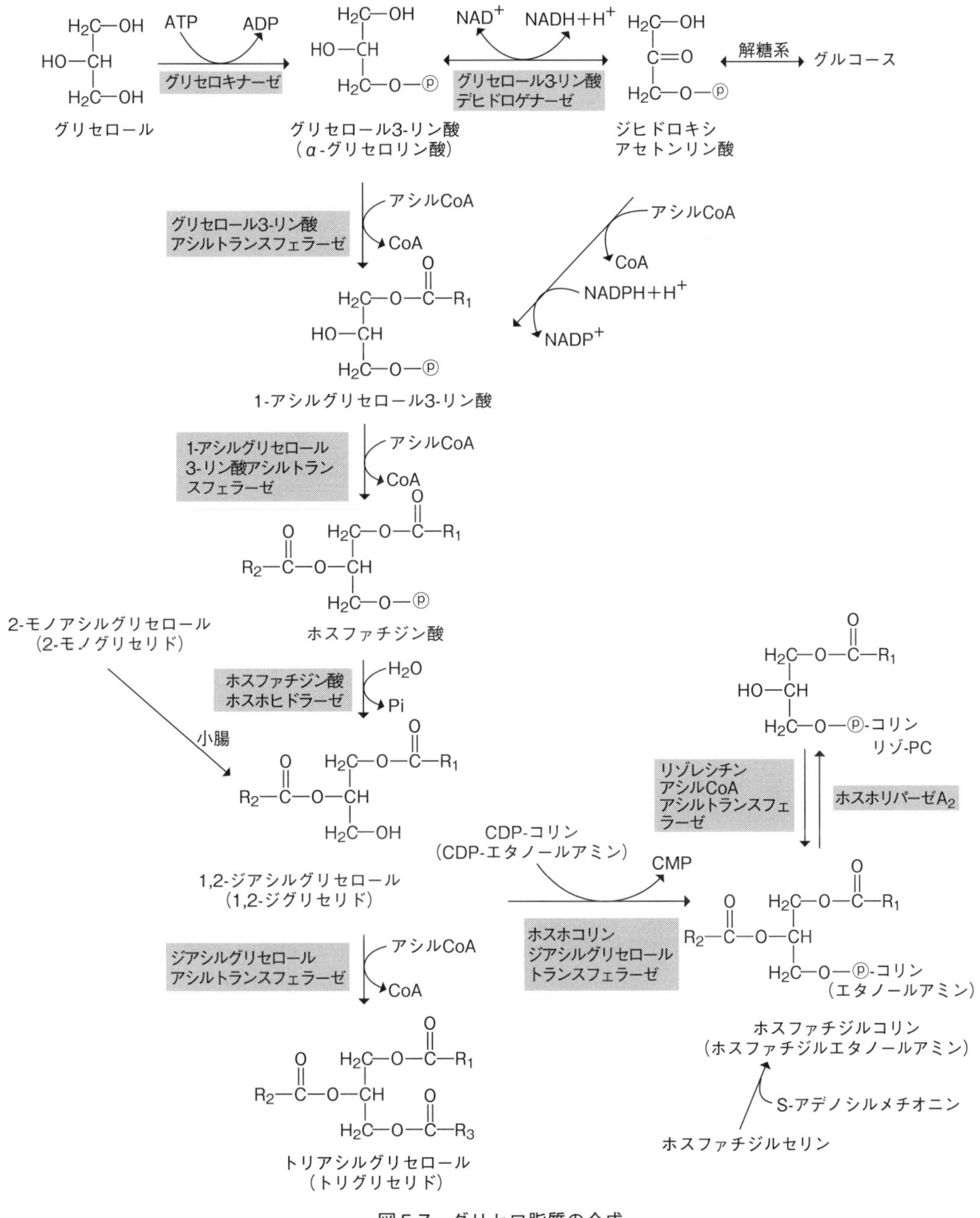

図5-7　グリセロ脂質の合成

内の脂質の分解産物などである。どの起源の脂肪酸がトリアシルグリセロールの脂肪酸として利用されるかはそのときの栄養状態により異なる。なお，絶食などで脂肪組織のトリアシルグリセロールが加水分解された後，グリセロール画分は肝臓へ運ばれリン酸化されるが，これは主に糖新生系へ代謝されるので，トリアシルグリセロール再合成に利用されることはほとんどない。脂肪組織では，解糖系で生成されるα-グリセロリン酸および新たに合成される脂肪酸あるいはカイロミクロン由来の脂肪酸がエステル化されて合成される。

高糖質食の摂取は，血糖値増加→インスリン分泌→グルコースの組織への取り込み増加→解糖系の亢進→トリアシルグリセロール合成の増加と一連の代謝応答をまねく。これは，動物が将来のエネルギー不足に対応した生体反応と考えることができるが，長期的な意味では脂肪合成を増加させるため肥満につながる可能性がある。

5-7-2　リン脂質の合成

リン脂質の合成は，トリアシルグリセロール合成と中間段階まで同じ経路で進む。すなわち，ホスファチジン酸から1,2-ジアシルグリセロールを生成するが，これにCDP-コリンが転移されてホスファチジルコリン（レシチン）が合成される。CDP-エタノールアミンが転移されたときにはホスファチジルエタノールアミン（セファリン）が合成される（図5−7）。

5-8　コレステロールの代謝とその調節

コレステロールは，ヒト体内で1～2 g/kg体重が含まれ，細胞膜，細胞内小器官膜あるいは神経系で遊離コレステロールとして存在している。一方，細胞内では脂肪酸と結合したコレステロールエステルとして存在している。血漿中ではコレステロールエステルが主な輸送形態となっている。コレステロールに結合する脂肪酸は，細胞内ではオレイン酸の割合が最も高いが，血清や副腎ではリノール酸エステルの割合が多い。これは，コレステロールエステル生成にかかわる酵素の特異性によるためである。

5-8-1　コレステロールの生合成

体内における**コレステロール**は食事由来（外因性）と体内で合成された（内因性）ものから供給される。コレステロール合成能力の面では小腸と肝臓がもっとも重要な器官である。コレステロールはアセチルCoAを始発物質として細胞のミクロソームと細胞質の酵素により20数段階の反応を経て合成される。3-ヒドロキシ3-メチルグルタリルCoA（HMG-CoA）からメバロン酸への変換を触媒するHMG-CoA還元酵素が

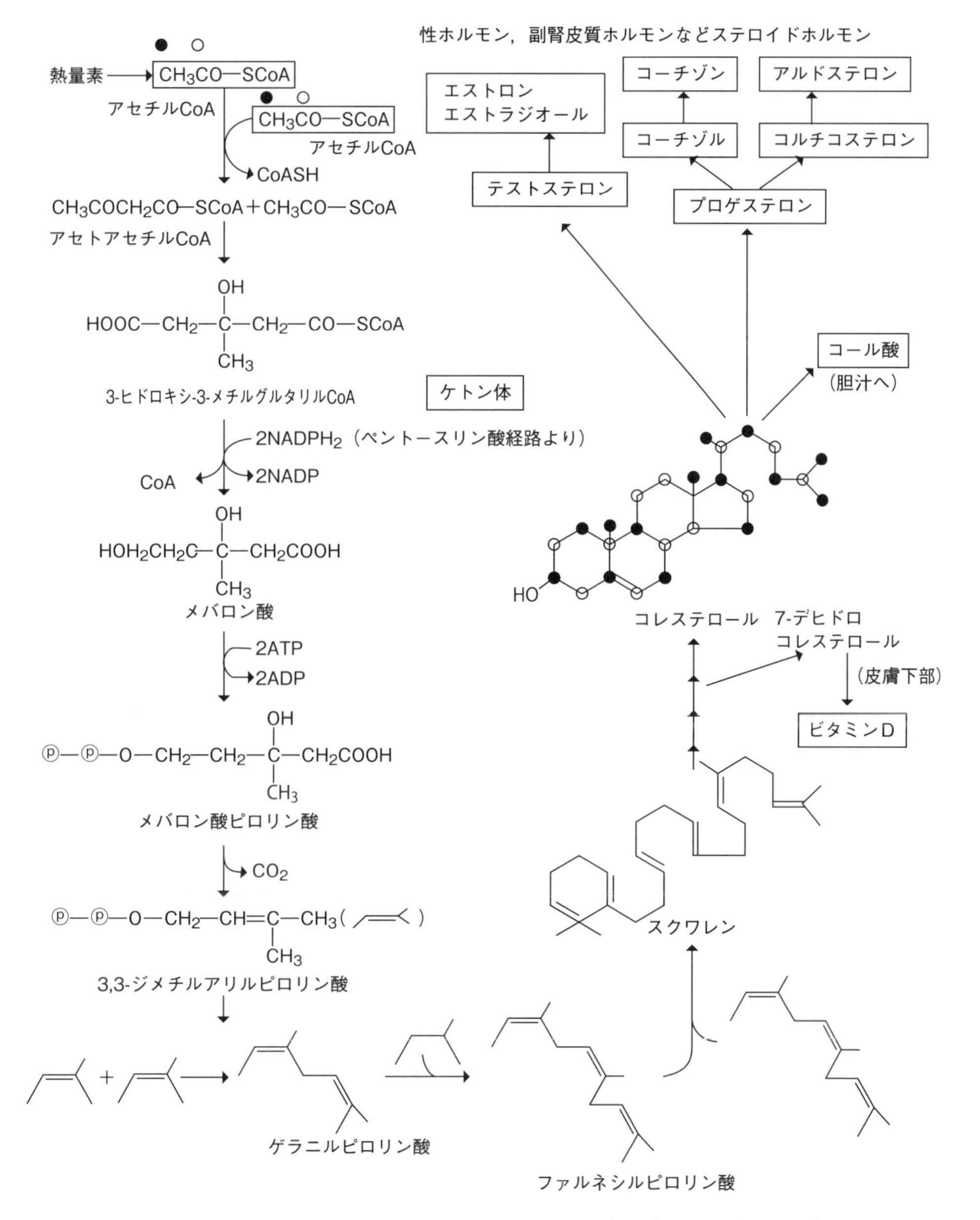

図5-8　コレステロール，ステロイドホルモンの生合成と胆汁酸への異化
●，○はC原子の行方を示す

律速段階となっている。この酵素活性は，外因性コレステロールにより細胞内のコレステロール濃度が増加すると抑制される。過剰の細胞内コレステロールはアシルCoAコレステロールアシルトランスフェラーゼ（ACAT）の活性を促し，脂肪酸CoAを遊離コレステロールに転移してコレステロールエステルとして貯蔵する（図5−8）。

5-8-2　肝外組織へのコレステロールの搬出

食事コレステロールを含むカイロミクロンは血管内で代謝され，カイロミクロンレムナントとなり，肝臓へ取り込まれる。その後，コレステロールは超低密度リポタンパク質（VLDL：Very Low Density Lipoprotein）に再び組み込まれて血中へ放出されるか，あるいはエステル化されてコレステロールエステルとして貯蔵される。一方，アセチルCoAから新たに合成された内因性のコレステロールは，VLDLに組み込まれ血中へ放出される。血管内で代謝されて低密度リポタンパク質（LDL：Low Density Lipoprotein）となり，LDL受容体をもつ末梢組織へ取り込まれる。

5-8-3 胆汁酸への異化，ビタミンDおよびステロイドホルモンへの変換

肝臓におけるコレステロールの**胆汁酸**への転換は，(1) 胆汁酸の消化管内での脂質の消化吸収における役割と，(2) 胆汁酸の糞中への排泄を介した過剰のコレステロールを体外へ除去する役割を担っている。肝臓はコレステロールから胆汁酸を合成することができるただ1つの組織である。ここで合成された一次胆汁酸であるコール酸やケノデオキシコール酸は，グリシンあるいはタウリン抱合体として胆嚢にいったん蓄えられ，必要に応じて胆管を介して十二指腸へ分泌される。消化管腔内において胆汁酸は食事脂質の消化吸収に重要な役割を果たした後，大部分（約99％）の胆汁酸は小腸下部（回腸）で再吸収され，門脈を経て肝臓へもどる（腸肝循環，enterohepatic circulation）。一方，腸肝循環する胆汁酸の一部は腸内細菌により複雑な修飾を受け，二次胆汁酸（コール酸はデオキシコール酸へ，またケノデオキシコール酸はリソコール酸などへ変化）に変化した後，糞便中へ排泄される（1日0.2～0.5gで，これは腸肝循環している総胆汁酸の約5％に相当する）。糞中へはこの他コレステロール自身も排泄（1日約800mg）されることから，胆汁酸とコレステロールの糞中への排泄は1日あたり1～1.3gと見積もられる。コレステロールは体内において完全分解されることもなく，またエネルギー源ともならないので，胆汁酸経路は体外へのコレステロールの重要な排泄経路となっている。

胆汁酸合成は，コレステロールの7α位に水酸化を行うコレステロール7α-ヒドロキシラーゼ（7α-hydroxylase）が律速段階となっている。体内のコレステロールプールを一定にするためには，糞便中へ失われたコレステロールと胆汁酸量に相当する分を合成すればよいので，食事コレステロール，体内におけるコレステロール合成や胆汁酸合成などが相互に連携して調節されている。例えば，コレステロール食はコレステロール合成を阻害するが，胆汁酸合成を亢進する。胆汁酸食は胆汁酸合成とコレステロール合成をともに抑制する。

その他，コレステロールは性ホルモンや副腎皮質ホルモンなどの**ステ**

ロイドホルモンやビタミンDの前駆体となっている（図5-8）。

5-9 脂質の代謝とその調節

5-9-1 リポタンパク質の合成とその代謝

脂質は水に溶けにくいので，消化・吸収された脂質や肝臓で合成された脂質を末梢組織へ運搬するために**リポタンパク質**という形態で可溶化される。リポタンパク質は，その内部に非極性のトリアシルグリセロールやコレステロールエステルが配置され，さらに両親媒性のリン脂質や遊離コレステロールとアポタンパク質がその表面をおおい，全体としてリポタンパク質粒子は球形となっている。リポタンパク質は，比重により**カイロミクロン**，**超低密度リポタンパク質（VLDL）**，**低密度リポタンパク質（LDL）**，**高密度リポタンパク質（HDL）**に分類され，各リポタンパク質に含まれる脂質成分とアポタンパク質は異なり，また生理的役割も異なる。

食事中の脂質，とくにトリアシルグリセロールは消化管内でミセル構造に組み込まれて消化酵素の作用を受け，モノアシルグリセロールと脂肪酸になり，微絨毛を通過した後，小腸上皮細胞内で再合成され，アポタンパク質B_{48}とともにカイロミクロンとして分泌される。また，食事中のコレステロールも吸収された後，カイロミクロンに組み込まれる。カイロミクロンはリンパ系へ放出され，胸管を経て大静脈へ入りその後全身を循環する。したがって，カイロミクロンは，食事脂質を肝臓や末梢組織へ運搬する役割をもつ[5)]。カイロミクロンのトリアシルグリセロールはリポタンパク質リパーゼ（LPL）の作用により遊離脂肪酸を生じる。この遊離脂肪酸は末梢組織（脂肪組織，筋肉など）へ取り込まれた後エネルギー源となるか，再エステル化されて貯蔵されるかのいずれかの経路へ代謝される。なお，カイロミクロンは，最終的にはトリアシルグリセロールの大部分が消失した小さなサイズのコレステロールに富むカイロミクロンレムナント（Chylomicron Remnant）に変換された後，肝臓に取り込まれる。

超低密度リポタンパク質（Very Low Density Lipoprotein，VLDL）は肝臓で合成されたトリアシルグリセロールやコレステロールを末梢組織へ運搬する役割をもつ。肝臓から分泌されたVLDL中のトリアシルグリセロールは，カイロミクロンと同様に末梢のLPL[6)]の作用により加水分解され，トリアシルグリセロールを失いながら中間密度リポタンパク質（Intermediate Density Lipoprotein，IDL）を経てトリアシルグリセロールが少ないコレステロールに富む低密度リポタンパク質（Low Density Lipoprotein，LDL）に代謝される。なお，生じた遊離脂肪酸は

5）食後の血液が白濁（食事性脂血症）するのはカイロミクロンの血中への流入に伴うものである。

6）リポタンパク質リパーゼ（LPL）：LPLは，毛細血管壁に糖鎖によってぶら下がった形で局在している。心臓，脂肪組織，脾臓，肺，腎臓，動脈，横隔膜，乳腺などに多く存在する。食事由来のカイロミクロンあるいは肝臓で合成されたVLDLのトリアシルグリセロールが循環血により運搬されてくると，血管壁のLPLがトリアシルグリセロールを加水分解する。この遊離脂肪酸は組織に取り込まれ，エネルギー源となるか，あるいはエステル化されてトリアシルグリセロールとして貯蔵される。

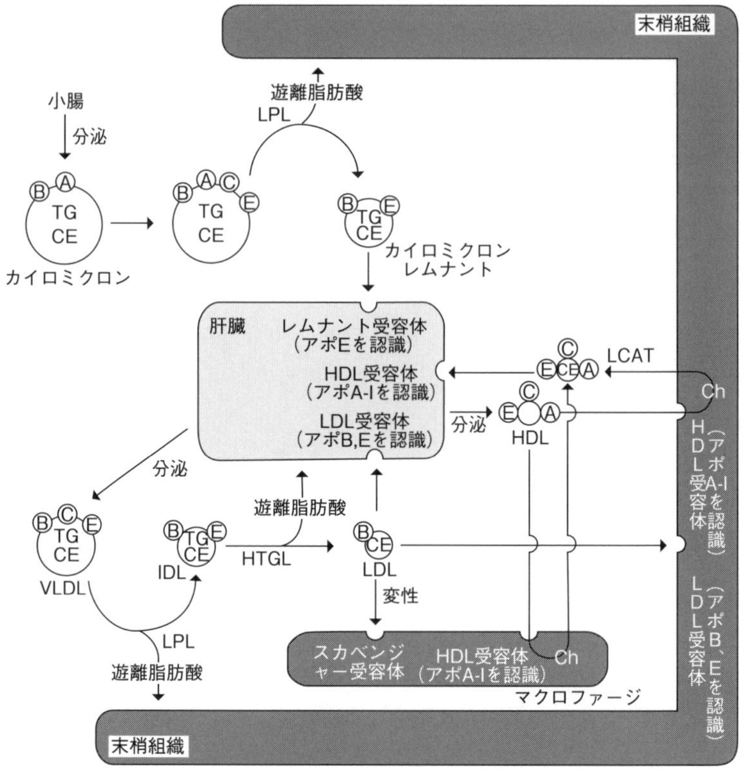

TG：トリアシルグリセロール，Ch：遊離コレステロール，CE：コレステロールエステル
HTGL：肝性トリグリセリドリパーゼ
Ⓐ Ⓑ Ⓒ Ⓔ：リポタンパク質に結合している主要なアポタンパク質を示す。これらのアポタンパク質はアポA-I，A-II，A-IVやC-I，C-II，C-IIIなどにさらに細かく分類される。

図5-9　リポタンパク質の代謝

末梢組織へ取り込まれエネルギー源となる。LDLは，アポBやEを認識するLDL受容体[7]を介して末梢組織へコレステロールを供給する。LDLの一部は肝臓にも取り込まれる。

高密度リポタンパク質（High Density Lipoprotein，HDL）は，末梢組織のコレステロールをHDLへ取り込み，レシチンコレステロールアシルトランスフェラーゼ[8]の作用でコレステロールエステルとした後，肝臓へ運搬する役割をもつ（コレステロールの逆転送（cholesterol reverse transport）とよばれている）。なお，LDLはコレステロールを末梢組織（血管壁も含めて）へ運搬し，HDLは末梢のコレステロールを肝臓へ逆転送することから，前者を悪玉コレステロール，後者を善玉コレステロールとよぶことがある[9]。

このように，小腸上皮細胞あるいは肝臓で合成された脂質成分は，リポタンパク質に組み込まれ，種々の組織・器官へ運搬されると同時にその逆の経路で末梢から肝臓へ脂質成分（主にコレステロール）を転送することにより血清脂質濃度の全体の代謝調節が行われている。なお，図

7）LDL受容体（LDL receptor）：Goldstein & Brown 博士により発見された経路で，彼らはこの業績によりノーベル賞を受賞した。肝臓から分泌されたVLDLは血管内で代謝され，IDLを経てLDLとなる。LDLはアポタンパク質としてアポ B_{100} とアポEを含んでいる。末梢組織あるいは肝臓の細胞膜にはアポ B_{100} とアポEを認識するLDL受容体が存在し，この受容体を介してLDLは細胞内に取り込まれる。

8）レシチンコレステロールアシルトランスフェラーゼ（LCAT）：LCATは，肝臓で合成され，HDLに結合して血中へ放出される。図に示すように，末梢組織の細胞膜の遊離コレステロールはHDLに取り込まれ，HDL上のLCATの作用によりレシチンの2位の脂肪酸の転移をうける。このコレステロールエステルは，HDLの内部へ移動するか，コレステロールエステル転送タンパク質によりVLDLやLDLに転送される。コレステロールエステルに富むようになったHDLは肝臓へ運び込まれる。

9）リポタンパク質コレステロール：ヒトの血清コレステロールでは，約2/3はLDL-コレステロールとして，残りはVLDLとHDLに分布している。血清の総コレステロールが220 mg/dL以上，LDL-コレステロールが140 mg/dL以上，HDL-コレステロールが40 mg/dL以下になると動脈硬化の危険性が著しく高まると考えられている。

5-9に示すように，リポタンパク質の成分であるアポタンパク質は，① リポタンパク質の構造維持，② 各組織の受容体による認識，③ リポタンパク質の代謝に関与する酵素類の活性化と抑制などに重要な役割を果たしている。

5-10 脂肪組織における脂質代謝

動物は摂食時にエネルギー源となる栄養素を体内に取り入れ，これを代謝してエネルギーを得て，種々の物質代謝を行っている。一方，絶食などでエネルギーの供給がないとき，体内に貯蔵しているグリコーゲンや脂肪などのエネルギー源を利用することになる。この場合，グリコーゲンは貯蔵量に限りがあるため，主に脂肪がエネルギー源として利用される。すなわち，脂肪分解は体内でのエネルギーの必要性に応じて速やかに起こる。脂肪は生体内における発熱量が約9 kcal/gであることから，他栄養素の2倍以上のカロリーがあり，また水に溶けないので，体内の各所（脂肪組織など）において圧縮された形で効率よく貯蔵されている[10)]。従来，脂肪組織の代謝は不活発であると考えられてきたが，生体のエネルギー貯蔵庫として極めて活発に脂肪の合成と分解を行っていることが明らかになった（図5-10）。例えば，脂肪組織における脂肪酸の半減期はラットでは8日であり，これは貯蔵脂肪の10％近くが毎日合成，分解されて代謝されていることを示している。さらに，脂肪細胞はレプチンのような生理活性物質を合成して，血中へ分泌し，視床下部にあるレプチン受容体を介して摂食を抑制し，同時に各組織におけるエネルギー代謝を亢進させることが明らかになった。

10） 標準成人では体脂肪は平均15 kg蓄積されており，これは約13.5万kcalに相当する。1日のエネルギー消費量を2,500 kcalとすると約50日分のエネルギーが脂肪の形で貯蔵されていることになる。グリコーゲンは約300 g（1,200 kcal）であるので，わずか半日分のエネルギー消費量にしかならないことから，エネルギー源としての貯蔵脂肪の重要性はよく理解できる。なお，摂取エネルギーが消費エネルギーを上回ると肥満が起こる。

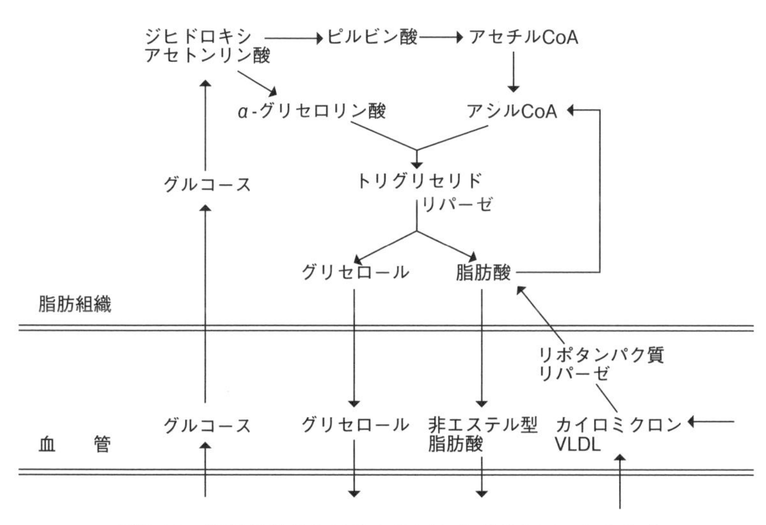

図5-10 脂肪組織におけるトリアシルグリセロールの合成

5-11 脂質の機能と栄養

5-11-1 必須脂肪酸

必須脂肪酸欠乏食で飼育した実験動物では成長抑制の他，皮膚炎，泌尿器系の異常，生殖能力の低下などの障害が起こる。この必須脂肪酸欠乏症状は，少量のリノール酸の添加で容易に改善される。アラキドン酸による改善効果はリノール酸に比べかなり強い。一方，α-リノレン酸にはこのような改善効果はない。このように必須脂肪酸欠乏症状の改善はリノール酸（n-6系脂肪酸）に限られることから，リノール酸を必須脂肪酸としてきたが，α-リノレン酸は生体内で合成できず，後述するように特別な生理機能をもつので，必須脂肪酸として取り扱うようになった。なお，ヒトでは必須脂肪酸欠乏症は，乳幼児でまれにみられることがある。必須脂肪酸欠乏症が現れにくい理由として，必須脂肪酸欠乏症になると補償的にn-9系の鎖長延長・不飽和化反応が亢進しエイコトリエン酸（20：3n-9）が蓄積し，アラキドン酸の代替的役割を果たすことと，必須脂肪酸（リノール酸）の必要量が摂取総エネルギーの1～2％（乳幼児では3％）と少ないためである。

5-11-2 生体膜成分としての役割

生体膜は細胞や細胞内小器官（核，ミトコンドリア，リソソームなど）とそれらをとりまく外部環境との物理的境界線であり，外的環境が変化しても細胞内の環境を一定に保つために重要な役割を果たしている。生体膜は，脂質二重層とタンパク質から構成されている。細胞膜にはアデニル酸シクラーゼなどの膜酵素や各種の受容体が局在し，特に膜リン脂質の2位にエステル化された多価不飽和脂肪酸はプロスタグランジンなどの基質として利用されるので，重要となる。

必須脂肪酸は，リノール酸やα-リノレン酸がアラキドン酸やEPAに鎖長延長・不飽和化反応をうけた後，リン脂質の2位にエステル化された状態で細胞膜の構成成分として膜の流動性や機能維持に重要な役割を果たしている。例えば，必須脂肪酸欠乏が起こるとミトコンドリア膜の膨潤（swelling）や皮膚表皮のセラミド-必須脂肪酸がオレイン酸に置換され，漏水性に対する障壁が失われる。

5-11-3 必須脂肪酸とエイコサノイド（eicosanoid）

（1）エイコサノイドの産生

必須脂肪酸[11]のもう1つの重要な役割は**エイコサノイド**としての合成材料となることである。エイコサノイドはエイコサ（炭素数20）のポリエン酸に由来しており，必須脂肪酸から合成されるが，極めて微量で，多様なホルモン様生理効果を発揮する化合物である。プロスタノイ

11） 必須脂肪酸の生体膜における役割は，エイコサノイドの生理活性とは関連しないし，エイコサノイド投与は必須脂肪酸欠乏症を軽減する作用をもたない。しかし，食事中の必須脂肪酸量はエイコサノイド生成と関連している。また，必須脂肪酸の欠乏症状は，生体膜機能の異常とエイコサノイド生産の低下により説明できる。

ド（prostanoid）とロイコトリエン（leukotriene，LT）に分類される。プロスタノイドには，プロスタグランジン（prostaglandin，PG），トロンボキサン（thromboxane，TX），プロスタサイクリン（prostacyclin，PGI）の3種類がある。

エイコサノイド[12]産生に使われるジホモ-γ-リノレン酸，アラキドン酸やEPAは，それぞれリノール酸やα-リノレン酸から鎖長延長・不飽和化反応により合成された後，リン脂質の2位にエステル化される。これはおそらくリポタンパク質に組み込まれてエイコサノイドの合成の場（血管壁，血小板，白血球など）まで運搬された後，細胞膜リン脂質に組み込まれるものと考えられる。細胞が外から刺激を受けると，膜リン脂質の2位に結合している多価不飽和脂肪酸（主にアラキドン酸やEPA）はホスホリパーゼA_2の作用により切り放され，ついでシクロオキシゲナーゼの作用によりプロスタグランジン（PG），トロンボキサン（TX）やプロスタサイクリン（PGI）が，またリポキシゲナーゼの作用によりロイコトリエン（LT）が合成される（図5-11）。

12）リノール酸から合成されるジホモ-γ-リノレン酸（20：3n−6）から合成されるエイコサノイドを1系列のPG，TX，PGIや3系列のLTとよび，アラキドン酸（20：4n−6）から合成されるエイコサノイドを2系列PG，TX，PGIや4系列のLTとよぶ。また，EPA（20：5n−3）から合成されるエイコサノイドを3系列PG，TX，PGIや5系列のLTとよぶ。細胞膜のリン脂質の脂肪組成によっても異なるが，アラキドン酸やEPAから産生されるエイコサノイドの作用が重要である。

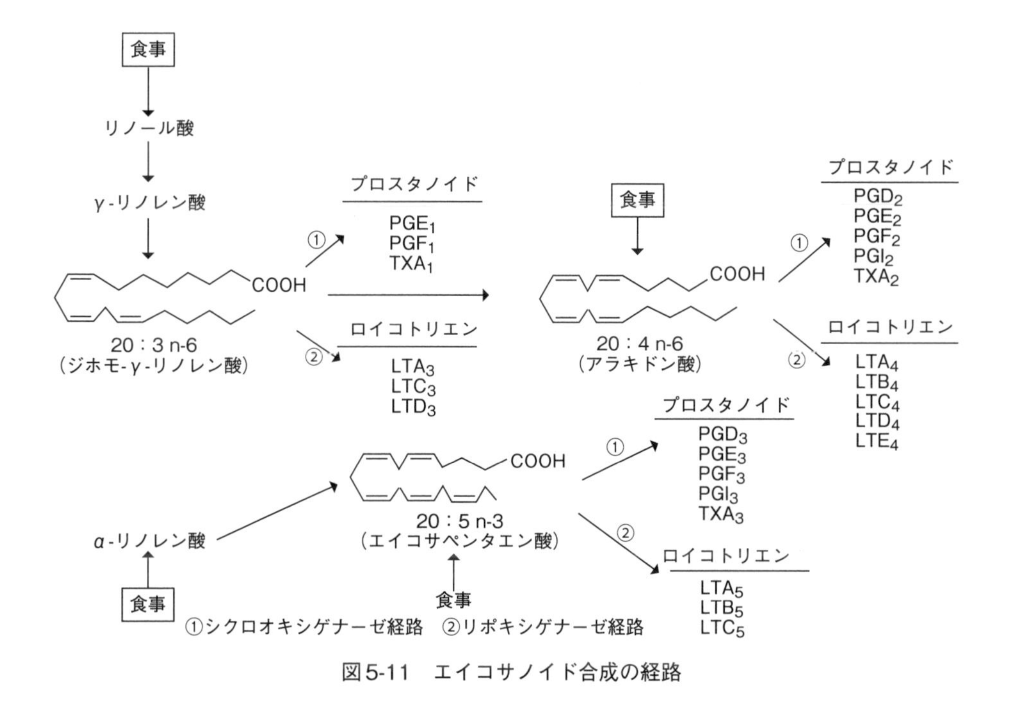

図5-11　エイコサノイド合成の経路

（2）エイコサノイドの生理作用

エイコサノイドは，ほとんどの組織で合成されており，血小板凝集や平滑筋，血管，気管支，子宮，消化管などで局所的に収縮または弛緩などの多様な生理作用を引き起こす（局所ホルモンともよばれる）。このようなホルモン様の生理作用は極めて微量で発揮されるが，ホルモンとの違いは，フィードバック調節機構がないことや標的器官がないので，他の臓器にも同様に作用することである。例えば，アラキドン酸から合成されるPGE_2は子宮収縮を促すが，同時に消化管のぜん動運動を促し，腹痛や下痢を引き起こす。したがって，エイコサノイドは産生された後，生理活性を発揮し，直ちに分解あるいは不活性化される必要がある。肺やほとんどの組織に含まれるエイコサノイドを分解する酵素（15-hydroxyprostaglandin dehydrogenase）がその役割を果たしており，直ちに失活される。これらのエイコサノイドの生体内における半減期は数十秒から数分である。

n−6系列のアラキドン酸から生成するTXA_2は血小板凝集や血管壁収縮の作用を示す。同じ基質から動脈壁で作られるPGI_2は血小板凝集と血管壁収縮作用をもたない。一方，n−3系列のEPAから生成するTXA_3は血小板凝集作用は弱いが，PGI_3は血小板凝集抑制と血管拡張作用を示す。このように同じ基質から作られても合成される場によって相反する生理効果を示しながら，全体としてこれらのエイコサノイドの生成割合が血液の凝固などに重要な役割を演じている。グリーンランドイヌイット[13]は血栓症や心疾患が非常に少ないことが知られているが，これは，海産物由来の食物を多食するため，EPAを多く摂取することによると考えられている。なお，これらのEPAの多食は逆に血液が凝固しにくいため，脳内出血を引き起こす可能性も指摘されている。

13) イヌイットは総カロリーの35～40％を食事脂肪から取るにもかかわらず，血清のLDL-コレステロールは低値で，HDL-コレステロールは高値を示す。このようなリポタンパク質の変化はおそらく海産物油脂由来のEPAやDHAを多く含む食事により引き起こされていると思われ，EPA由来による血小板凝集の低下との協力作用で心疾患の罹患率を低下させていると考えられる。

その他，エイコサノイドの生理活性として，白血球のアラキドン酸を基質としてリポキシゲナーゼにより生成される4系列のLT_4は，白血球の化学遊走を起こし，炎症巣への白血球の集中を促す作用をもつ。また，LT_4は気管支の平滑筋を強く収縮させるので，喘息の原因ともなる。気管支への作用は喘息の原因物質の1つであるヒスタミンの約3千～5千倍の強さをもつ。一方，EPAから生成されるLT_5は，アラキドン酸由来のLT_4に比べると生理活性は弱い。

5-11-4　食事脂肪とコレステロール代謝

血清コレステロール濃度の増加は動脈硬化症の最大の危険因子である[14]。一方，**血清コレステロール濃度**は我々が摂取する食品成分，とくに食事脂肪の質と量により影響を受ける。脂肪の量的な面から，食事脂肪の摂取増加は摂取カロリーの増加を伴うため，肝臓におけるコレステロール合成を上昇させ，血清コレステロール濃度は増加する。一方，脂肪の質の面から見ると，油脂の構成成分である飽和脂肪酸は血清コレステロール濃度を増加させるが，一方多価不飽和脂肪酸は低下させることが知られている。しかし，飽和脂肪酸の中でラウリン酸（炭素数12），ミリスチン酸（炭素数14），パルミチン酸（炭素数16）は血清コレステロールを増加させるが，ステアリン酸（炭素数18）は増加因子になっ

14) 最近，高コレステロール血症の患者を対象として，コレステロール合成の律速酵素であるHMG-CoA還元酵素の阻害剤の有効性が調べられている。このタイプの阻害剤は，血清の総コレステロールとLDL-コレステロールの低下に有効であり，この結果，動脈硬化症由来の心疾患による死亡率を有意に低下させたことが報告された。このように血清コレステロールやリポタンパク質の代謝の調節は動脈硬化症などの生活習慣病による死亡率を低下させることが明らかになっている。

ていない。また，一価不飽和脂肪酸であるオレイン酸は血清コレステロール濃度に対して中性とみなされ，多価不飽和脂肪酸であるリノール酸は低下因子となっている。同じn−6系不飽和脂肪酸であるγ-リノレン酸やアラキドン酸はリノール酸よりはるかに強い降コレステロール効果を発揮する。しかし，α-リノレン酸や魚油中に多く含まれるn−3系不飽和脂肪酸であるEPAやDHAは血清コレステロール濃度低下効果は小さく，むしろトリアシルグリセロール濃度の低下に有効であることが示されている。このように，n−6系不飽和脂肪酸はコレステロール代謝に強い影響を示し，n−3系不飽和脂肪酸，とくに鎖長延長・不飽和化を受けたEPAやDHAはトリアシルグリセロール代謝に影響するようである。

5-12 脂質の所要量

栄養素の中でも，食事脂質の質と量は我々の健康と密接に関連している。したがって，実際的な意味での脂質摂取量について一定期間ごとに見直され食事摂取基準として報告されている（2020年版は第10章，p.148〜149参照）。この食事摂取基準の改定では，各脂質の推定平均必要量，推奨量，耐容上限量について算定できるだけの科学的根拠がないことから，目標量（生活習慣病の一次予防を目的として，現在の日本人が当面の目標とすべき摂取量）と目安量（推定平均必要量及び推奨量を算定するのに十分な科学的根拠が得られない場合に特定の集団の人々がある一定の栄養状態を維持するのに十分な量）を設定している。

脂質（脂肪）の総エネルギーに占める目標量（%エネルギー）は，1歳以上はすべて男女ともに20〜30%となっている。また，飽和脂肪酸（%エネルギー）の目標量は18歳以上で男女ともに7.0%以下となっている（表10−13参照）。

一方，n-6系多価不飽和脂肪酸の目安量は，17歳以下で男性4〜13g/日，女性4〜9g/日となっている。男性において，18〜29歳は11g/日，30〜64歳は10g/日，65〜74歳は9g/日，75歳以上は8g/日とである。女性においては，18〜74歳で8g/日，75歳以上で7g/日であり，女性は男性に比べ低く設定されている。n-3系多価不飽和脂肪酸の目安量は，17歳以下で男性0.9〜2.1g/日，女性0.9〜1.6g/日である。18歳以上では男性2.0〜2.2g/日，女性1.6〜2.0g/日である（表10−14参照）。」また，EPAおよびDHAは人ではα-リノレン酸からの変換率が低いため，1g/日以上摂取することが望ましいとされている。

参考図書

1）上代淑人監訳：「ハーパー・生化学」，丸善（1997）

2）板倉宏重：「脂質の科学」，朝倉書店（1999）

3）中村治雄編：「脂質の科学」，朝倉書店（1997）

4）内藤　博他：「新栄養化学」，朝倉書店（1987）

5）菅野道廣・今泉勝己：「コレステロール」，三共出版（1986）

6）栄養機能化学研究会編：「栄養機能化学」，朝倉書店（1996）

7）坂本　清：「生化学」，三共出版（1994）

8）林　寛：「栄養学総論」，三共出版（2000）

9）宮澤陽夫・柳田晃良・藤本健四郎編：「脂質栄養と健康」，建帛社（2005）

6 ビタミンの生理作用

ビタミンとは比較的微量の必須成分で，ヒトの体内では合成できないか，あるいは合成できても不足する可能性があり，食物から摂取する必要があるものと定義される。必須アミノ酸や必須脂肪酸は比較的多量に必要とされることからビタミンには含めない。ビタミンは，大きく脂溶性および水溶性に分けられる。脂溶性にはビタミンA，D，E，Kの4種類，水溶性にはB群ビタミン8種およびビタミンCの9種類がある。これらビタミンの摂取基準（2020年版）は，第10章，p.151～155に掲載している。また，各種ビタミンを多く含む食品は表6-1に一覧している。

6-1 脂溶性ビタミン

6-1-1 ビタミンA

ビタミンAは，レチノール（retinol），レチナール（retinal）およびレチノイン酸（retinoic acid）からなる（図6-1）。命名はRetina（網膜）に由来し，olはアルコール，alはアルデヒドを意味する。側鎖の二重結合は通常トランス型であるが，容易にシス型に異性化する。カロテノイ

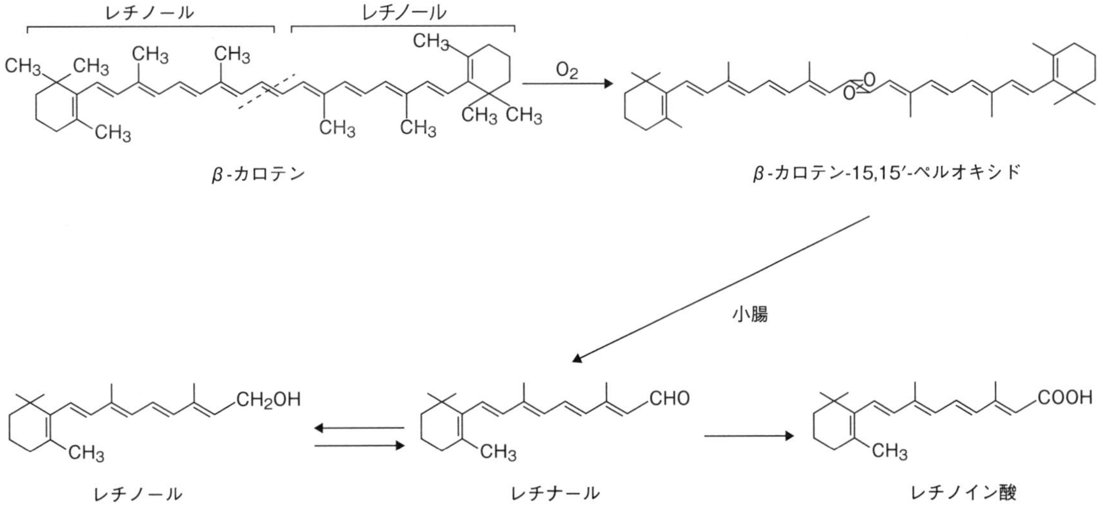

図6-1　プロビタミンAとビタミンA

表6-1　ビタミンを多く含む食品（五訂増補　日本食品標準成分表より抜粋）
（可食部100gあたりの含有量）

A（μg，レチノール当量*）

食品名	部位，状態	μg
あんこう	きも，生	8300
あまのり	ほしのり	3600
うなぎ	養殖，生	2400
いわのり	素干し	2300
ウシ	肝臓	1100
にんじん	根，皮付き，生	760
乾燥わかめ	素干し	650
ソフトタイプマーガリン	—	24

D

食品名	部位，状態	μg
きくらげ	乾	435.0
あんこう	きも，生	110.0
しらす干し	半乾燥品	61.0
すじこ	—	47.0
イクラ	—	44.0
べにざけ	くん製	28.0
乾しいたけ	乾	16.8
生しいたけ	生	2.1

E

食品名	部位，状態	mg
アーモンド	乾	31.0
ソフトタイプマーガリン	—	15.1
マヨネーズ	全卵型	14.7
あんこう	きも，生	13.8
落花生	いり	10.6
すじこ	—	10.6
大豆油	—	10.4
たらこ	焼き	8.1
うなぎ	養殖，生	7.4

K

食品名	部位，状態	μg
あまのり	ほしのり	2600
いわのり	素干し	1700
パセリ	葉，生	850
しそ	葉，生	690
乾燥わかめ	素干し	660
モロヘイヤ	葉茎，生	640
糸引納豆	—	600
ほうれんそう	葉，生	270

B_1

食品名	部位，状態	mg
ブタ中型種肉ヒレ	赤肉，生	1.22
生ハム	促成	0.92
だいず	全粒，米国産	0.88
焼きブタ	—	0.85
たらこ	焼き	0.77
カシューナッツ	フライ，味付け	0.54
乾しいたけ	乾	0.50
あずき	全粒，乾燥	0.45

B_2

食品名	部位，状態	mg
ウシ	肝臓	3.00
あまのり	ほしのり	2.68
乾しいたけ	乾	1.40
ほしひじき	—	1.10
アーモンド	乾	0.92
パルメザンチーズ	—	0.68
きくらげ	乾	0.44
プロセスチーズ	—	0.38

ナイアシン

食品名	部位，状態	mg
たらこ	焼き	56.9
かつお節	—	45.0
かつお	春獲り，生	19.0
落花生	いり	17.0
乾しいたけ	乾	16.8
ウシ	肝臓	13.5
焼きブタ	—	13.5

B_6

食品名	部位，状態	mg
にんにく	りん茎，生	1.50
ピスタチオ	いり，味付け	1.22
ウシ	肝臓	0.89
かつお	春獲り，生	0.76
さんま	生	0.51
ウシ輸入牛肉もも	脂身つき，生	0.48
ブタ中型種肉ヒレ	赤肉，生	0.48
生ハム	促成	0.43

B_{12}

食品名	部位，状態	μg
あまのり	ほしのり	77.6
しじみ	生	62.4
あかがい	生	59.2
すじこ	—	53.9
ウシ	肝臓	52.8
あさり	生	52.4
イクラ	—	47.3

葉酸

食品名	部位，状態	μg
いわのり	素干し	1500
ウシ	肝臓	1000
乾燥わかめ	素干し	440
えだまめ	生	320
そらまめ	全粒，乾	260
乾しいたけ	乾	240
だいず	全粒，米国産，乾	220
ブロッコリー	花序，生	210
ほうれんそう	葉，生	210

パントテン酸

食品名	部位，状態	mg
乾しいたけ	乾	7.93
ウシ	肝臓	6.40
たらこ	焼き	3.68
ひらたけ	生	2.40
イクラ	—	2.36
落花生	いり	2.19
うなぎ	養殖，生	2.17
ししゃも	生干し，生	1.95
鶏卵	全卵，生	1.45

C

食品名	部位，状態	mg
ブロッコリー	花序，生	120
アセロラ	10％果汁入り飲料	120
カリフラワー	花序，生	81
青ピーマン	果実，生	76
かき	甘がき，生	70
キウイフルーツ	生	69
いちご	生	62
ネーブル	砂じょう，生	60

*レチノール当量はレチノール＋1/6 β-カロテン当量で計算されている。
β-カロテン当量はβ-カロテン＋1/2 α-カロテン＋1/2クリプトキサンチンで計算される。

ド類のβ-カロテンやα-カロテンは吸収された小腸上皮細胞内でビタミンAに転換されることから，プロビタミンAとよばれる（図6-1）。β-カロテンでは2分子のレチナールが生成する。しかし，カロテノイドの小腸での吸収率は1/3，転換効率は1/2と見積もられており，ほとんどが吸収されるビタミンAと比べると1/6の活性しかないと計算される。ビタミンAが欠乏すると夜盲症となり，重症の場合は失明し，現在でも発展途上国では重大な問題となっている。また，ウシをビタミンA欠乏にすると，筋肉細胞の一部が脂肪細胞に分化する。この性質を利用して，いわゆる霜降り肉が作られている[1]。これらのことからわかるように，ビタミンAは網膜の機能および遺伝子発現の調節や細胞分化に関与する。

1）日本人は霜降り肉が大好きである。霜降り肉を焼くと霜の部分の脂肪が溶け，舌触りがまろやかになり，おいしく感じるらしい。霜降りの程度はビタミンAの欠乏度に正比例するから，たくさん霜を降らすにはビタミンA欠乏の程度を高めればよい。しかし，ビタミンA欠乏はウシにとって正常な状態ではないことは云うまでもない。また，本来の牛肉のおいしさは，ウシの血統などで左右される。安い霜降り肉にはご用心！

（1）網膜機能

タンパク質であるオプシンと，11-シスレチナールが結合したものをロドプシンとよぶ。ロドプシンは赤色色素であり，視紅ともよばれる。網膜の桿体細胞には，オプシンが多量に存在し，暗くなるとロドプシンに転換される。ロドプシンの11-シスレチナールは微量の光で異性化しトランス型の全トランスレチナールとなり，この立体構造の変化が神経に伝達される。暗やみで，次第に目が慣れてくると，わずかな光を認識できるようになる（白黒のみで，色は認識できない）。これを薄明視とよぶが，ロドプシンがこの作用を担っている。昼間はオプシンと11-シスレチナールはかい離しているため，この機構は作動していない。ロドプシンは極めて光感受性が高く，強い光を受けると多量の全トランスレチナールが生成し，ロドプシンがかい離するため，瞬間的に目の前が真っ白となり，まぶしく感じる。

（2）遺伝子発現調節機能

全トランスレチノイン酸および9-シスレチノイン酸は核内受容体であるレチノイン酸受容体（retinoic acid receptor，RAR）やレチノイドX受容体（retinoid X receptor，RXR）に結合するが，これらの受容体はその他の受容体，例えばビタミンD受容体や甲状腺ホルモン受容体などとヘテロダイマーを形成して，標的遺伝子のホルモン応答配列に結合する。その結果として，mRNAの発現が誘導され，タンパク質の合成が起こり，生理作用が発現することになる。ビタミンAはこのような作用を通じて，成長，生殖，上皮細胞の分化などに関わっている。

6-1-2 ビタミンD

ビタミンDは，カルシフェロール（calciferol）とよばれる。calciはカルシウム，feroは“力を与える”，olはアルコールを意味している。その名の通り，カルシウム代謝に重要な役割をもっている。欠乏すると幼児ではくる病，成人では骨軟化症など骨に異常が生じる。ビタミンD

には，二種類（ビタミンD_2，D_3）ある（図6−2）。コレカルシフェロール（cholecalciferol）は，皮膚に存在する7-デヒドロコレステロール（コレステロール生合成の中間体）が，紫外線および熱（体温）により異性化し，合成される。したがって，ヒトは日光に当たれば，ビタミンDが合成される。エルゴカルシフェロール（ergocalciferol）はしいたけなど菌類のエルゴステロール（ergosterol）が紫外線に当たることで，コレカルシフェロールの場合と同様に生成する[2)]。

ビタミンDはカルシウム，リン酸代謝調節ホルモンと位置づけられ，カルシウムの体内恒常性維持に必須の役割をもつ。ビタミンDは吸収された後，肝臓で，25-ヒドロキシビタミンDとなる（図6−2）。血中のカルシウム濃度はほぼ10 mg/dLで一定に保たれているが，この濃度が低下すると，副甲状腺ホルモンの分泌が増加し，腎臓で25-ヒドロキシビタミンDから，活性型である1 α，25-ジヒドロキシビタミンDが合成さ

2）したがって，天日干しした乾しいたけのほうが，生しいたけよりもしいたけ1個当たりのビタミンD量が多くなる。しかし，最近では，日に当てない機械乾燥が増えたため，ビタミンD量は必ずしも多くないかもしれない。表6−1の乾しいたけのビタミンD量の大きな違いは，表示量が単位重量当たりのためである。生しいたけでは水分が多いため，ビタミンD量は相対的に少なくなる。

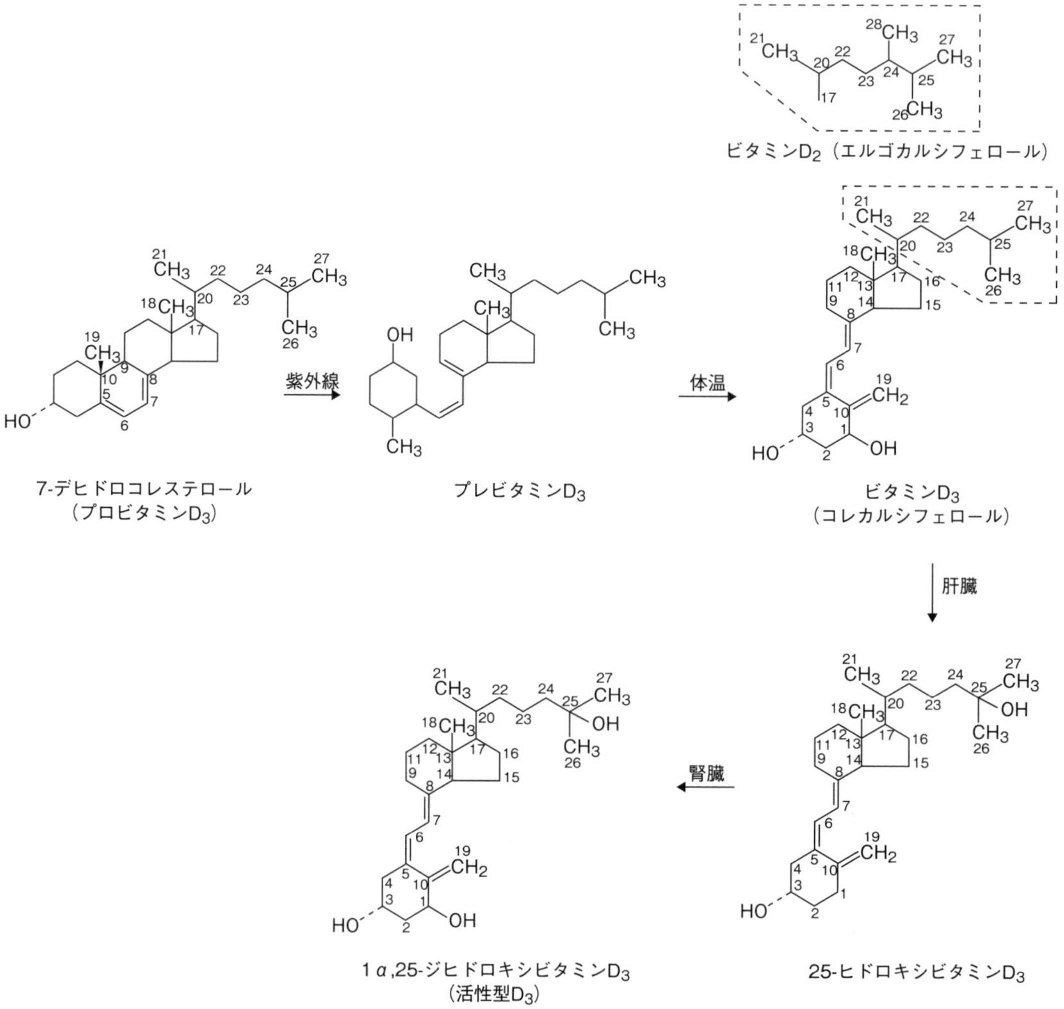

図6-2　7-デヒドロコレステロールからビタミンD_3，活性型D_3の生成
ビタミンD_2の場合は，側鎖（炭素番号20以後）の異なるエルゴステロールから，同様の反応により，生成する。

れる。この活性型ビタミンDは，小腸でのカルシウムとリン酸の吸収を刺激し，腎尿細管からのカルシウムおよびリン酸の再吸収を増す。また，骨からのカルシウムとリン酸の動員（骨吸収）を増加させ，血中のカルシウム濃度を一定に保とうとする。

一方，血中のカルシウム濃度が上昇すると，1 α, 25-ジヒドロキシビタミンDは腎臓で不活性型の1 α, 24, 25-ヒドロキシビタミンDとなる。また，甲状腺からカルシトニンが分泌され，副甲状腺ホルモンの作用を抑制する。カルシウムとリン酸の骨への沈着（骨形成）が促進されさらに，過剰のカルシウムとリン酸は腎臓を経由して尿へ排泄される。また，カルシウムやリン酸の小腸からの吸収は抑制される（図7-4，p.100参照）。

ビタミンDは骨吸収を行う破骨細胞や骨形成を行う骨芽細胞の分化，誘導に関与する。また，骨芽細胞が生産するカルシウム運搬タンパク質であるオステオカルシンや小腸でのカルシウム吸収に関与するカルシウム結合タンパク質の発現を調節している。

6-1-3 ビタミンE

ビタミンEはトコフェロール（tocopherol）とよばれる。tocosは子供を産む，pheroは“力を与える”，olはアルコールを意味する。これは，ネズミをビタミンE欠乏にすると不妊となることから名付けられた。トコフェロールは4種，また，トコフェロールの側鎖に二重結合を3個もつトコトリエノール（tocotrienol）が4種知られている（図6-3）。これら8種の生物活性を表6-2に示す。肝臓には，ビタミンE輸送タンパク質が存在し，ビタミンEを極低密度リポタンパク質（VLDL）に組込み血流中に放出する役割を担っている。このタンパク質はα-トコフェロールに極めて特異性が高いことから，α-トコフェロールが優先的に利

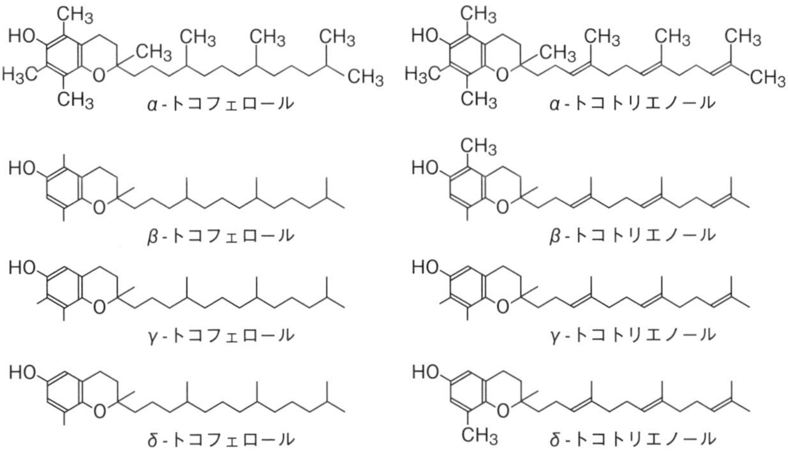

図6-3　トコフェロール，トコトリエノールの構造式

表6-2　ビタミンE同族体の生理活性

	国際単位（IU）	d-α-Toc当量（mg）
dl-α-Toc	1.10	0.74
dl-α-Toc　酢酸塩	1.00	0.67
d-α-Toc	1.49	1.00
d-α-Toc　酢酸塩	1.36	0.91
d-β-Toc	0.45～0.75	0.30～0.50
d-γ-Toc	0.15	0.10
d-δ-Toc	0.02～0.05	0.01～0.03
d-α-Toc-3	0.45*	0.30*

Toc；トコフェロール，Toc-3；トコトリエノール；
*米国所要量の数値，一般には，γ-Toc位とするデータの方が多い。
（五十嵐　脩，「ビタミンの生物学」，裳華房（1988））

用され，生物活性も高い。天然型はすべてd型であり，合成品では光学異性体ができるため，dl型の等量混合物となる。

（1）抗酸化作用

生体膜に取り込まれたビタミンEの主な作用は生体膜の多価不飽和脂肪酸の酸化を防止することである。その防止機構を図6-4に示す。我々が生きていくためには酸素を必要とすることから，生体内での酸化反応はさけられない。また，免疫担当細胞は外部から進入したウィルス等を殺すため自ら活性酸素を作っている。活性酸素による酸化反応が増加すると生体に悪影響をもたらす場合があることから，多くの酸化防止機構が形成されており，ビタミンEはその一翼を担っている。図6-4に示すように，酵素反応により生じたスーパーオキシドアニオンラジカル（$O_2^{\cdot -}$）の大部分はスーパーオキシドジスムターゼ（SOD）およびグルタチオンペルオキシダーゼ（GSH-Px：この酵素はセレンを含んでいる）により処理される。しかし$O_2^{\cdot -}$の一部は，多価不飽和脂肪酸の2つの二重結合の間にある炭素原子に結合した水素原子を引き抜き，脂質ラジカル（$L^{\cdot}$）を生じる。脂質ラジカルは酸素と反応し，脂質ペルオキシラジカル（$LOO^{\cdot}$）を生成する。ビタミンEは$LOO^{\cdot}$に水素を付加し，ヒドロペルオキシド（LOOH）に転換する。LOOHは不安定なため，再び，$LO^{\cdot}$や$LOO^{\cdot}$に転換される可能性があるが，それを防止するため，GSHpxが作用しLOHに転換する。LOHはβ酸化で処理される。この作用の際に，ビタミンEはビタミンEラジカルとなるが，これは抗酸化作用を有するビタミンCにより消去され，ビタミンEに戻ると考えられている。このようにビタミンEは生体膜の酸化障害を防止することで生体の機能を正常に保っており，この機能により老化，発がん，動脈硬化など多くの疾病の防止に寄与すると考えられる。

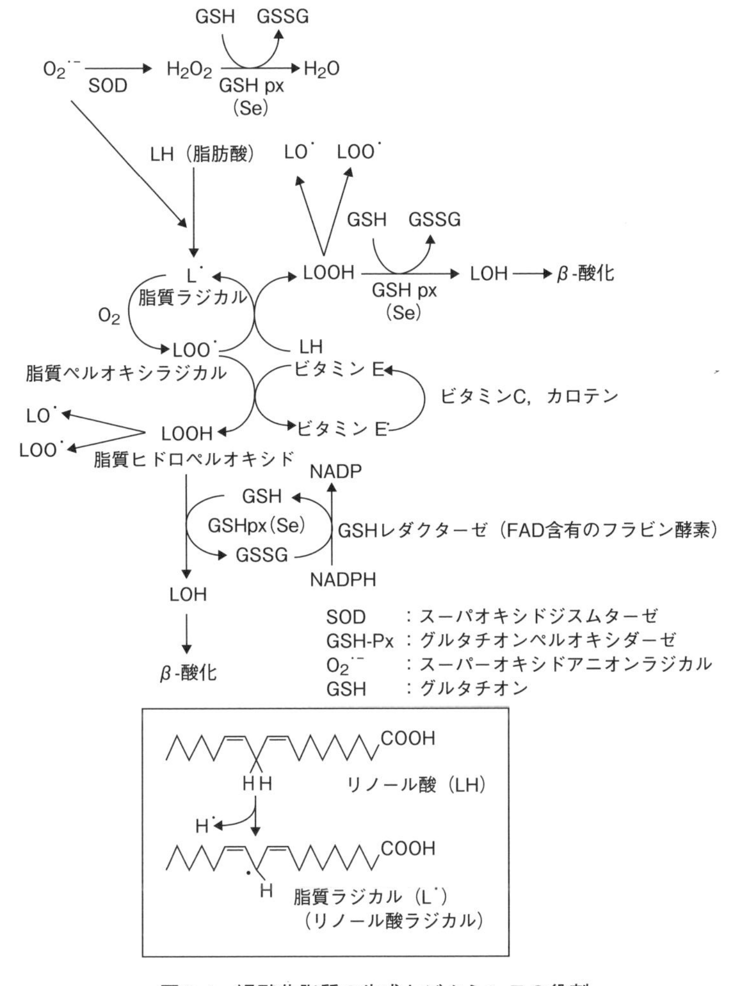

図6-4　過酸化脂質の生成とビタミンEの役割

多価不飽和脂肪酸をLHで表しており，下の囲みにはリノール酸(LH)が，ラジカルになる部位を示している。

6-1-4　ビタミンK

ビタミンKは植物由来であるフィロキノン（K_1）および動物，微生物由来のメナキノン（K_2）の2種類がある。また，ビタミンK_2は腸内細菌によっても合成される。ビタミンKのKはドイツ語のKoagulation（凝固）に由来する。すなわち，このビタミンは血液の凝固に関わっている。

（1）血液凝固作用

ビタミンKはプロトロンビン前駆体のグルタミン酸残基をγ-カルボキシグルタミン酸に転換するビタミンK依存性カルボキシラーゼの補酵素としてはたらき，正常プロトロンビンが生成する（翻訳後修飾）（図6-5）。この作用により，グルタミン酸のγ位に2個のカルボキシル基が存在することとなり，二価の陽イオンであるカルシウムが結合可能となる。結合したカルシウムは赤血球膜リン脂質と結合し，プロトロンビン

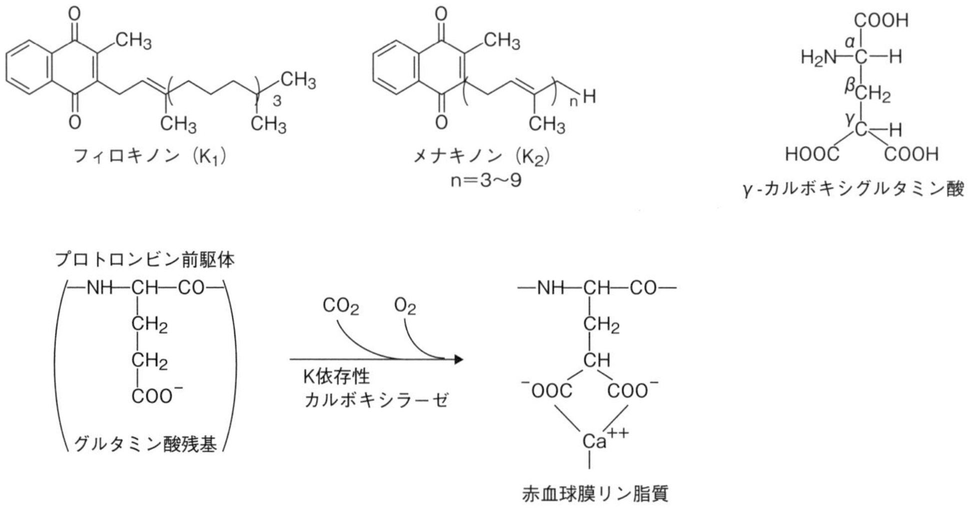

フィロキノン (K_1)

メナキノン (K_2)
n＝3～9

γ-カルボキシグルタミン酸

プロトロンビン前駆体

グルタミン酸残基

CO_2　O_2

K依存性
カルボキシラーゼ

赤血球膜リン脂質

図6-5　ビタミンKおよびγ-カルボキシグルタミン酸の化学構造とプロトロンビン前駆体から正常プロトロンビンへの変換

と赤血球に架橋を作ることで血液凝固を引き起こす。血液凝固系は，多段階のカスケードを形成しており多くのセリンプロテアーゼが関与するが，その中のいくつかの酵素はプロトロンビンと同様にビタミンKによるグルタミン酸残基のγ-カルボキシグルタミン酸合成を必要とする[3)]。このようなことから，ビタミンKの欠乏により，血液凝固系に関与するいくつかの酵素の活性が失われるため，血液が固まらず，出血を引き起こす。

3) ビタミンKの阻害剤は血液凝固を抑制することから，血栓の治療に医薬品として利用されている。また，血液凝固系の一部に異常がある人（血友病）では血液が固まらないことから，血液製剤により凝固系酵素を補給する必要がある。多くの血友病患者が血液製剤に混入したエイズウイルスによりエイズを発症したことは記憶に新しい。

(2) 骨の石灰化

ビタミンKの欠乏により，骨形成異常が起こることが知られている。血中に存在するタンパク質オステオカルシンはγ-カルボキシグルタミン酸を含んでおり，プロトロンビンの場合と同様にビタミンK依存性カルボキシラーゼにより生成する。オステオカルシンはカルシウムを結合し骨へ運ぶことで化骨化に関与する。なお，オステオカルシンの合成と血中濃度は，ビタミンDにより制御されている。

6-2 水溶性ビタミン

水溶性ビタミンにはB群ビタミン（6-2-1～6-2-8）とビタミンC（6-2-9）があり，B群ビタミンはすべて補酵素として作用する。

6-2-1 ビタミンB_1（チアミン）

ビタミンB_1はチアミンとよばれ，その活性型はリン酸基が1～3個結合したもので，それぞれ，チアミン一リン酸，チアミン二リン酸およびチアミン三リン酸であるが，チアミン二リン酸が最も多い（図6-6）。チアミン欠乏症である脚気はわが国では古くから見られ，1923年には27,000人近い死者を出したが，チアミンの発見，チアミン強化米の開

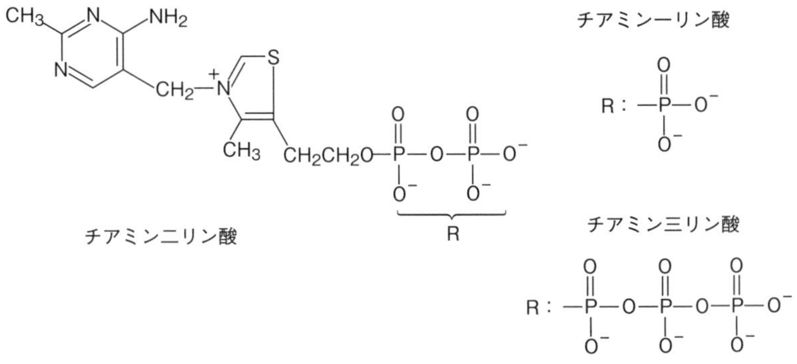

チアミン二リン酸　R

チアミン一リン酸

チアミン三リン酸

図6-6　チアミンの活性型の化学構造

発などにより激減し，1960年代にはほぼ撲滅された[4]。

チアミンは水溶性であり体外排泄が早い。また，熱に不安定で魚介類や腸内細菌のもつチアミナーゼによっても分解される。そこで，できるだけ体内に保留されるように医薬品やチアミン強化米では脂溶性の誘導体が用いられている。

4）ビタミンB_1欠乏症である脚気は白米を食べ始めた江戸時代の元禄期から見られるようになった。これは精米によりB_1の多い胚芽部分を除去したことによる。以後，長い間脚気は日本人を苦しめたが，20世紀初頭に鈴木梅太郎によりB_1の存在が突き止められ，その原因が明らかにされた。

(1) ピルビン酸デヒドロゲナーゼ複合体およびα-ケトグルタル酸デヒドロゲナーゼ複合体

チアミン二リン酸は解糖系で生成したピルビン酸をアセチルCoAに転換するピルビン酸デヒドロゲナーゼ複合体による酸化的脱炭酸反応にフラビンアデニンジヌクレオチド（FAD，ビタミンB_2参照），ニコチンアミドアデニンジヌクレオチド（NAD，ナイアシン参照）およびコエンザイムA（CoA，パントテン酸参照）（いずれもB群ビタミンの活性型）とともに補酵素として作用する（図6-7）。また，クエン酸回路の

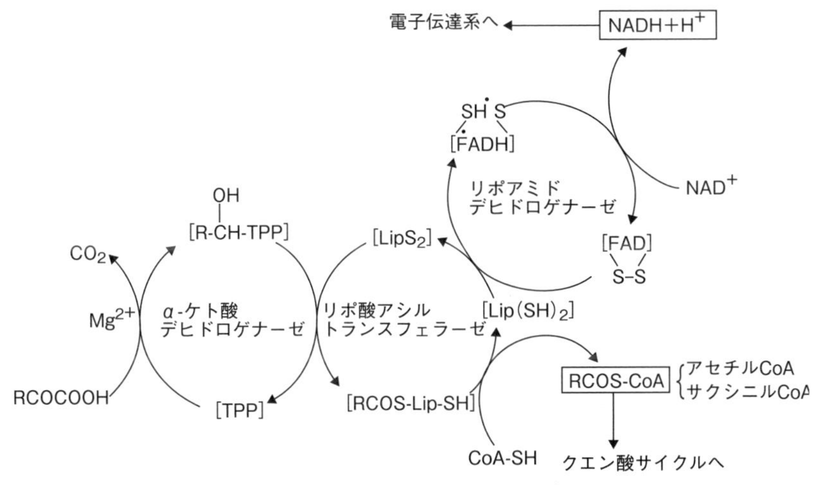

R：CH_3–（ピルビン酸），HOOC–CH_2CH_2–（α-ケトグルタル酸）

TPP：チアミン二リン酸　R-CH(OH)-TPP：活性アルデヒド　$LipS_2$：リポ酸

$Lip(SH)_2$：ジヒドロリポ酸　RCOS-Lip-SH：6-アシルジヒドロリポ酸

[FAD] S–S：FAD近傍の分子内ジスルフィド　[　]：酵素タンパク質結合型補酵素

図6-7　α-ケト酸（ピルビン酸およびα-ケトグルタル酸）の酸化的脱炭素分解反応

α-ケトグルタル酸をサクシニルCoAに転換するα-ケトグルタル酸デヒドロゲナーゼ複合体でも同様に作用する。したがって，チアミンが不足すると，エネルギーの産生がうまくいかない。白米を主食とする日本人は，グルコースをエネルギーとして利用する割合が多いため，チアミンへの依存度が高い。白米主体の食事で，重労働や過度のスポーツを行うとチアミンが不足する可能性がある。また，砂糖入り缶飲料の多飲もチアミン欠乏を引き起こす要因となる。米糠にはチアミンが含まれており，玄米を主食とすればチアミンが欠乏する可能性はかなり低くなる。

（2）トランスケトラーゼ

ペントースリン酸回路は解糖系の側路として，脂肪酸などの生合成に用いられるNADPHの生成，および核酸合成へのリボースの供給に必須の役割をもつ。図6-8に例を示すように，チアミンはこの回路のケトール基（グリコールアルデヒド）の転移に関与し，いくつかの糖の相互変換を触媒する。

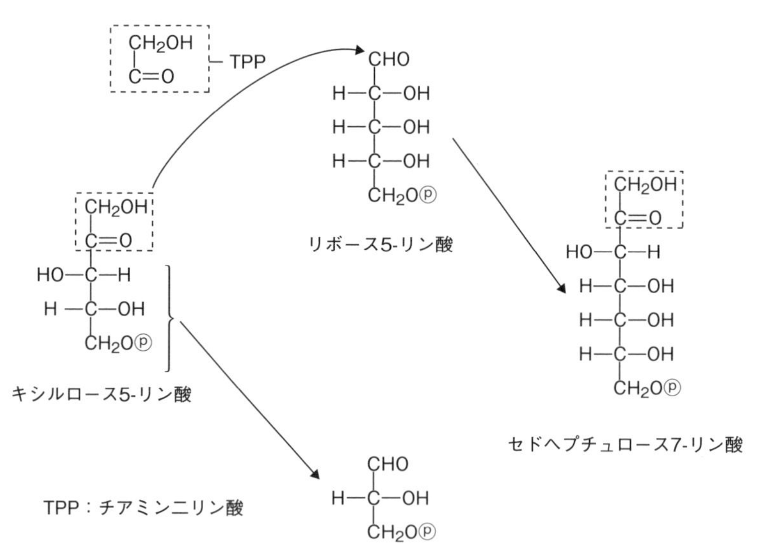

図6-8　チアミン二リン酸が関与するトランスケトラーゼ反応の一例

（3）神経機能

チアミンが欠乏すると主に末梢神経に異常が起こる。この原因は神経機能に必要なエネルギー源やNADPHの不足によると考えられているが，詳細は明らかにされていない。

6-2-2　ビタミンB_2（リボフラビン）

リボフラビンの活性型は，フラビンモノヌクレオチド（FMN）およびフラビンアデニンジヌクレオチド（FAD）である（図6-9）。

FMNおよびFADは酸化還元酵素（オキシダーゼ，デヒドロゲナーゼ，レダクターゼ，ヒドロキシラーゼなど）の補酵素として水素の授受に関

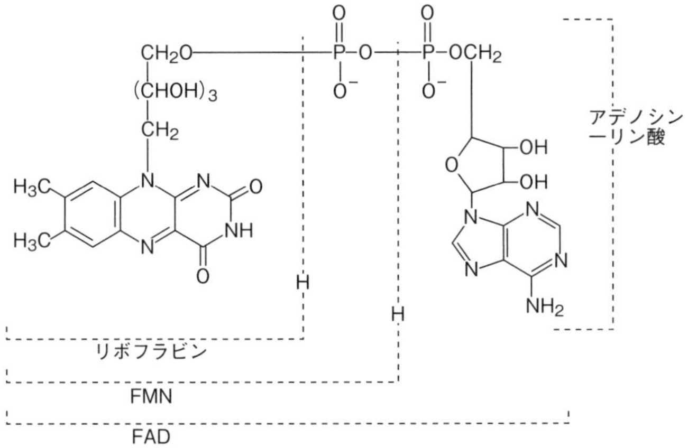

リボフラビン
FMN
FAD
アデノシン一リン酸

図6-9　リボフラビン，FMNとFADの化学構造

与している。FMNかFADを補酵素として含む酵素をフラビン酵素とよぶが，FADを補酵素とするものが圧倒的に多い。フラビン酵素は生体内で約50種類存在する。代表的な反応としては，1）電子伝達系，2）脂肪酸β酸化系，3）グルタチオンレダクターゼ（GSSGからGSHへの再生に関与し，過酸化脂質生成防止に関与）（ビタミンEの項参照），4）ピルビン酸デヒドロゲナーゼ複合体およびα-ケトグルタル酸デヒドロゲナーゼ複合体（ビタミンB_1の項参照）などである。

6-2-3　ナイアシン

ナイアシンにはニコチン酸およびニコチンアミドがある。活性型はニコチンアミドアデニンジヌクレオチド（NAD）およびニコチンアミドアデニンジヌクレオチドリン酸（NADP）である（図6−10）。ナイアシンの一部はトリプトファンから生体内で合成されるが，十分ではない。

リボフラビン同様，酸化還元反応における水素の授受に関与する。ナイアシンの関与する酵素は生体内で400種類以上あり，全酵素の18％にあたる。NADは主にβ酸化系や解糖系に関与しておりエネルギー生産に重要である。一方，NADPはペントースリン酸回路でNADPHとなり，脂肪酸やステロイドホルモンの還元的生合成に用いられる。

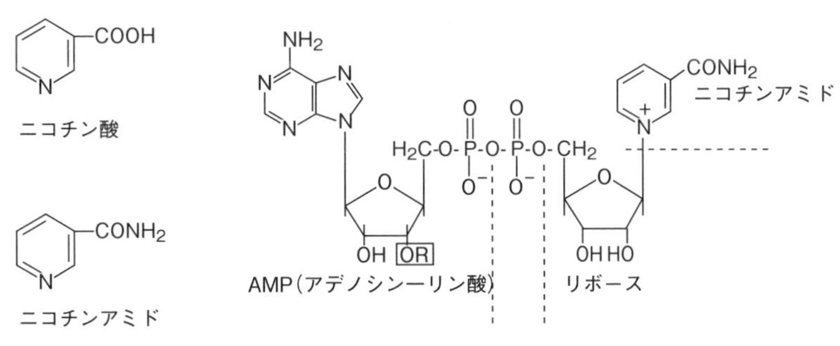

図6-10　ニコチン酸，ニコチンアミド，NADおよびNADPの化学構造
RにHがつくとNAD，リン酸がつくとNADPとなる。

6-2-4　パントテン酸

パントテン酸は，コエンザイムA（CoA）およびアシルキャリアプロテイン（ACP）の構成成分である（図6-11）。

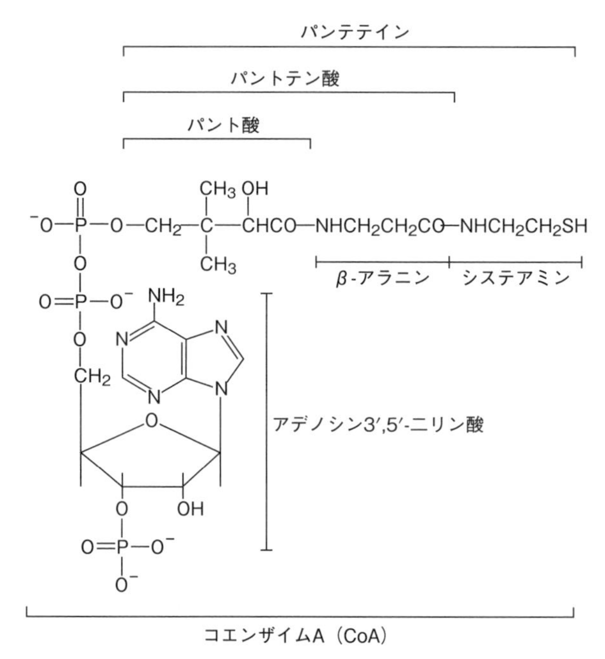

図6-11　パントテン酸とコエンザイムAの化学構造
コエンザイムAは右端のSH基を介してアシル基などと結合する。

（1）CoA

CoAはアセチルCoA，サクシニルCoA，マロニルCoA，アシルCoAなどに代表されるようにアシル基の転移や活性化に関与し，多数の酵素反応に関係している。とくに脂肪酸のβ酸化に深く関与し，パルミチン酸（16：0）のβ酸化には8分子のCoAを必要とする。

（2）ACP

パントテン酸はACPに4′-ホスホパンテテインとして結合している。ACPは脂肪酸合成酵素複合体で，脂肪酸が合成される際にアシル基を結合し反応部位に運ぶ役割を担っている。

6-2-5　ビタミンB_6

ビタミンB_6にはピリドキサール，ピリドキサミン，ピリドキシンの3種がある（図6-12）。食品中ではピリドキサールが最も主要な成分である。活性型はピリドキサール5-リン酸（PLP）である。

PLPは主にアミノ酸代謝に関与する100種以上の酵素の補酵素としてはたらく。その代表的例は以下の通りである。

（1）アミノ基転移反応

アミノ基転移反応で最もよく知られている例は，臨床検査で肝機能の指標となるアスパラギン酸アミノトランスフェラーゼ（AST）および

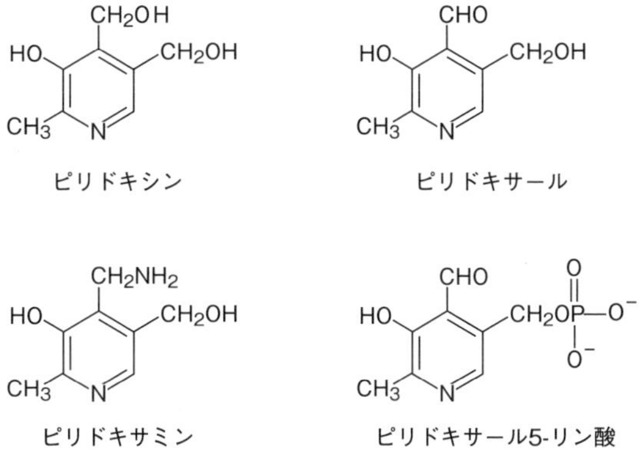

ピリドキシン
ピリドキサール
ピリドキサミン
ピリドキサール5-リン酸

図6-12　ビタミンB_6と活性型（ピリドキサール5-リン酸）の化学構造

アラニンアミノトランスフェラーゼ（ALT）である。これらの酵素は，多量に存在するアミノ酸から不足するアミノ酸を合成するために存在する（図6−13）。理論的には相当するαケト酸が存在すれば，どのようなアミノ酸でも合成可能である。必須アミノ酸は，相当するαケト酸が存在しないため，体内で合成できない。

（2）非酸化的脱炭酸反応

アミノ酸の脱炭酸を触媒し，生理活性アミンを生成する反応である。この反応は，トリプトファンからセロトニン，ヒスチジンからヒスタミン，グルタミン酸からγ-アミノ酪酸，チロシンからアドレナリン，ノルアドレナリンが生成する際に重要である（図6−13）。

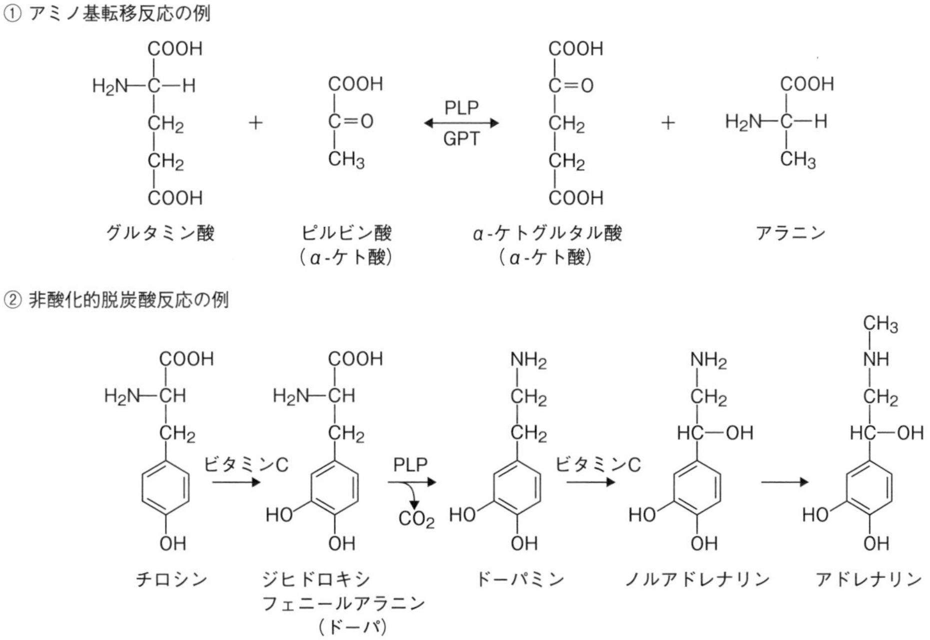

① アミノ基転移反応の例

グルタミン酸 + ピルビン酸（α-ケト酸） ⇄（PLP, GPT） α-ケトグルタル酸（α-ケト酸） + アラニン

② 非酸化的脱炭酸反応の例

チロシン →（ビタミンC） ジヒドロキシフェニールアラニン（ドーパ） →（PLP, CO_2） ドーパミン →（ビタミンC） ノルアドレナリン → アドレナリン

図6-13　ビタミンB_6が関与する反応

(3) 非酸化的脱アミノ反応

この反応では，セリン，スレオニンなどのアミノ酸をαケト酸に転換する。生じたαケト酸はTCA回路に入り，エネルギー産生に用いられる。

(4) ポルフィリンの生合成

ポルフィリンはヘムさらにはヘモグロビン合成の中間体である。PLPはサクシニルCoAとグリシンからδ-アミノレブリン酸を生じる反応に必要で，その後ポルフィリンとなり，鉄が結合するとヘムとなる。

(5) 筋肉グリコーゲンホスホリラーゼ

グリコーゲンホスホリラーゼはグリコーゲンから，グルコース1-リン酸を切り出す酵素である。この酵素はアミノ酸代謝には直接関わっていないが，体内ビタミンB_6の70～80％を含み，量的にはもっとも多い。

6-2-6 ビタミンB_{12}

ビタミンB_{12}は主に，メチルコバラミン，ヒドロキソコバラミン，およびアデノシルコバラミンであり，タンパク質や遺伝子を除くと，最も複雑な有機化合物である。また，コバラミンは分子内にコバルト（Co）を含有することが特徴的である（図6-14）。

アデノシルコバラミンが補酵素として関与する代表的な酵素は，メチ

①

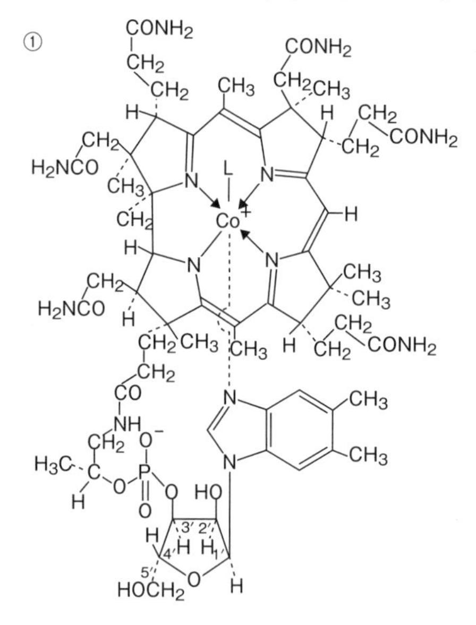

L＝CH_3：メチルコバラミン
L＝OH：ヒドロキソコバラミン
L＝5′-deoxyadenosyl：アデノシルコバラミン

アデノシルコバラミン

②

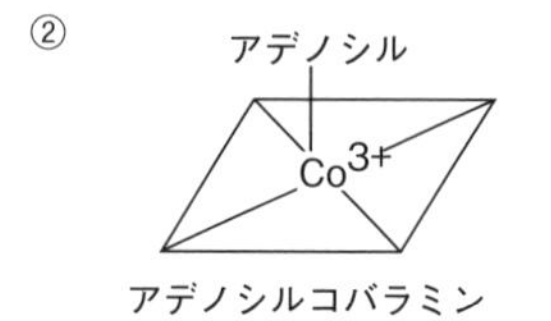

アデノシルコバラミン

OH(H_2O)　Co^{3+}

ヒドロキソコバラミン

CH_3　Co^{3+}

メチルコバラミン

図6-14 ビタミンB_{12}の化学構造と立体構造

ビタミンB_{12}は複雑な化学構造を持つ①。Coに配位するメチル基やアデノシル基の立体構造を模式的に書くと，②のようになる。

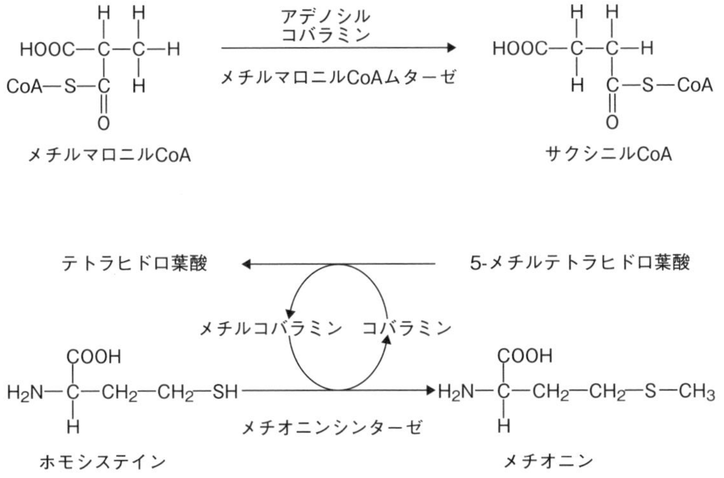

アデノシルコバラミン
メチルマロニルCoAムターゼ
メチルマロニルCoA
サクシニルCoA

テトラヒドロ葉酸
5-メチルテトラヒドロ葉酸
メチルコバラミン
コバラミン
メチオニンシンターゼ
ホモシステイン
メチオニン

図6-15　ビタミンB_{12}の関与する反応

ルマロニルCoAムターゼである（図6−15）。この反応はメチルマロニルCoAを異性化しサクシニルCoAに転換する。メチルコバラミンが関与する代表的な酵素はメチオニンシンターゼである（図6−15）。この酵素はホモシステインにメチルコバラミンのメチル基を供給しメチオニンを合成する。メチルコバラミンのメチル基は，5-メチルテトラヒドロ葉酸から供給され，5-メチルテトラヒドロ葉酸はテトラヒドロ葉酸に転換される。テトラヒドロ葉酸は水溶性ビタミンである葉酸の活性型と位置づけられる（葉酸参照）。したがって，ビタミンB_{12}が欠乏し，5-メチルテトラヒドロ葉酸がテトラヒドロ葉酸に転換する反応が進まないと，同時に葉酸欠乏が起こる。

6-2-7 葉　酸

葉酸は，プテリジン，*p*-アミノ安息香酸およびグルタミン酸が結合した構造をもつ。還元型であるテトラヒドロ葉酸をもとにして，図6−16に示すようないくつかの誘導体が生成する。

葉酸は，表6−3に示すようにホルミル基（−CHO），メチル基（$-CH_3$），ヒドロキシメチル基（$-CH_2OH$）など1炭素単位をアミノ酸や核酸分子に供与，あるいはそれらから受容する役割をもっている。代表的な酵素反応には以下のものがある。

(1) メチオニンシンターゼ（図6−15参照）。

(2) セリンヒドロキシメチルトランスフェラーゼ

グリシンに5,10-メチレンテトラヒドロ葉酸から，$-CH_2OH$を転移し，セリンを生成する（図6−17）。なお，この酵素の補酵素はピリドキサール5-リン酸（ビタミンB_6の項参照）である。

(3) グリシンシンターゼ

グリシンを脱炭酸し，テトラヒドロ葉酸は5,10-メチレンテトラヒドロ

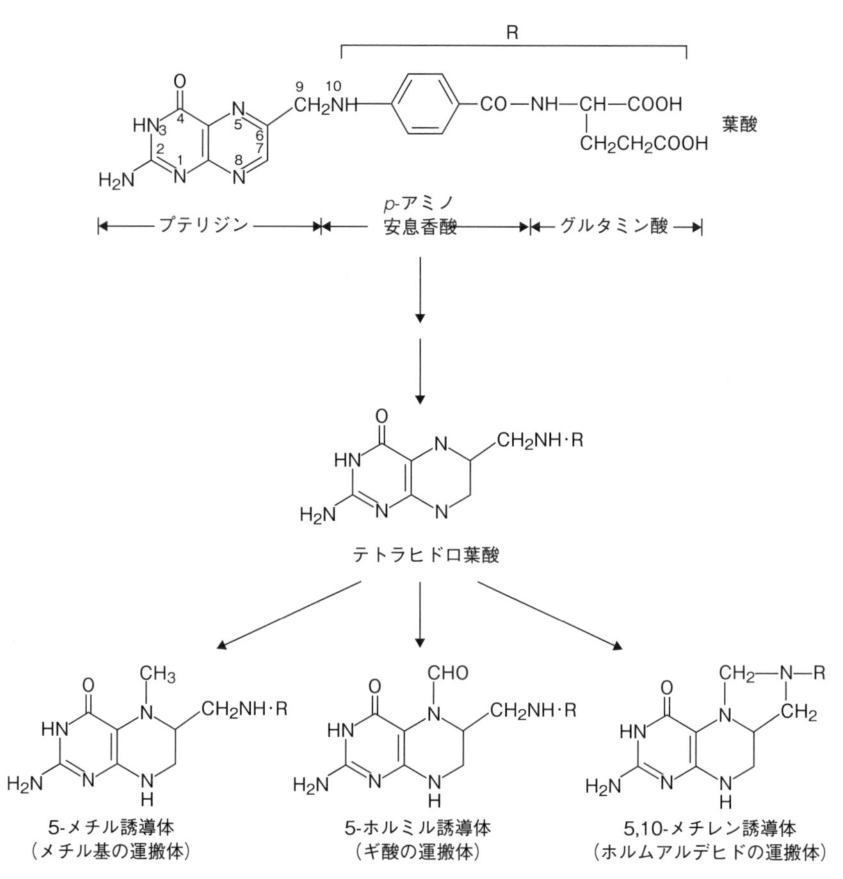

図6-16　葉酸とその誘導体

表6-3　C_1単位の結合したテトラヒドロ葉酸誘導体と代謝系との関係

C_1−H_4葉酸*	C_1単位 結合位置	官能基		供給C_1単位
10-ホルミル-H_4葉酸	10−	CHO−	プリン塩基の生合成，tRNAの生合成	−CHO
5,10-メチニル-H_4葉酸	5,10−	−CH＝	プリン塩基の生合成	−CHO
5,10-メチレン-H_4葉酸	5,10−	$-CH_2-$	グリシン，セリンの生合成・分解，dTMPの生合成ピリミジン塩基の生合成，tRNAヌクレオチドの修飾	$-CH_2OH$
5-ホルムイミノ-H_4葉酸	5−	−CH=NH	ヒスチジン代謝，プリン塩基の分解	
5-メチル-H_4葉酸	5−	CH_3-	メチオニンのホモシステインよりの生合成	$-CH_3$
5-ホルミル-H_4葉酸	5−	CHO−	ヒスチジンの分解	

*テトラヒドロ葉酸

（五十嵐　脩，「ビタミンの生物学」，裳華房（1991））

葉酸となる。この反応は，5,10-メチレンテトラヒドロ葉酸の供給源となっている（図6−17）。

① 図6–15参照

②

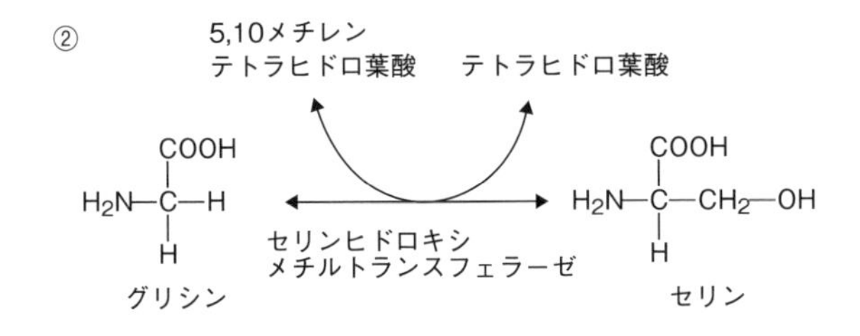

③

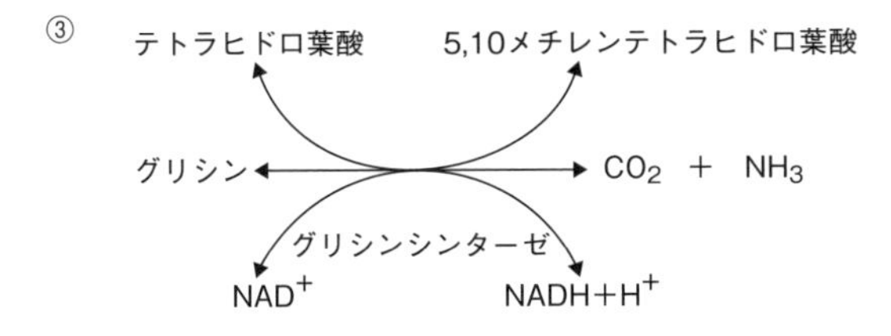

図6-17　テトラヒドロ葉酸誘導体の関与する代表的な酵素反応

6-2-8 ビオチン

ビオチンは分子内にイオウを含むことが特徴的である（図6–18）。ビオチンは腸内細菌で合成されるため，不足することはほとんどない。

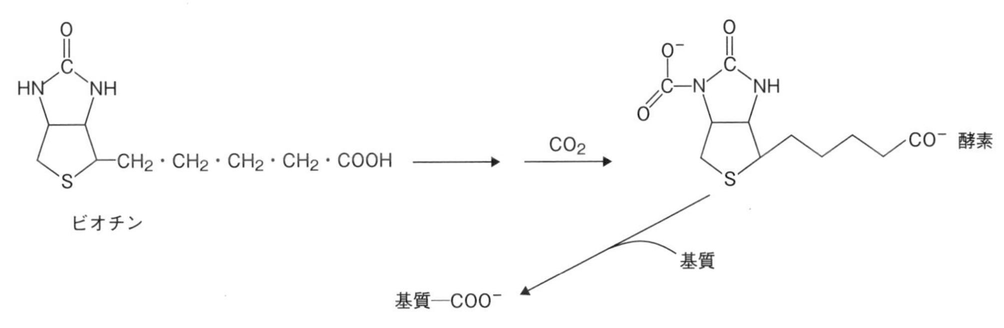

図6-18　ビオチンの関与する反応

ビオチンは酵素と強く結合し，以下の4種のカルボキシラーゼの補酵素として，カルボキシル基の運搬体として働く（図6–18，図6–19）。

(1) アセチルCoAカルボキシラーゼ

脂肪酸合成の初発段階で，アセチルCoAからマロニルCoAを生成する。

(2) ピルビン酸カルボキシラーゼ

解糖系で生じたピルビン酸からオキザロ酢酸を生成する。

(3) プロピオニルCoAカルボキシラーゼ

奇数鎖脂肪酸，バリン，イソロイシンから生じるプロピオニルCoAからメチルマロニルCoAを生成する。メチルマロニルCoAはビタミンB_{12}の作用で，サクシニルCoAとなり，TCA回路に入る。

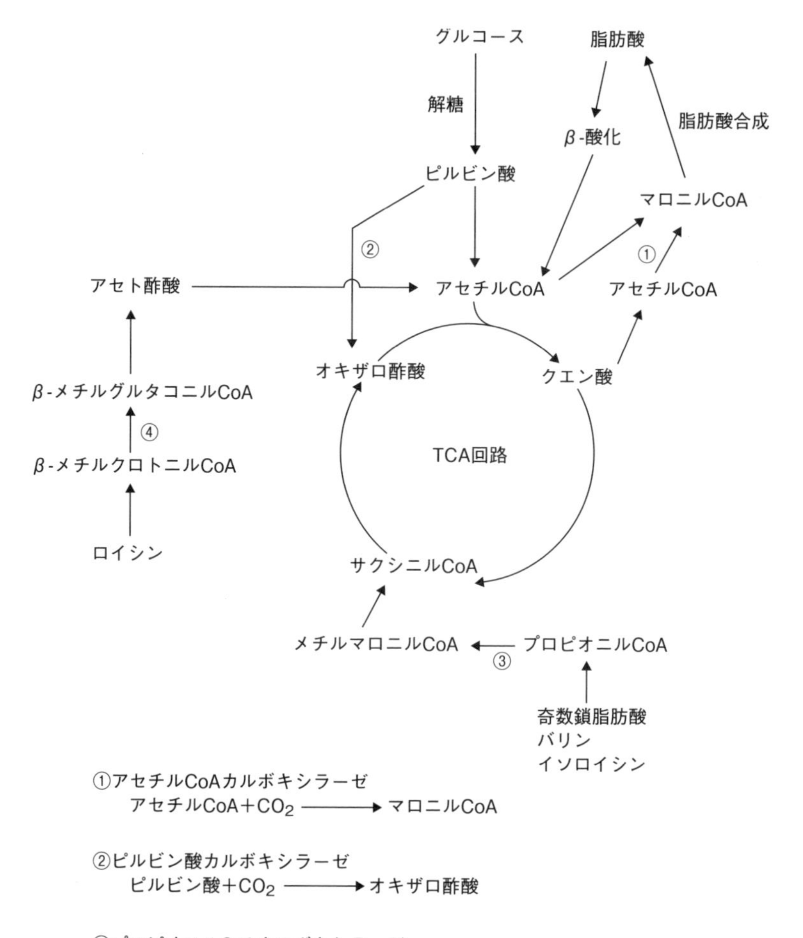

①アセチルCoAカルボキシラーゼ
アセチルCoA＋CO_2 ⟶ マロニルCoA

②ピルビン酸カルボキシラーゼ
ピルビン酸＋CO_2 ⟶ オキザロ酢酸

③プロピオニルCoAカルボキシラーゼ
プロピオニルCoA＋CO_2 ⟶ メチルマロニルCoA

④β-メチルクロトニルCoAカルボキシラーゼ
β-メチルクロトニルCoA＋CO_2 ⟶ β-メチルグルタコニルCoA

図6-19　ビオチンの関与する酵素反応

(4) β-メチルクロトニルCoAカルボキシラーゼ

ロイシンから生じるβ-メチルクロトニルCoAから，β-メチルグルタコニルCoAを生成する。β-メチルグルタコニルCoAはアセト酢酸からアセチルCoAとなり，TCA回路で代謝される（図6−19参照)。

B群ビタミンの作用点の概略は図6−20に示す。

6-2-9　ビタミンC

ビタミンCはアスコルビン酸（ascorbic acid）とよばれ，不足すると壊血病（scurvey）を引き起こす。「抗（a−）壊血病の酸」がascorbic acidの名前の由来である。壊血病は14～18世紀の大航海時代に新鮮な果物や野菜を長期間口にできない船乗りに多発し，多くの死者を出して恐れられた。

アスコルビン酸は還元型であり，可逆的にデヒドロアスコルビン酸に

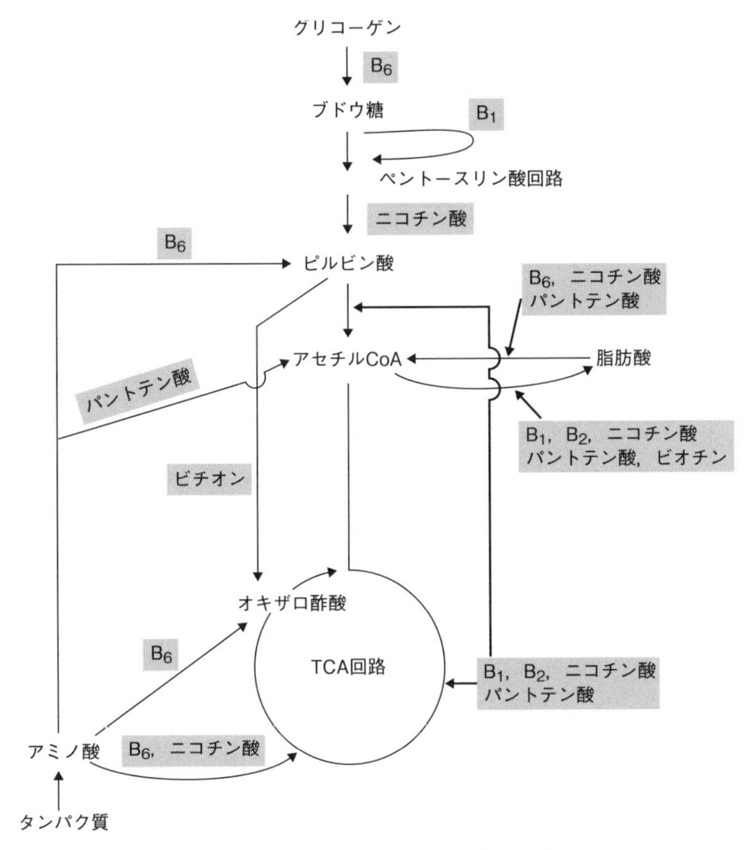

図6-20　B群ビタミンの作用点の概略

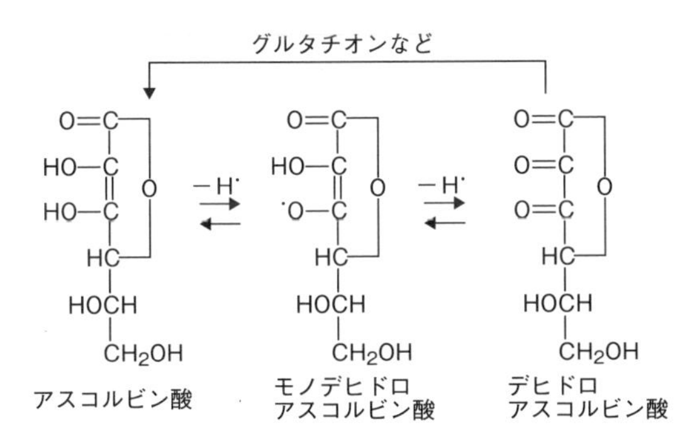

図6-21　アスコルビン酸の酸化還元反応

酸化され平衡状態で共存している（図6−21）。水素の受け渡しを介して，他の物質の酸化を防ぐことがビタミンCの作用の中心であり，以下に述べる生理作用はいずれもその還元力により発揮される。

（1）水酸化反応

a）コラーゲン生合成への関与

コラーゲンは生体の全タンパク質の1/3を占め，細胞間の接着に関係し，皮膚，骨，腱などの結合組織に多く含まれる。コラーゲンには特殊なアミノ酸であるヒドロキシプロリンやヒドロキシリジンが含まれる。ヒドロキシプロリンはコラーゲン全体の10％を占める。これらのアミノ酸はタンパク質合成後にプロリルヒドロキシラーゼやリシルヒドロキシラーゼによる水酸化反応により生成する（翻訳後修飾）。プロリルヒドロキシラーゼの反応はα-ケトグルタル酸のコハク酸への転換と共役しており，二価の鉄（Fe^{2+}）が酵素の活性化に必要である（図6-22）。反応中にFe^{2+}は三価の鉄（Fe^{3+}）に酸化される。ビタミンCはこのFe^{3+}をFe^{2+}に還元し，酵素活性を維持するために働いている[5)]。したがって，厳密には補酵素ではない。ビタミンCが不足するとコラーゲン合成がうまくいかず多くの組織で細胞間接着が破綻し，血管では血液が漏れ出し皮下や歯茎からの出血を起こす。これが，壊血病の初期症状である。

5）ビタミンCはその還元作用により小腸での鉄の吸収を高める作用がある。食品中の三価の鉄（Fe^{3+}）よりも二価の鉄（Fe^{2+}）の吸収効率が高く，ビタミンCは鉄を還元し二価に保つことで吸収効率を高める。鉄含有飲料にビタミンCが添加されるのはこのためである。

以下に示す水酸化反応はいずれも，還元型ビタミンCが鉄あるいは銅の還元状態を維持することで作用していると考えられる。

b）コレステロールの水酸化

コレステロール7α-ヒドロキシラーゼは胆汁酸合成への初発段階であり律速段階でもある。この酵素によるコレステロールの7位の水酸化反応に関与する（図6-22）。

c）カルニチンの生合成

脂肪酸はミトコンドリアでβ-酸化を受ける際に，カルニチンと結合してミトコンドリアに入る。ビタミンCはこのカルニチンが，リジンや

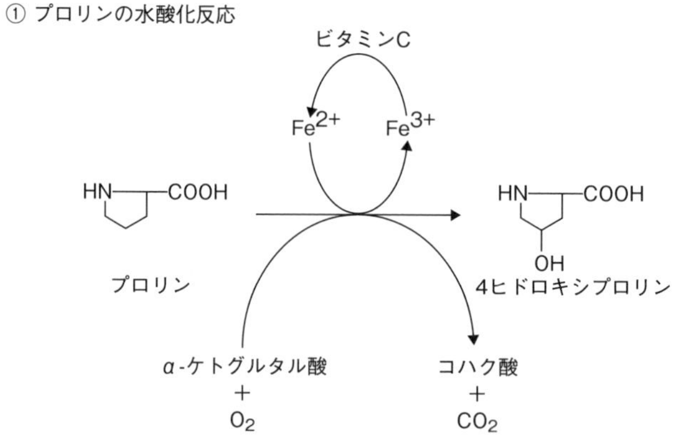

この反応はペプチド中のプロリンで起こり，遊離アミノ酸では起こらない。

② コレステロールの水酸化反応

コレステロール
7α-ヒドロキシラーゼ
ビタミンC
NADPH
O_2
HO
OH
胆汁酸
コレステロール
7α-ヒドロキシコレステロール

図6-22　ビタミンCの関与する水酸化反応

メチオニンから合成される際の水酸化反応に関与する。

d) アドレナリン，ノルアドレナリンの生合成（図6-13参照）

チロシンからドーパ，ドーパミンを経てノルアドレナリンやアドレナリンが合成されるが，ドーパミンからノルアドレナリンが合成される際の，ドーパミンβ-ヒドロキシラーゼによる水酸化反応に関与する。アドレナリンやノルアドレナリンは，喫煙やストレス時に合成が増すことから，ビタミンCの十分な摂取が必要である。

(2) ビタミンE酸化物の還元作用

ビタミンEの項で述べたように，酸化されたビタミンEを還元することにより，生体内の抗酸化機構の維持に必要である。

6-3 ビタミン欠乏症状

各種ビタミン欠乏がもたらす臨床症状を表6-4にまとめた。

表6-4 ビタミンの欠乏症状

脂溶性ビタミン	
ビタミンA	夜盲症
ビタミンD	くる病（乳幼児、小児)、骨軟化症（成人）
ビタミンE	溶血性貧血・神経障害（未熟児など）
ビタミンK	—
水溶性ビタミン	
ビタミンB_1	脚気，ウェルニッケ・コウサコフ症候群
ビタミンB_2	口唇炎，舌炎，脂漏性皮膚炎
ビタミンB_6	てんかん様痙攣，口角炎，ペラグラ様皮膚炎
ビタミンB_{12}	悪性貧血
ナイアシン	ペラグラ（皮膚炎，神経障害）
パントテン酸	脱毛，皮膚炎
葉　酸	巨赤芽球性貧血，神経障害
ビオチン	皮膚炎，脱毛
ビタミンC	壊血病

参考図書

1) 栄養機能化学研究会：「栄養機能化学」，朝倉書店（1996）
2) 野口　忠，伏木　亨他：「最新栄養化学」，朝倉書店（2000）
3) 独立行政法人国立健康・栄養研究所監修，奥　恒行，柴田克己編：「基礎栄養学　改訂第2版」，南江堂（2005）

7 ミネラルの生理作用

7-1 ミネラルの体内分布

生体を構成する元素のうち，酸素，炭素，窒素，水素以外のもので栄養上必要な元素をミネラル（無機質）と総称する。この定義に従えばミネラルの種類は100種類程度となるが，栄養上で必須性の証明されてい

表7-1　必須ミネラルの概要

			化学性状		ヒトでの欠乏症			ミネラルが成分として含まれる生体内活性物質	成人人体内存在量（mg）
					食事性	輸液性	症　状		
主要ミネラル		カルシウム	金属	軽金属	○		骨粗鬆症	ヒドロキシアパタイト	116,000
		リン	非金属		○		骨疾患	ヒドロキシアパタイト	670,000
		カリウム	金属	軽金属	○		筋無力症，不整脈		150,000
		硫黄	非金属					アミノ酸，グルタチオン	112,000
		塩素	非金属					胃酸	85,000
		ナトリウム	金属	軽金属	○		筋肉痛，熱けいれん		63,000
		マグネシウム	金属	軽金属	○	○	心臓疾患	Mg結合ATP	25,000
微量元素	Ⅰ	鉄	金属	重金属	○		鉄欠乏性貧血	ヘモグロビン，酵素	4,500
		亜鉛	金属	重金属	○	○	脱毛，皮膚疾患	酵素	2,000
		銅	金属	重金属	○	○	貧血	酵素	80
		マンガン	金属	重金属	○	○	骨病変	酵素	15
		ヨウ素	非金属		○		甲状腺腫	甲状腺ホルモン（T3，T4）	15
		セレン	非金属		○	○	心臓疾患，克山病	酵素	13
		モリブデン	金属	重金属		○		酵素	9
		コバルト	金属	重金属	○		悪性貧血	ビタミンB_{12}	2
		クロム	金属	重金属		○	耐糖能低下	GTF	2
	Ⅱ	バナジウム	金属	重金属				酵素	18
		ニッケル	金属	重金属				酵素	10
	Ⅲ	フッ素	非金属						2,600
		ケイ素	類金属						2,300
		ルビジウム	金属	軽金属					360
		鉛	金属	重金属					120
		アルミニウム	金属	軽金属					60
		カドミウム	金属	重金属					50
		ヒ素	類金属						18
		錫	金属	重金属					6
		リチウム	金属	軽金属					2

○：症例あり　（糸川嘉則，Food Style 21, 1, 80（1997））

る元素はそれほど多くない。必須ミネラルの概要を表7-1に示す。

主要ミネラルと第Ⅰ群に属する16種類の元素はヒトで欠乏症が発生することが知られているもので必須性が証明されているミネラルである。ちなみに微量元素とは，広い意味では鉄の濃度よりも低い元素すべてをさすが，通常はppmオーダー（10^{-6} g/g）より低い必須性のある元素のことをいう。第Ⅱ群，第Ⅲ群は，必須性が動物実験では証明されているが，ヒトではまだ証明されていないミネラルである。なお，第Ⅱ群のミネラルは酵素の成分であることが証明されているが，第Ⅲ群については生体内での役割が不明確である。図7-1にミネラルの存在比を示す。人体中のミネラルの存在比は全体の4％にすぎず，このうちの99％以上はカルシウム，リン，カリウム，イオウ，塩素，ナトリウム，マグネシウムの7元素で占められ，残りが鉄以下の微量元素である。

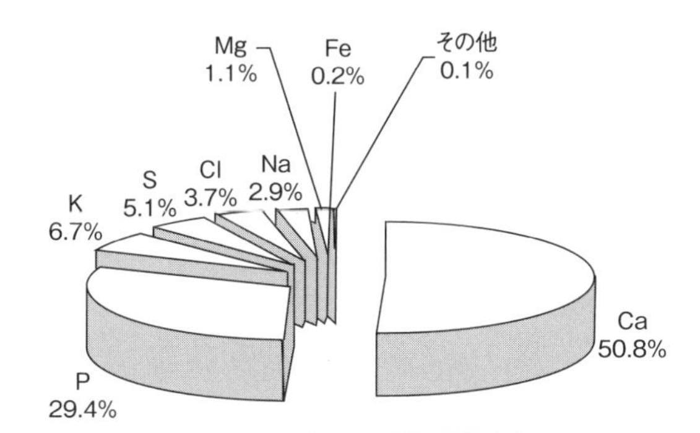

図7-1　人体中の無機質の存在比
（数値は無機質の総和に占める比率）

そもそも「ミネラル」とはどんな働きをするの？

私たちの体がきちんと機能するためにはタンパク質，脂質，糖質といった主要な栄養素だけでは不十分で，これらの栄養素が体内で適切に代謝利用されるためにはミネラルの働きが不可欠である。

7-2 ミネラルの機能

図7-2は周期律表からみた必須元素を示すものであるが，多量元素は最初の20番以内にあるのに対し，微量元素は53番のヨードを例外とし

H																	He
Li	Be											B	C	N	O	F	Ne
Na	Mg											Al	Si	P	S	Cl	Ar
K	Ca	Sc	Ti	V	Cr	Mn	Fe	Co	Ni	Cu	Zn	Ga	Ge	As	Se	Br	Kr
Rb	Sr	Y	Zr	Nb	Mo	Tc	Ru	Rh	Pd	Ag	Cd	In	Sn	Sb	Te	I	Xe
Cs	Ba	La	Hf	Ta	W	Re	Os	Ir	Pt	Au	Hg	Tl	Pb	Bi	Po	At	Rn
Fr	Ra	Ac															

Ce	Pr	Nd	Pm	Sm	Eu	Gd	Tb	Dy	Ho	Er	Tm	Yb	Lu
Th	Pa	U	Np	Pu	Am	Cm	Bk	Cf	Es	Fm	Md	No	Lr

図7-2　周期律表から見た微量元素
動物実験を含めて，必須性が確認された元素は色が塗ってある。そのうち，黒く塗ってあるのは主要元素で，灰色で塗ってあるのが微量元素である。アンダーラインが引いてある元素記号は，必須性が指摘されている元素である。

て23～43番以内にあり，ほとんどは荷電状態が変化しやすい遷移元素からなることが理解できる。約40億年の歳月を経て，ヒトを含めた哺乳動物はこれらの元素を巧妙に利用して進化してきている。すなわち，炭素，酸素，水素，窒素等の主要元素は安定な電子配置をもち共有結合により分子を形成するのに適している。一方，主要ミネラル群はイオン化傾向が大きいという性質をもち，生体膜でのイオンによる刺激伝達その他に有利である。微量元素第一群は電子の授受により酸化還元反応に有利で，エネルギー授受の触媒として有効にはたらき得る。生物はこのような元素本来の性質をうまく利用して進化しており，ミネラルの生理機能も基本的には元素の性質により規定されることが理解できる。

ミネラルは以下のような生理機能をもっている。

7-2-1　人体の構成成分（特に骨，歯など）

カルシウムとリンは塩として骨を形成し，動物の基本骨格を維持する役割をもっている。カルシウム，リン以外では，マグネシウム，ナトリウム，フッ素などが量的に多い（表7-1）。骨，歯の主成分は結晶型のヒドロキシアパタイト$3Ca_3(PO_4)_2 \cdot Ca(OH)_2$で表面には$CO_3^{2-}$が吸着されている。

7-2-2　体液の電解質組成

偏った食生活がミネラル不足を引き起こす。

ミネラルは体内で作ることができず，食べ物から摂取しなければならない。偏った食事，例えば“朝食はパンとコーヒー，昼食はインスタントラーメン，夕食は弁当という食生活”では食材が少ないため必要なミネラルを摂ることはできない。バランスのよい食事が大切である。

生体には体液とよばれる水溶液があり，これは細胞膜を境にして細胞内液と細胞外液に分けられる。したがって，体液中のミネラルは細胞膜をはさんで細胞外液と内液で平衡状態にあることになる。

細胞膜は特異な透過性をもっており，能動輸送を行うために細胞内液と外液ではミネラルの組成がだいぶ異なる。一般的にミネラルの膜透過には選択性がみられ，K^+，Rb^-，Cl^-，Br^-，NO_3^-は自由に出入りするが，Na^+，Li^+，HCO_3^-，CH_3COO^-等はゆっくり通し，SO_4^{2-}はほとんど通さない。一方，細胞膜には細胞内のNa^+を外へ汲み出し，逆に細胞外のK^+を汲み入れるナトリウムポンプの存在が知られている。結果的には，細胞外液と細胞内液ではNa^+イオン濃度に著しい差ができることになる（図7-3）。水は細胞膜を自由に通過でき，細胞膜をはさんでの電解質平衡は基本的にはミネラルと水の出入りにより維持されている。

7-2-3　血液の酸・塩基平衡

血液は外部から酸あるいはアルカリ生産物質が入った場合，体液のpHに変化が起こらないように調節されている。緩衝作用を与える系は血液中の重炭酸塩，リン酸塩，タンパク質の3つである。とくに重炭酸塩は重要で共通イオンの影響により緩衝作用を発揮している（弱酸とその塩すなわちH_2CO_3と$NaHCO_3$の共存系）。

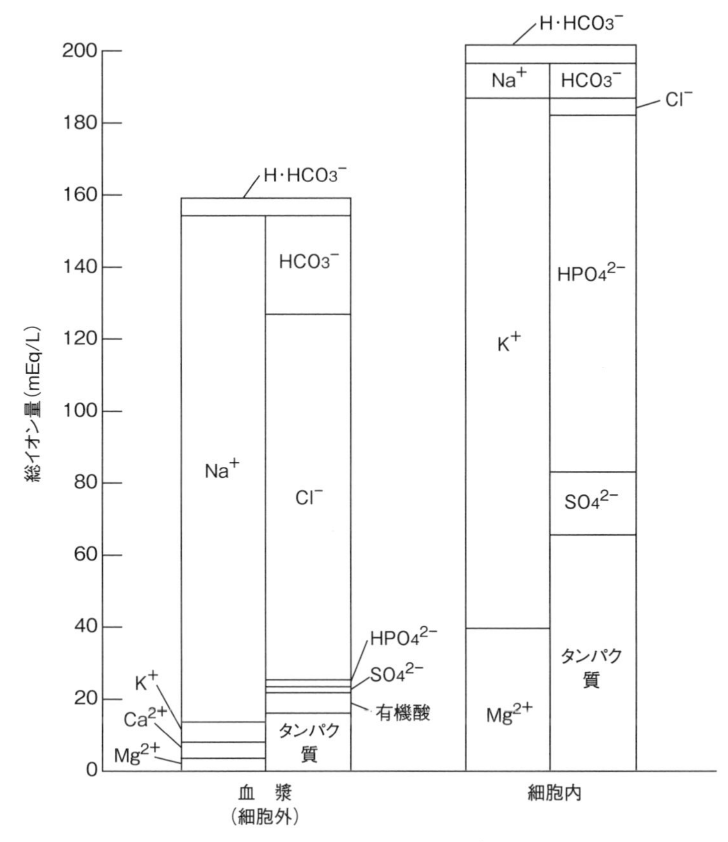

図7-3　血漿と細胞内水の電解質組成

重炭酸および重炭酸塩は血液中で下記のような平衡状態にある。

① H_2CO_3 ⇔ H^+ + HCO_3^-（平衡は左に傾いている）

② $NaHCO_3$ ⇔ Na^+ + HCO_3^-（平衡は右に傾いている）

もし，酸，例えば塩酸HClが血液中に入ってきた場合を考えてみると，H^+は①の式に従いHCO_3^-と反応してH_2CO_3を生成し，Cl^-はNa^+と対になり塩を形成するために②の解離反応が進められるだけで，結果としてH^+濃度はほとんど変化しない。アルカリすなわちNaOHが入った場合には，OH^-はH^+と反応してH_2Oとなり，Na^+はHCO_3^-と対になり②の左向きの反応が促進される一方で①の解離も同時に起こり，H^+濃度はほとんど変化しない。

一般に緩衝溶液のpHは反応系の弱酸とその塩の比率によって決定され，血液の場合の弱酸は炭酸，塩は重炭酸ナトリウムがこれに相当する。酸溶液の解離定数pKとpHの関係は下記のHenderson − Hasselbach式で表される。

$$pH = pK + \log[B^-]/[HB]$$（HBは弱酸，B^-は塩イオン）

したがって，血液の恒常的pH値7.4を維持するのには，炭酸のpKが

6.1であることからlog〔B^-〕/〔HB〕＝1.3すなわち〔B^-〕/〔HB〕＝20でなければならない。

血液の酸・塩基平衡は血液からのCO_2の呼気への排出によっても影響を受ける。ヒトの体は1日約500 gのCO_2を発生し，これは1N塩酸約10リットルに相当するとされる。もし，呼吸交換つまり血液から呼気へのCO_2の排出が遅いと血液中のCO_2量が増えるため血液は酸性となり，反対に呼吸が活発になると酸素交換が活発となって血液はアルカリ性になる。

血液pHの恒常性維持に対しては，上述の炭酸と重炭酸ナトリウムによる緩衝作用やタンパク質成分であるヘモグロビンによる中和作用以外に，腎臓が積極的に関与しており，血液が酸性に傾けば腎臓から有機酸やNaH_2PO_4（酸性）が排泄されたり，アンモニアによる中和排泄も行われ，アシドーシス（血液が酸性になること）を防ぐ。この際，血液中の酸の尿への排泄はナトリウムやその他のカチオン類との結合を伴い，尿中にCa^{2+}，Na^+，K^+，Mg^{2+}などが排出される傾向にあるので，体内のミネラルバランスを考える上で留意する必要がある。血液のアルカリ性への傾き（アルカローシス）はアルカリの排泄で調節される。

野菜に含まれる ミネラルの量が減っている！

化学肥料や農薬によって土壌のミネラルバランスが崩れ，近年の作物は昔に比べミネラル量が少なくなってきている。このこともミネラル不足を招きやすくしている原因の１つである。

血液pHの変動の原因としては，腎機能不全，強度の筋肉運動による乳酸の過剰産生があげられる。食品は含まれるミネラルの種類によりアルカリ性と酸性食品と分類されているが，少なくとも食物摂取の内容や条件によって体のpHが変動することはない。実際問題としては，ミネラルの酸性・アルカリ性に着目するよりも，栄養素のバランスに留意すれば血液のpHは一定に維持されると考えてよい。

7-2-4　酵素や生理活性物質と結合し活性や生理機能を調節する

微量元素の大部分は酵素タンパク質と結合して金属酵素を形成しており，補欠分子としてはたらいている。これらの金属は一般に遷移元素であり，窒素，酸素，硫黄などタンパク質中の重要な官能基の構成原子と安定な錯体を作りやすい。カルシウムやマグネシウムなどの主要ミネラルをはじめとして，生体に微量存在する銀，銅，マンガンなどは金属酵素を形成しており，それぞれ特有の機能を果たしている。

7-3　ミネラルの所要量および給源

ヒトが健康な生活を維持するために必要な栄養素の食事摂取基準が定められている。適正なミネラルの摂取量は以下の2種類の方法で推定できると考えられている。

7-3-1　最小必要量

ミネラル欠乏症が発生しない最小量のことである。最小必要量にある程度の安全率を上乗せして適正な摂取量を設定することができる。実際にセレン欠乏症である克山病（けしゃん）が予防できる最小値は成人男子では1日に19 μg，成人女子では14 μgであるとされている。ヨウ素についても1日の摂取量が50 μg以下になるとヨウ素欠乏により甲状腺腫が発生するとされている。これら以外のミネラルの最小必要量はわかっていない。

7-3-2　平衡維持量

ミネラルが毎日体内から失われる量を補えば少なくとも欠乏症になることはないから，平衡維持量を摂取すればミネラルの栄養状態は正常に保たれると考えられる。実際には体外に排泄されるすべてのミネラル量（尿，大便，汗，皮膚の欠落，毛髪の脱落，爪，精液，月経，呼気）を算出し，消化吸収率などを考慮して適正摂取量を求める方法である。従来の栄養所要量は欠乏症の予防を主眼としてきたが，第六次改定より過剰摂取による栄養障害を防ぐ上限値（許容上限摂取量）もあわせて設定された。ミネラルの食事摂取基準（2020年版）を第10章（p.155～159）に示す。

7-4　カルシウム

7-4-1　体内分布

人体中1.4％を占め，そのうちの99％はリン酸カルシウムとして骨と歯に存在し，人体を物理的に支えたり，歯に物理的強度を与える機能をしている。残りの1％は筋肉や血漿中に電解質として存在しており，以下に示す多彩な生理機能をもっている。

7-4-2　生理作用と代謝

表7-2　カルシウムの関与する生体反応

1	細胞分裂・増殖・分化の決定因子（皮膚の表皮細胞等において）
2	細胞内へのホルモンの情報伝達因子
3	血液凝固反応
4	筋肉の収縮
5	血球の活性化－白血球の貪食作用，血小板の変形，分泌，リンパ球の幼弱化
6	神経伝達
7	生体膜の物質輸送
8	酵素の補助因子（Cofactor）

これらの多くの作用は細胞内に存在するカルシウム結合タンパク質に対するカルシウムの解離・結合によって行われる。とくに2の反応においては細胞外からのカルシウム流入をカルモジュリンとよばれるタンパク質が検知し，細胞内のタンパク質リン酸化酵素活性を上昇させることにより，細胞外の情報を細胞内に伝達する役割を担っていることが明らかにされている。

血液中のカルシウム濃度は図7-4に示すように，骨からのカルシウムの溶出（骨吸収）と骨への取り込み（骨形成）および小腸からの吸収量を調節することにより，その濃度が10 mg/100 mLに厳密に維持されている。すなわち，カルシウム濃度が7 mg/100 mL以下になると上皮小体ホルモン（PTH）が分泌され骨からのカルシウム溶出が促進される（骨吸収）。同時にPTHは活性型ビタミンDの合成を促進し，小腸内におけるカルシウム結合タンパク質の合成をうながすことにより，カルシウム吸収量を増加させる。血液中の濃度が10 mg/100 mL以上になると甲状腺からカルシトニンが分泌され，PTHの濃度を低下させ，カルシウムの骨への取り込み（骨形成）が促進される。

日本人は慢性的にカルシウムが足りない！

健康維持に必要なカルシウムの摂取量（600 mg/日）が設定されているが，ここ30年間日本人のカルシウム摂取量はこの目標値に達したことがない。飽食といわれる現代，糖質や脂質は摂りすぎているのにミネラルは圧倒的に不足しがちである。

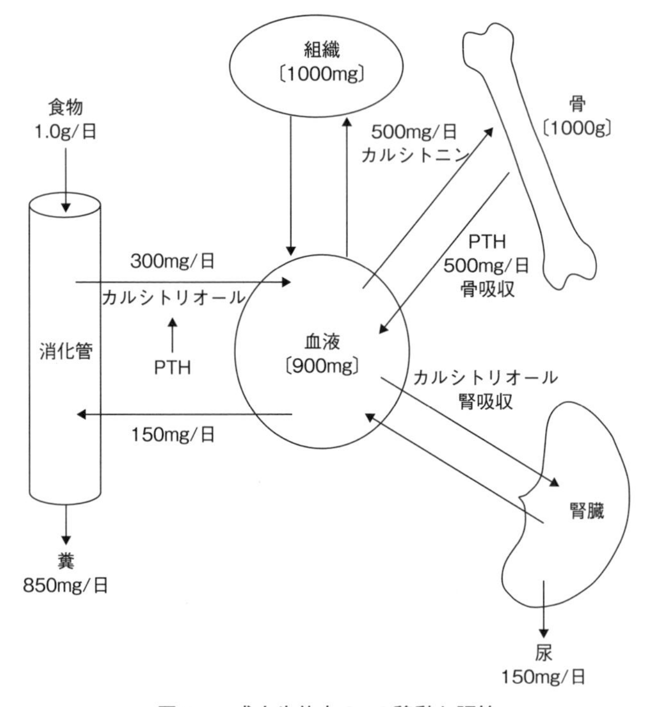

図7-4　成人生体内Caの移動と調節

このように，骨は体の物理的支柱としての役割のみならず，カルシウムの貯蔵元としても重要である。一般的にカルシウム不足になると骨からのカルシウム溶出（骨吸収）が刺激され，細胞内や血液中の濃度は逆に高くなる傾向にある。このため，血管平滑筋の収縮が起こりやすくなり血圧上昇を悪化させる恐れがあるから注意を要する。

図7-5に人のカルシウム量の年齢変化を示す。人の総カルシウム量は成熟とともに増加し，30～35歳で最大になり，40歳頃から減少を始める。加齢に伴うカルシウム量の低下は特に閉経後の女性で著しく，これは主に骨量の減少に起因する。骨量減少に伴い骨がもろくなる症状を骨粗鬆症（osteoporosis）という。

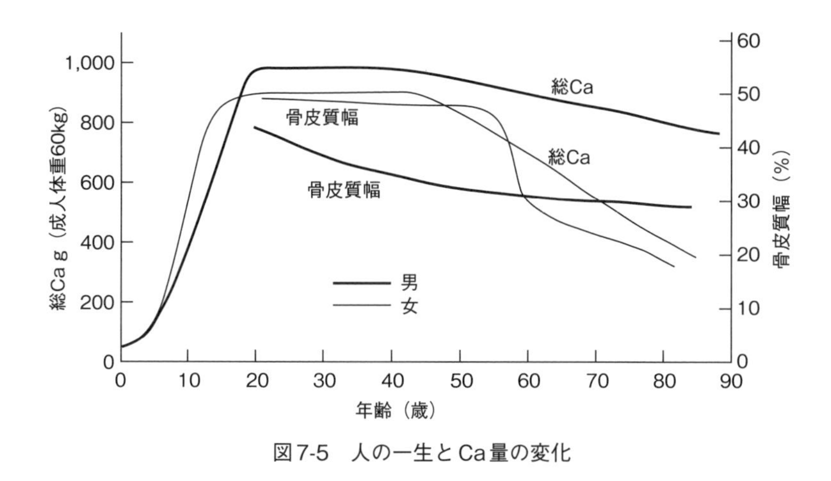

図7-5　人の一生とCa量の変化

カルシウムは小腸の上部では主に能動輸送，下部では受動輸送により吸収され，正常のカルシウム摂取状態では主に受動輸送が働いている（図7-6）。カルシウムが効率よく吸収されるには食物中のカルシウム/リンの比率が1：1かあるいは2：1が適当とされている。

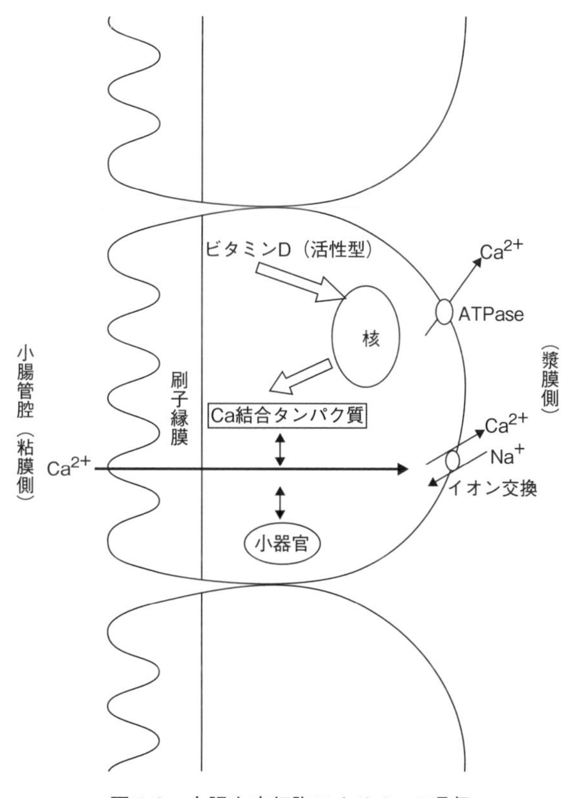

図7-6　小腸上皮細胞によるCaの吸収

気をつけたい ほかのミネラルとのバランス！

カルシウム不足を気にするあまり，カルシウムに偏ったミネラルの摂り方をするのも問題である。カルシウムの量が多すぎるとマグネシウムや鉄，亜鉛の吸収が妨げられてしまうので，バランスよい摂取を心がけよう。カルシウムとマグネシウムは2対1の比率で摂るのが望ましいとされている。

7-5　リ　ン

7-5-1　体内分布

リンはカルシウムに次ぐ主要なミネラルで，80％がヒドロキシアパタイトとして骨に，10％がリン脂質・核酸・リンタンパク質の成分として，残り10％が代謝中間体その他の成分として存在している。

7-5-2　生理作用と代謝

リンの関与する代謝反応も下記に示すように多岐にわたり，当然ながら生命維持上必須の機能をもつ（表7-3）。

表7-3　リンの生理作用

1	リンはカルシウム，マグネシウムとともに骨の主要な成分
2	細胞膜を構成するリン脂質あるいはリポタンパク質の成分
3	ＡＴＰやクレアチンリン酸等の高エネルギーリン化合物の成分
4	種々の代謝反応における代謝中間体（例えば解糖経路におけるリン酸化合物）
5	核酸や補酵素の成分（DNA，RNA，NADPH等）
6	リン酸塩として浸透圧や酸・塩基平衡の維持に関与

リンは主に無機塩として腸管から吸収され，活性型ビタミンＤにより吸収が促進される。すでに，カルシウムの項で述べているようにリンとカルシウムには相互作用があり，その摂取比のバランスは1：1が望ましいとされている。しかし，摂取範囲が2：1～1：2であれば拮抗作用による健康障害は起こりにくいとされる。リンの摂取過剰によりカルシウム／リンの比率がアンバランスになると副甲状腺ホルモンが分泌され，骨吸収によりカルシウムが骨から溶出し，カルシウムのバランスは負に傾く。

リンは植物性食品や動物性食品に豊富に含まれているので通常の食事で不足することはなく，むしろ過剰摂取が問題視されている。カルシウム摂取が一定のとき，リンを過剰摂取すると上述の理由によりカルシウム不足になる。そのため，加工食品の摂取に伴う高リン食状態は骨粗鬆症に対する危険因子とされている。

リンの過剰摂取がとくに問題になるのは腎不全患者においてである。腎不全患者では腎臓でのリン排泄が極度に低下しているため，高リン血症となりやすい。高リン血症は活性型ビタミンＤの合成を阻害する一方，副甲状腺ホルモンの分泌亢進をもたらし，腎性骨異栄養症の発症に対する危険因子と考えられている。

7-6　カリウム

7-6-1　体内分布

細胞内液電解質として体組織全般に広く分布する。

7-6-2　生理作用と代謝

カリウムはナトリウムとは対照的に細胞内液の電解質として，細胞内液の浸透圧の維持，酸・塩基平衡の調節に関与し細胞の基本機能を担うミネラルである。また，神経や筋肉の興奮の維持，あるいはある種の酵素（pyruvate kinaseなど）の補助因子としても機能している。

カリウムは腎臓においてナトリウムの排泄を促し，ナトリウム貯留における高血圧発症を抑制すると考えられている。カリウム摂取を増加させると脳血管障害による死亡率が減少したという報告もあり，カリウム含量の高い野菜や果物の摂取が推奨されている。ナトリウム摂取量が多いときにはナトリウムとともにカリウムも尿中に排泄されるため，細胞内からカリウムの動員が起き，カリウム濃度は低下する。ナトリウム摂取が多い場合にはカリウムの十分な摂取が必要であり，推奨されるナトリウム/カリウムの推奨摂取比率は1：2とされている。食品中にはカリウムが十分に含まれており，カリウム摂取不足は通常みられない。

下痢や利尿促進などで水分とともに大量のカリウムが失われると低カリウム血症となり，筋力低下，無気力，反射の低下などが起こる。夏ばても大量発汗による低カリウム血症が原因と考えられている。

腎機能が正常である限り過剰に摂取されたカリウムは腎臓でほとんど排泄され，高カリウム血症はきたさない。カリウムの恒常性は鉱質コルチコイドにより維持され，アルドステロンは尿細管でのカリウムイオンの排泄を増加させる。

7-7 イ オ ウ

7-7-1 体内分布

含硫アミノ酸を形成し，タンパク質成分（ケラチン）として毛髪，爪，皮膚中に多量存在する。またコンドロイチン硫酸多糖として腱や軟骨中にも多量含まれている。その他SH原子団を有する化合物として全組織の細胞内に広く分布する。

7-7-2 生理作用と代謝

イオウの生理作用は以下のようにまとめられる

(1) 含硫アミノ酸（システイン，メチオニン）を形成し，皮膚，毛髪，爪などの構造タンパク質成分として機能する。また，含硫脂質，コンドロイチン硫酸多糖などの体組織構造成分を形成する。

(2) 細胞内においてSH基を有する一群の活性化合物（グルタチオン，コエンザイムA，リポ酸，SH酵素）を形成し，酸化還元反応等の酵素反応に関与する一方，補酵素としてアシル基転移反応等を触媒する。

栄養上有効なイオウの供給源は食品タンパク質中の含硫アミノ酸（システイン，メチオニン）である。したがって，タンパク質栄養が健全であれば，意識しなくてもイオウ摂取量は適切となる。異化については，含硫アミノ酸の代謝過程で硫酸塩や硫酸エステルが生成され，尿に排泄される。

7-8 塩　　素

7-8-1 体内分布

ナトリウムとともに細胞外液の陰イオン電解質として全身の細胞に存在する。

7-8-2 生理作用と代謝

細胞外液の陰イオン成分として浸透圧，水分平衡および酸塩基平衡等生命の基本機能の維持を担っている。また，胃酸の成分（塩酸）として，ペプシンの活性化及び酸性pHの確保による腐敗防止など適正な胃内環境の保持に寄与している。

ナトリウムイオンと塩素イオンは食事よりほとんどが食塩（NaCl）として摂取され，お互いに密接な代謝関係にある。ナトリウムの移動は必ず塩素の移動を伴い，さらにナトリウムと塩素の移動に伴い，水が移動するというように，ナトリウム，塩素，水は不可分の代謝関係にある。すなわち，塩素イオンの調節は体内のナトリウムイオンと同様に体内の水分調節機構と連動して機能しており，中枢神経系，自律神経系，内分泌ホルモン系，腎臓における排泄調節系を通じて体液恒常性が維持されている。

塩素が欠乏すると，胃液の酸度が低下し，食欲減退や消化不良が生じる。塩素イオンはすみやかに細胞膜を通過して，尿や汗に排泄されるので，食塩を多量摂取しても，塩素に関する限り，過剰障害は起こらない。

海藻のアルギン酸はナトリウムとカリウムのバランスを正す！

海藻に含まれるアルギン酸は食物繊維の1つで，海藻中で主にカリウムと結合して存在している。アルギン酸に結合して摂取されたカリウムは，胃では胃酸の酸性によりアルギン酸と離れ，体内へ吸収されるようになる。さらにアルギン酸は小腸にたどり着くと，小腸はアルカリ性なので，今度は，小腸に多くあるナトリウムと結合し，ナトリウムとともに排泄される。つまり，アルギン酸は体内のカリウムを増やし，ナトリウムを減らすことにより両者のバランスをとるのに最適の食材といえる。

7-9 ナトリウム

7-9-1 体内分布

細胞外液の主要な陽イオン電解質として体全体に分布する。

7-9-2 生理作用と代謝

細胞外液の主要な陽イオンとして浸透圧の維持，水分平衡の調節及び酸塩基平衡の維持に関与している。この他，神経や筋肉の興奮性の維持にも関与している。

ナトリウムとカリウムの細胞内外での分布は相互に逆の関係にあり（図7-3），ナトリウムはカリウムと交換する形で常に能動輸送によって細胞内から外へ汲み出される（Na-K-ATPase）。またナトリウムの細胞内への輸送は受動的であるが，細胞内外のナトリウムの濃度差に基づく電気化学的勾配を駆動力として逆にグルコースの細胞内への能動輸送が行われる（図7-7）。ちなみにグルコースの輸送担体はグルコースとナトリウム両方に対する結合部位をもち，ナトリウムの電気化学的勾配に基づくエネルギーにより細胞外のグルコースを細胞内へと輸送する。

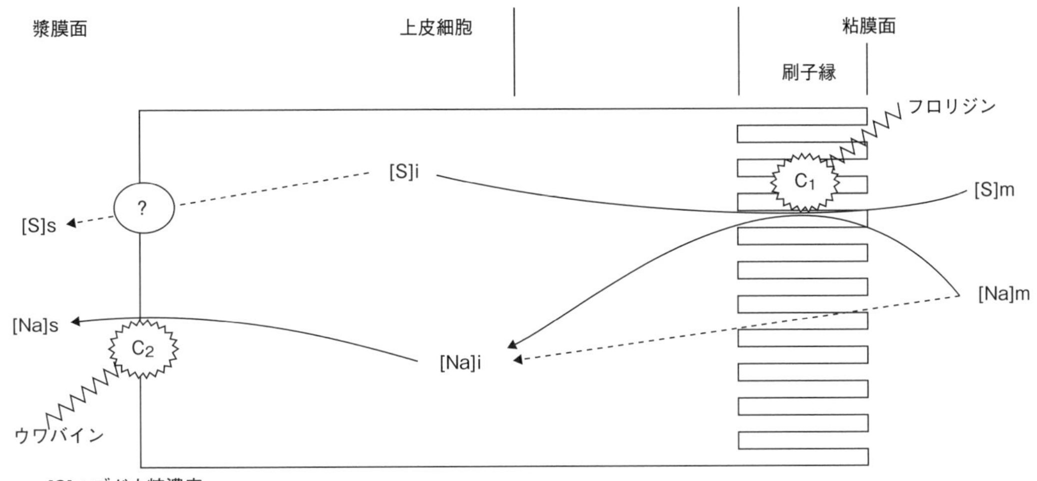

図7-7　Na^+輸送と糖輸送の共役

ナトリウムはそのほとんどが食塩として摂取され，体液の浸透圧および外液量の維持という生命の基本機能を担うイオンである。ナトリウムイオンの移動は水の移動を伴い，ナトリウム・水は不可分の関係にある。したがって，体内のナトリウムイオン調節機構は体内水分の調節機構と連動して機能しており，中枢神経系（視床下部の口渇中枢など），自律神経系，内分泌ホルモン系（アルドステロン，抗利尿ホルモンなど），腎臓における排泄調節を通じて体液量および体液濃度の恒常性が維持されている。ちなみに，食塩摂取量の増加は水分摂取の増加を同時に要求し，浸透圧維持のため体液量は一時的には増加せざるを得ないと考えられる。

日本人の食塩摂取量は地域により差がみられ，東日本で高く，西日本で低い。食塩の摂取と高血圧との関連が論じられてきている。高度の食塩摂取が高血圧症を誘発するとは必ずしも結論づけられてはいないが，食塩過剰摂取状態が長期にわたる場合，その集団には高血圧症の発症頻度が増加し，脳血管障害や心疾患の罹患率が上がることが，古くから疫学的にはよく知られている。しかしながら，食塩を負荷しても血圧が上昇する人もいれば，上昇しない人もあり，食塩過剰摂取による高血圧症の発症はある程度遺伝的に規定されていると考えられている。

7-10　マグネシウム

7-10-1　体内分布

骨格に70％が存在しており，残りは筋肉などに電解質として存在している。筋肉ではカルシウムより濃度が高い。また電解質としては細胞外液より内液の濃度が高い。

7-10-2 生理作用と代謝

マグネシウムはリン酸マグネシウムや炭酸マグネシウムとして骨や歯を形成している。電解質としては神経や筋肉の興奮性の維持に関与している他，約300種類以上の酵素類すなわちキナーゼ類，ムターゼ類，ホスファターゼ類の補助因子（cofactor）として作用する。とくにミトコンドリアにおける電子伝達系の働きに必須とされる。また，ATPを基質とするリン酸基転移，水解反応に関与しており，カルシウムの細胞外輸送のエネルギー供給を担うカルシウム・マグネシウム依存性ATPaseの反応に必須である（図7−6)。

マグネシウムはカルシウムの細胞外への輸送に必須なばかりでなく，細胞内へのカルシウムの流入に対して拮抗的に作用し，カルシウム濃度の細胞内外の濃度差維持に寄与している。低マグネシウム血症と循環器系疾患（虚血性心疾患，動脈硬化症，高血圧など）との関連が検討されており硬水（カルシウム・マグネシウムが多い水）地域では虚血性心疾患が少ないことも知られている。また，カルシウムに対するマグネシウムの相対的欠乏が虚血性心疾患の危険因子となるとの報告もあり，この意味においてマグネシウムは天然のカルシウム拮抗剤と考えられる。実験的にも低マグネシウム状態では血管平滑筋の収縮が亢進していることが明らかにされている。マグネシウムの循環器系疾患への関与に関しては十分に実証されていない点もあるが，マグネシウム欠乏にならないよう注意する必要がある。インスタント食品や加工食品の摂取量が増加している昨今の食状態ではマグネシウムの摂取不足が懸念されている。

7-11 鉄

7-11-1 体内分布

鉄は生体内に約4g存在し，その70％は酸素運搬（赤血球のヘモグロビン，筋肉細胞のミオグロビン）や電子伝達系の生体機能に関わる機能鉄であり，残り30％は肝臓や骨髄などに存在するフェリチンやヘモシデリン（フェリチンが変性凝集したコロイド状物質）などの貯蔵鉄である。

7-11-2 生理作用と代謝

鉄はFe^{2+}のFe^{3+}への可逆的変化を基本として生体内の酸化還元反応に関与している。生理作用は以下のようにまとめられる。

(1) ポルフィリン核の中央にFeが入ったヘム化合物（ヘモグロビン，ミオグロビン）を構成し，酸素の運搬貯留の機能を担っている（図7−8)。

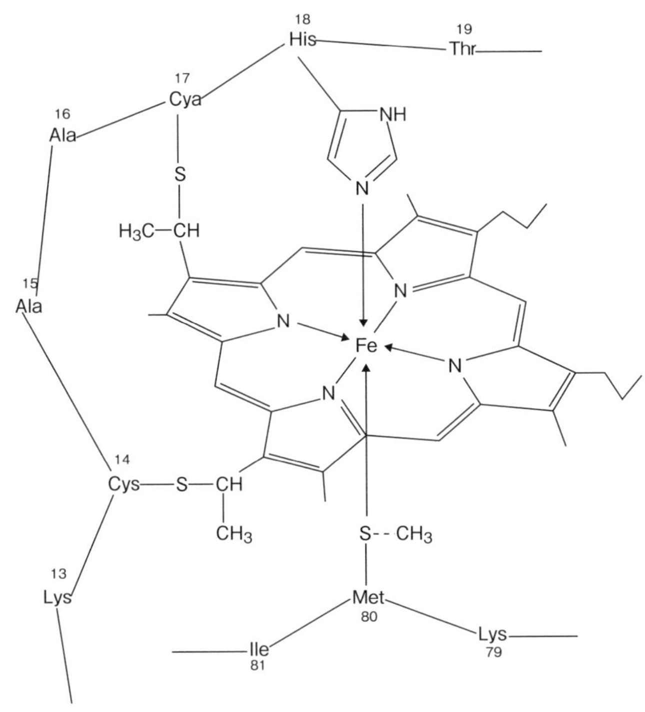

図7-8　チトクロムcにおけるヘムの配位

(2) ヘムタンパク質（チトクロム，カタラーゼ，ペルオキシダーゼ）の構成成分として電子の授受を行い，酸化還元反応を触媒する。

(3) 遷移金属元素として酵素を補助賦活する。

鉄はカルシウムとともに最も欠乏しやすいミネラルである。鉄の排泄量は著しく少ないので吸収量の調節によって恒常性が維持されている。つまり，体内の鉄が不足になると吸収は増大し，過剰になると吸収は低下する。このような調節は小腸粘膜吸収上皮細胞における能動輸送によって行われており，鉄輸送タンパク質の活性が鉄の要求量に応じて増減されると考えられている。

さらに，吸収細胞内では鉄結合タンパク質であるアポフェリチンの生成量が鉄の供給量に応じて増減し，吸収量の調節に一役かっている（図7-9）。すなわち，鉄欠乏時にはアポフェリチンの生成量が低く抑えられており，吸収細胞内に入った鉄はそのまま漿膜側へと移動し，血液中のトランスフェリンと結合し血流に入る。鉄が過剰な場合は誘導生成されたアポフェリチンと結合し細胞内にトラップされ，体内への鉄の流入は低く抑えられる。ちなみに，アポフェリチンは1分子あたり4,300の鉄原子と結合することができるとされる。鉄欠乏時には貯蔵鉄であるフェリチンから鉄が遊離して，体内要求に応じて供給される。

食品中の鉄の形態や共存物も鉄吸収率に影響する。動物性食品中の鉄の多くはヘム型の形態であることから鉄輸送タンパク質を介さない経路

冷え性と鉄不足の意外な関係！

鉄は赤血球の成分であるヘモグロビンと結びついて酸素を全身に運ぶ役割をもち，エネルギー生産に関わっている。したがって，鉄不足は体熱生産の低下につながり，血液循環も悪くなり，冷え性になりやすい。女性はただでさえ貧血と冷え性になりやすいので，バランスの悪い食生活による鉄不足にはとくに注意が必要である。

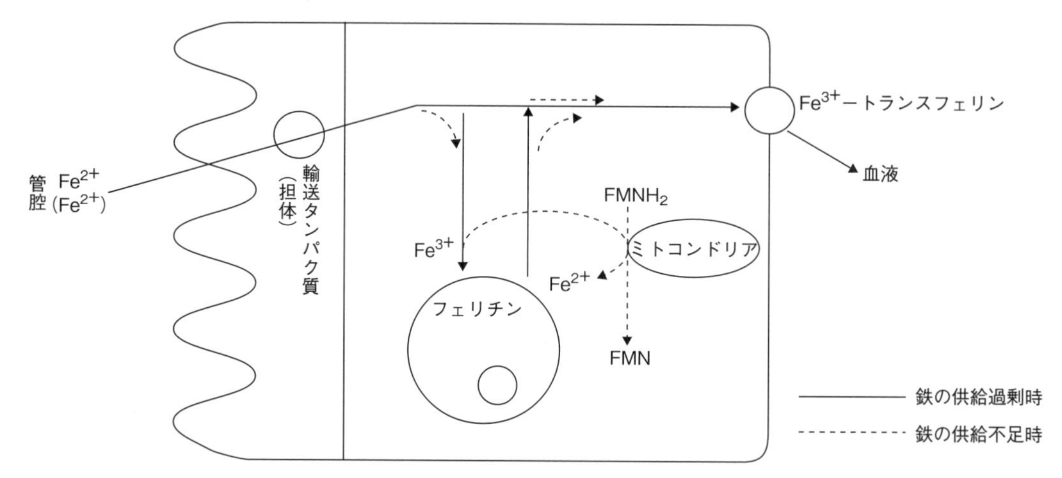

図7-9　小腸上皮細胞における非ヘム鉄吸収の調節

で吸収され，植物性食品の鉄に比較して吸収率が高い。植物性食品中の鉄は三価鉄であり，吸収されるには胃で二価鉄に還元されなければならない。したがって，ビタミンCなどの還元性物質の共存は鉄の吸収率を高める。反対に鉄と難溶性の塩を形成するリン酸，フィチン酸，タンニン等は鉄吸収を阻害する。

わずかな量でたくさんの役割をもっている亜鉛！

多くの働きがある亜鉛だが，消費されやすく日本人ではとくに不足がちである。米は亜鉛の供給源であるが，亜鉛含量の少ないパンが米にとって代わり，さらに亜鉛の吸収を妨げる食品添加物を使った食品が多くなるなどの理由により亜鉛不足が起こりやすくなっている。

7-12　亜　鉛

7-12-1　体内分布

ヒトには2〜2.5gの亜鉛が含まれ，その55％は筋肉に，30％は骨にある。その他，新陳代謝の盛んな皮膚，血液，肝臓，膵臓，腎臓に多い。脳には亜鉛は少ないが海馬域には多く，システインを含むタンパク質と結合して存在している。

7-12-2　生理作用と代謝

亜鉛は生体内代謝に必要な多種の酵素反応に補助因子あるいは賦活因子として関与し，酵素との結合様式から，触媒的なもの，共作用的，構造的なものに分類される。触媒的なものとしてはアルコール脱水素酵素，アルカリフォスファターゼ，カルボキシペプチダーゼAなどがあり，構造的なものとしてはプロテインキナーゼC，ステロイドリセプターがあげられる。また，膵臓ランゲルハンス島のβ細胞の分泌顆粒中ではインスリンと錯塩を形成して存在している。

亜鉛の生理的貯蔵は限られている。高度栄養輸液を供与されている患者や人口栄養児では不足の恐れがある。亜鉛欠乏では皮膚萎縮，脱毛，性腺機能低下，食欲及び味覚の低下，免疫機能低下，自己免疫疾患，うつ状態，虚血性心臓疾患や耐糖能異常などが生じる。また，脳においては亜鉛欠乏で記憶作用が傷害をうけ，神経伝導速度も遅延する。

7-13 銅

7-13-1 体内分布

酵素の補助因子として，肝臓，脳，脾臓，腎臓に多い。血漿中の銅はほとんどグロブリンに結合している。

7-13-2 生理作用と代謝

銅はFe^{2+}をFe^{3+}に酸化するフェロオキシダーゼなどの酵素の補助あるいは賦活因子である。銅が欠乏すると活性が低下し，結果的にはヘムの合成が低下して貧血になる。銅は食物中に過剰も欠乏も生じない範囲で存在しており，特殊な条件でない限り過剰症も欠乏もみられない。なお，血中の銅輸送担体であるセルロプラスミン（ferroxidaseと同一物質）の遺伝的合成障害であるウイルソン病では脳，肝，角膜などに銅が蓄積し，神経，精神障害，肝障害を起こす。

7-14 マンガン

7-14-1 体内分布

酵素の賦活因子として全身に広く分布する。細胞内においてはミトコンドリア中に多い。

7-14-2 生理作用と代謝

賦活因子として多種多様の酵素反応に関与している。マンガン金属酵素として，スーパーオキシドジスムターゼ（抗酸化），ピルビン酸カルボキシラーゼ（糖新生），アルギナーゼ（尿素サイクル），カタラーゼ（抗酸化）がある。またマンガンにより賦活化される酵素としてホスホエノールピルビン酸カルボキシラーゼ（糖新生），グリコシルトランスフェラーゼ（糖タンパク質合成），グルタミンシンテターゼ（アンモニア代謝），ファネシルピロリン酸シンテターゼ（コレステロール生合成），ペルオキシダーゼ（抗酸化）などがある。

骨のプロテオグリカン合成にマンガンが関与し，マンガン欠乏では軟骨の多糖が減少する。また，欠乏時には生殖機能障害もみられる。マンガン中毒では，脳の線状体が障害され，精神障害も起こる。

7-15 ヨウ素

7-15-1 体内分布

人体には15～20 mgのヨウ素が含まれており，その70～80 %は甲状腺にある。甲状腺中ではチログロブリンと結合して存在する。

7-15-2 生理作用と代謝

甲状腺ホルモン（チロキシン（T_4），トリヨードチロニン（T_3））の構成成分として機能している。T_4は甲状腺で生産され，血中ではほとんどチログロブリンと結合して循環し，T_3に変換されてホルモン作用を発揮する。

ヨウ素は海水中に含まれ，海産物中に濃縮されている。摂取されたヨウ素は甲状腺に集積されて甲状腺ホルモンの材料となる。甲状腺ホルモンは酸化的反応や代謝を促進するので，過剰のホルモン分泌により酸素消費量が増大し，体温上昇や脈拍の増加などがみられ，いわゆるバセドー氏病が発症する。

山岳地帯の国々では水にもヨウ素が少なく，その地方の植物にも少ない。したがって，コンブやワカメなどの乾燥海産物がヨウ素の給源として有効である。日本食はヨウ素を豊富に含有し，不足の心配はない。

7-16 セレン

7-16-1 体内分布

腎皮質，膵臓，脳下垂体および肝臓に多い。

7-16-2 生理作用と代謝

グルタチオンペルオキシダーゼ（GSH−Px）中にセレノシステインとして含まれる。GSH−Pxは下記のようにグルタチオン（GSH）を酸化型（GSSG）に転換するペルオキシダーゼ反応を触媒する。この反応は過酸化水素を基質として利用し，水へと転換する。

$$2GSH + H_2O_2 \rightarrow GSSG + H_2O$$

セレン欠乏時には肝臓や血清中のGSH − Px活性が著しく低下し，これと同調して肝臓のグルタチオン（GSH）濃度が上昇する。

組織中の過酸化水素は，生体膜を構成する多価不飽和脂肪酸をヒドロキシペルオキシドへと酸化し，続く連鎖反応によって脂肪酸は分解あるいは重合して生体膜が損傷される。セレンはすでに生成した過酸化水素をこのように分解することにより，生体膜の安定化に寄与している。ビタミンEはセレン同様に抗酸化作用をもっているが，フリーラジカルにプロトンを供与することにより過酸化脂質の生成を防止している。

同様な作用を示すグルタチオンS-トランスフェラーゼはセレンを含まず，セレン欠乏により，むしろ活性が上昇して補償的役割を果たす。しかし，GSH−Pxとは異なり，H_2O_2とは反応しない。

セレン化合物の中にはセレン化水素（H_2Se）のように金属との反応性に富んだ物質が存在することはよく知られている。体内にとりこまれたセレンも重金属や類金属の体内動態に影響を与え，さらにそれらの毒性を軽減するというユニークな性質を有することが判明している。

セレンの吸収は生理的な調節を受けておらず，その恒常性の維持は主に排泄量の調節によって行われているようである。亜セレン酸溶液として与えたセレンの吸収率は，毒性が現れるほど多量のセレンを与えられたラットでも90％以上である。動物は多くのセレン化合物を生成し，尿や呼気にそれらを排泄する。排泄されるセレン代謝産物の量は，セレン摂取量に応じて増加する。

セレンを比較的多く含む食品として魚介類，畜産物および穀物類があげられる。穀物中のセレン含量は穀類の栽培される地域の土壌中のセレン濃度に依存している。日本人のセレン摂取に特徴的なことは，セレン含量の高い北米産輸入穀物とともに魚介類への依存が大きいことである。日本人のセレン摂取は平均すれば量的に十分といえる。セレン欠乏によって引き起こされる疾病としては，中国における風土病として知られ，致死性の心筋障害を伴う克山病がある。

7-17 モリブデン

7-17-1 体内分布

肝臓と腎臓における濃度が比較的高い。

7-17-2 生理作用と代謝

サルフェートオキシダーゼ，キサンチンオキシダーゼ，キサンチンデヒドロゲナーゼ，アルデヒドオキシダーゼ，ナイトレートリダクターゼの構成成分である。

食物中のモリブデンおよび可溶性のモリブデン酸塩錯体は容易に吸収される。尿中に排泄されるモリブデン量は環境レベルによって影響を受ける。血液中の濃度に関してはデータにかなりのばらつきがあり，これは測定された地域環境のモリブデン濃度を反映している可能性がある。所要量が少ないので，一般的には食事によるモリブデン欠乏は起こりにくい。

水の硬度って何？

硬度とは，水中のミネラル分の量（mg/L）を示している。国によって計算方法が違うが，日本では（カルシウム×2.5）＋（マグネシウム×4）で求めた数値で表す。一般的に，硬度が100未満なら軟水，100～300なら中硬水，300以上なら硬水と分類される。

7-18 コバルト

7-18-1 体内分布

ビタミンB_{12}の構成成分として全身の細胞に分布している。

7-18-2 生理作用と代謝

ビタミンB_{12}構成成分としてアシル基の転移反応に関与している。

コバルトは必須微量元素ではあるが，微量で足りるため通常の食事摂取により欠乏することはない。逆にコバルトを過剰摂取・吸収すると毒性が発現される。

7-19 クロム

7-19-1 体内分布

体内のクロム分布は必ずしも一様ではない。動物実験では加齢によって肝臓，心臓，脂肪組織，筋肉や骨格においてはクロム含量が減少し，脾臓と血清では増加する。また糖尿病ラットではクロムの全体濃度が減少するがインスリン投与により正常値にもどる。

7-19-2 生理作用と代謝

インスリンが適正に機能するために必要な耐糖因子（glucose tolerance factor, GTF）を構成するとされる。クロムはインスリンの作用を強め，細胞によるブドウ糖の取り込みを高める。またリポプロテインリパーゼ活性の活性化因子として作用している可能性も指摘されている。ラットにクロムを長期間投与すると血清コレステロール濃度は減少し，大動脈硬化病巣は減っていたとの報告がある。さらに，クロムは選択的にクロマチンDNAに結合し，インスリン作用を強めるよう遺伝子発現を調節している。老化が進行すると耐糖能異常が増加するので，当然インスリン抵抗性が生じる。したがって，クロムはこの抵抗性を改善しうる可能性が推定されている。

クロムはトランスフェリンと拮抗的に結合して第二鉄とともに移動し，貯蔵される可能性が示唆されている。生物学的活性をもつクロムは代謝プールとして貯蔵され，必要に応じて動員されると考えられている。

クロムの吸収と利用性に関しては不明な点が多い。無機クロムの吸収率は低く，0.5～1％と報告されている。有機クロム複合体の吸収率は動物では10～25％とされる。有機クロムはすぐ代謝に利用されるようだが，無機クロムは配位して生物学的に活性な分子へと変換される必要がある。

参考図書

1） 栄養機能化学研究会編：「栄養機能化学」，朝倉書店（1996）
2） 小原哲次郎，木村修一監修：「最新栄養学」，建帛社（1987）
3） 武藤泰敏：「消化・吸収」，第一出版（1991）

8 エネルギー代謝

エネルギー代謝とは，生命現象に伴うエネルギー[1]の出入りと変換のことを示し，物質代謝をエネルギーの観点から見た表現である。ヒトは，食事からタンパク質，脂質，炭水化物の3大栄養素[2]を摂取し，エネルギー源として骨格筋にタンパク質，皮下や腸間膜などに脂肪，肝臓や筋肉にグリコーゲンを貯蔵している。生物は生命活動を行うためにエネルギーが必要であるが，生体内におけるエネルギーは，ATP（アデノシン3-リン酸）が利用される。ATPはADP（アデノシン2-リン酸）に変換することでエネルギーを発生し，生命活動や体温維持，姿勢保持や各種動作，体内物質の合成・分解などに利用される。すなわち，食事から取り込み，体内に蓄えたエネルギーを筋収縮（機械的エネルギー），神経伝達（電気的エネルギー），物質構成（化学的エネルギー），体温調節（熱エネルギー）などに変換することをエネルギー代謝という。エネルギーの摂取と消費のバランスは体重の増減や肥満の形成に大きく影響する。

1）エネルギーの国際単位は、「kJ（キロジュール）」であるが、日本では現在も「kcal（キロカロリー）」が主に用いられており、1 kcal= 4.184 kJである。

2）3大栄養素（タンパク質（Protein）、脂質（Fat）、糖質（Carbohydrate））のカロリーベースでの摂取バランスをPFCバランスと言い、糖質は55～65％、タンパク質は12～13％、脂質は20～30％のPFCバランスが理想的と考えられている。また、脂質を25～30％以下に抑えることが生活習慣病を予防するための食生活指針の考え方の1つになっている。

8-1 エネルギー収支

8-1-1 食品から得られるエネルギーについて

ヒトは食品中の3大栄養素であるタンパク質，脂質，炭水化物からエネルギーを得ることができるが，生体で利用される実質的な食品の利用エネルギーは，消化吸収率や排泄を考慮して求められる。これらをエネルギー換算係数という。一般的に，タンパク質，脂質，炭水化物のエネルギー換算係数は，それぞれ4，9，4 kcal/gと考えられている。

（1）糖質のエネルギー量

炭水化物（炭水化物＝糖質＋食物繊維）は，穀類などに多く含まれる。したがって，我々は植物によって作られた炭水化物を食事として摂取し，エネルギーとして利用している。糖質は消化酵素の作用によりブドウ糖（グルコース）などの単糖へ分解され，吸収される。炭水化物の中でも特に糖質は，摂取直後より優先的にエネルギー源として使われる栄養素である。体に取り込まれた糖質は，解糖系→TCA回路→電子伝達系→

酸化的リン酸化の過程を経てATPに合成される（図8-1)。TCA回路では，1モルのグルコースから38モルあるいは36モルのATPが合成される。糖質をエネルギーに変換する過程で，ビタミンB群が補酵素として必要となる。糖質は，1 gにつき約4 kcalのエネルギーとなる。また糖質は，エネルギー源として利用されるだけでなく，肝臓でグリコーゲンに合成されて貯蔵エネルギーとしても蓄えられ，体内のグルコースが不足した場合，分解しエネルギーとして利用される。

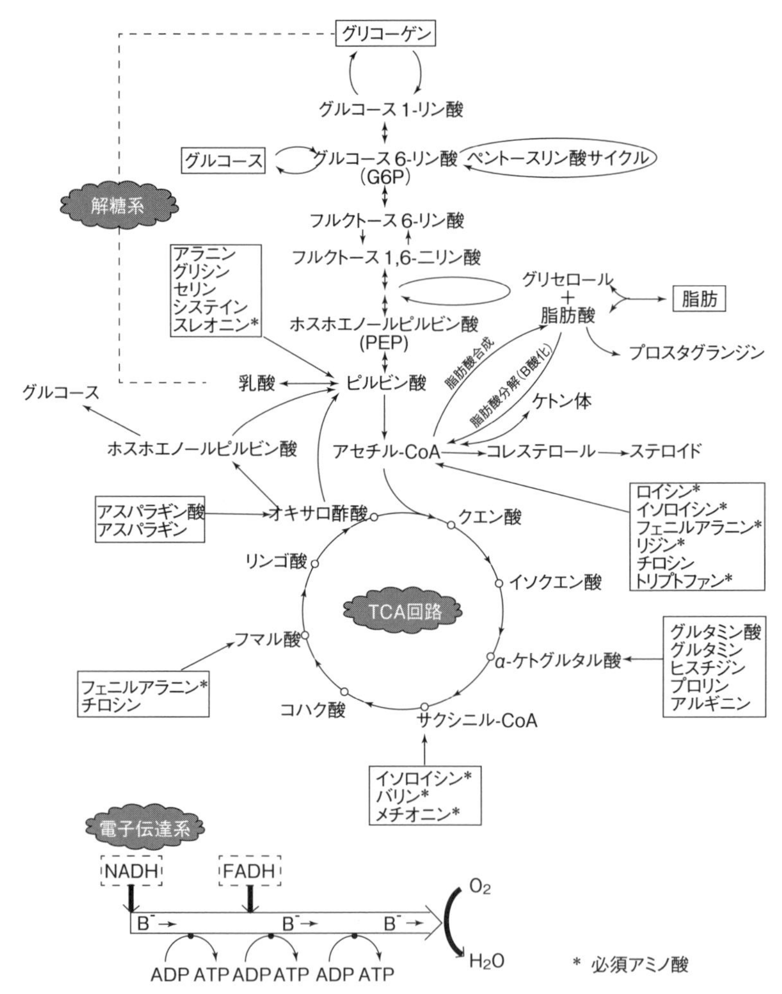

図8-1　栄養素のエネルギー代謝過程（樋口　満，臨床成人病，31，598-602，2001）

（2）脂質のエネルギー量

脂質は，効率の良いエネルギー源である。脂質の中でもエネルギーとして利用されるのは脂肪酸とグリセロールが結合したトリアシルグリセロールである。我々は，調理に使用する食用油（サラダ油，大豆油，綿実油など）や動物脂肪（牛脂，ラードなど）など様々な形で脂質を摂取している。脂肪は，1 gにつき約9 kcalのエネルギーを有しており，他のエネルギー源（炭水化物やタンパク質）と比べ重量当たりのカロリーが約2.25倍と大きい。またエネルギー貯蔵物質であるグリコーゲンは，生体内で水分子と結合した形で貯蔵されるため，さらに重くなり嵩張るのに対して，脂肪は疎水性のため水と結合せず効率的に貯蔵される。生体内では，結合している水を含めた重量当たりで比較すると，脂肪はグリコーゲンの約6倍ものエネルギーを蓄えることが可能となる。このように脂肪は，大量のエネルギーを貯蔵するのに適した生体物質と言える。

食事から摂取されたトリアシルグリセロールは，リパーゼの作用を受けモノアシルグリセロールと脂肪酸に分解される。脂肪酸は，脂肪組織に貯蔵されるが，必要に応じて脂肪組織から遊離し，臓器や筋肉に運ばれる。その後脂肪酸は，各組織の細胞内ミトコンドリアでβ酸化されアセチル-CoAに分解され，TCA回路で代謝されて，ATPが合成される。1モルのパルミチン酸（C16：0）から129モルのATPが合成される。糖質と比較して効率的にエネルギーを産生できる。

（3）タンパク質のエネルギー量

通常，アミノ酸は体内プール（アミノ酸プール）に不足分がないよう保持されている。その多くは，タンパク質合成に使われ，ほとんどエネルギー源として利用されることはない。すなわち，生体ではタンパク質の合成と分解が常に起こっており通常の状態では窒素の平衡状態（窒素平衡）が保たれている。過剰摂取したタンパク質や体タンパク質の分解に伴い遊離したアミノ酸はアミノ基を失い，残された炭素骨格は，ピルビン酸，アセチルCoAまたはTCA回路の中間体へ代謝されATP合成に利用されるか，糖や脂肪酸合成の基質になる。タンパク質は，1 g当たり4 kcalの熱量を有している。

炭水化物や脂質の摂取が少ない場合，体内のアミノ酸はタンパク質の合成よりもエネルギー産生に利用される。

（4）食品の持つ熱量

食品の熱量（カロリー）は，一般的にたんぱく質，脂質，灰分，水分を実測し，計算により炭水化物を求めた値に各栄養素の熱量を乗じて算出される。この他にも直接食品を燃焼し消費したカロリーで求める方法（燃焼式カロリーメーター）などがある。食品に表示されている栄養成分表示の熱量は，実測した値を用いてアトウォーターのエネルギー換算係数を用いて求めたもの，あるいは原材料の配合割合からアトウォーターのエネルギー換算係数により算出した理論値のいずれかによって得られた値が記載されている。アトウォーターの換算係数を表8-1に，栄養表示基準で規定されている熱量換算係数を表8-2に示す。我々は，食品の栄養成分表示から摂取する熱量を把握でき，栄養成分表示がない食品や素材については「日本食品標準成分表2020年版（八訂）」から情報を

表8-1　Atwaterの換算係数

成　分	物理的燃焼熱(kcal/g)	消化吸収率(%)	排泄熱量(kcal/g)	換算係数(kcal/g)
タンパク質	5.7	92		4
脂　質	9.4	95	1.25	9
炭水化物（糖質）	4.1	97		4

表8-2　栄養表示基準における熱量換算係数

成　分		熱量換算係数(kcal/g)	備　考
脂質・脂肪		9	
タンパク質		4	
炭水化物	消化性	4	デンプン・砂糖など小腸までで吸収されるもの
	難消化性	0～3	糖アルコール，オリゴ糖など
	食物繊維	0～2	
	エタノール	7	酒類
	有機酸	3	

得ることができる。

8-1-2　総エネルギー消費量(total energy expenditure:TEE)

（1）基礎代謝

覚醒状態で必要な最小限のエネルギーが基礎代謝量（basal metabolic rate : BMR）である。すなわち，何もせず生命活動を維持するために体が生理的に行っている活動であり，その活動に必要なエネルギーをいう。年齢ごとの基礎代謝基準値と基礎代謝量を表8-3に示す。基礎代謝量（kcal/日）は基礎代謝基準値（kcal/kg（体重）/日）×基準体重（kg）として算定されている。基礎代謝基準値とは，これまでの報告より求められた体重1kg当たりの基礎代謝量の代表値である。

基礎代謝量は，早朝空腹時（約12時間以上の絶食），快適な室温（25℃程度）において安静仰臥位（仰向けに寝た姿勢）で筋の緊張を最小限にした状態かつ覚醒状態で測定される。総エネルギー量（TEE）を基礎代謝量（BMR）で割った値を身体活動レベル（physical activity level : PAL）という。成人における身体活動レベルの標準値は，1.75程度と考えられている。成人の場合，基礎代謝量（BMR）は，総エネルギー量（TEE）の約60％を占めることになる。基礎代謝量（BMR）は，一般に女性より男性，高齢者より若年成人の方が大きいが，これは各臓器・組織における代謝率（kcal/kg/日）の差に起因すると考えられる。基礎代謝量（BMR）は，体格の影響が大きいため体重を含む推定式が多く出されているが，日本人を対象として信頼性が高い基礎代謝量（BMR）の推定式として，（独）国立健康・栄養研究所が発表している

表8-3　参照体重における基礎代謝量

年齢（歳）	男性 基礎代謝基準値（kcal/kg体重/日）	男性 基準体重（kg）	男性 基礎代謝量（kcal/日）	女性 基礎代謝基準値（kcal/kg体重/日）	女性 基準体重（kg）	女性 基礎代謝量（kcal/日）
1～2	61.0	11.5	700	59.7	11.0	660
3～5	54.8	16.5	900	52.2	16.1	840
6～7	44.3	22.2	980	41.9	21.9	920
8～9	40.8	28.0	1,140	38.3	27.4	1,050
10～11	37.4	35.6	1,330	34.8	36.3	1,260
12～14	31.0	49.0	1,520	29.6	47.5	1,410
15～17	27.0	59.7	1,610	25.3	51.9	1,310
18～29	24.0	63.2	1,520	22.1	50.0	1,110
30～49	22.3	68.5	1,530	21.7	53.1	1,150
50～69	21.5	65.3	1,400	20.7	53.0	1,100
70以上	21.5	60.0	1,290	20.7	49.5	1,020

Ganpuleの式がある。

男性のBMR = (0.0481×W＋0.0234×H−0.0138×A−0.4235)×1,000/4.186

女性のBMR = (0.0481×W＋0.0234×H−0.0138×A−0.9708)×1,000/4.186

W：体重（kg），H：身長（cm），A：年齢（歳）

（2）食事誘導性体熱産生

食後にみられる体温の上昇は，エネルギー消費の亢進による熱産生である。タンパク質を摂取した後に顕著な熱産生が観察されたため，これまで長い間「特異動的作用（specific dynamic action）」と言われていたが，近年では，糖質や脂質を摂取した後でもみられることから「食事誘導性体熱産生（diet-induced thermogenesis：DIT）」と呼ばれることが多い。エネルギー摂取量の6～10％程度がDITとして消費されると考えられている。

（3）身体活動

身体活動は，「安静時より余分にエネルギーを消費する全ての営み」と定義されている。すなわち，基礎代謝や熱産生以外の身体活動によるエネルギー消費のことを言い，例えば，生活，家事，仕事，運動，歩行などがこれに含まれる。身体活動は，総エネルギー量のおよそ3割程度を占めている。ただし，身体活動レベル（PAL）は普通に生活している人でも個々人によって大きく異なる（PAL=1.4～2.5）。スポーツ選手や重労働をしている人では，PALが総エネルギーの5割を超える場合もある。日本人の摂取基準では，身体活動の強度を示す指標には，メッツ値（metabolic equivalent：座位安静時代謝量の倍数として表した各身体活動の強度の指標）と動作強度（Af：Activity factor：基礎代謝量の倍数として表した各身体活動の強度の指標）がある。メッツ値×1.1≒Afの関係がある。身体活動レベルを3段階に区別した活動内容と活動時

表8-4　身体活動レベル別にみた活動内容と活動時間の代表例

身体活動レベル*1	低い（Ⅰ）	ふつう（Ⅱ）	高い（Ⅲ）
	1.50 (1.40～1.60)	1.75 (1.60～1.90)	2.00 (1.90～2.20)
日常生活の内容*2	生活の大部分が座位で，静的な活動が中心の場合	座位中心の仕事だが，職場内での移動や立位での作業・接客等，あるいは通勤・買い物・家事，軽いスポーツ等のいずれかを含む場合	移動や立位の多い仕事への従事者，あるいは，スポーツ等余暇における活発な運動習慣を持っている場合
中程度の強度（3.0～5.9メッツ）の身体活動の1日あたりの合計時間（時間/日）*3	1.65	2.06	2.53
仕事での1日あたりの合計歩行時間(時間/日)*3	0.25	0.54	1.00

＊1　代表値。（　）内はおよその範囲。

＊2　Black, *et al.*, Ishikawa-Tanaka, *et al.* を参考に，身体活動レベル（PAL）に及ぼす職業の影響が大きいことを考慮して作成。

＊3　Ishikawa-Tanaka, *et al.*1による。

間の代表例を表8-4に示す。

8-1-3　消費エネルギーの測定法

エネルギー消費量の測定法は，仕事（kJ）あるいは熱量（kcal）を直接測定する「直接法」と呼気ガスより算出する「間接法」がある。

（1）直接法

直接法は，密閉された専用の測定室あるいはスーツを用いて発生した熱量を直接測る方法である。専用の測定室を用いた測定では，被験者が発生した熱を室内を循環させた水の温度上昇から測定する。装置が大がかりで，被験者の活動内容も限定されるため最近ではほとんど用いられていない。

（2）間接法

ヒトは，3大栄養素であるタンパク質，脂質，炭水化物を摂取しエネルギーを産生するが，これらの栄養素はATP産生の過程で酸素を消費し，呼気中に二酸化炭素を排出する。また，尿中へ窒素を排泄する。消費した酸素 (O_2) と呼気中に産生された二酸化炭素 (CO_2) の比 (CO_2/O_2) を呼吸商（RQ : respiratory quotient）という。

1）糖質を基質としたときの反応

$$C_6H_{12}O_6 + 6\ O_2 \longrightarrow 6\ CO_2 + 6\ H_2O + 673\ \text{kcal}$$

＊1 mol = 6×10^{23}個 = 22.4 L

酸素１Ｌ当たり得られる熱量は，673 ÷ 6 ÷ 22.4＊=5.01（kcal/L）となる。糖質のみ消費した場合の呼吸商（RQ）は，6 CO_2 ÷ 6 O_2 = 1になる。

2）脂質を基質としたときの反応の場合

酸素1L当たりに得られるエネルギーは，4.69（kcal/L）で，呼吸商は0.707になる。この値は，代表的な脂肪酸の値を平均して得られた値である。

パルミチン酸を例にあげると，次のようになる。

$$CH_3(CH_2)_{14}COOH + 23O_2 \longrightarrow 16CO_2 + 16H_2O + 129ATP$$

呼吸商（RQ）は，$16CO_2 \div 23O_2 = 0.696$となる。

3）タンパク質を基質としたときの反応

タンパク質は，代謝された後尿中に排泄される。したがって，尿中の窒素量を測定すれば消費されたタンパク質量を推定することができる。タンパク質の呼吸商（RQ）は，およそ0.81～0.83である。体内で燃焼したタンパク質量は，尿中窒素量に窒素係数（6.25）を乗じて求められる。これにタンパク質1gあたりの酸素消費量（0.95 L）と二酸化炭素生成量（0.76 L）を乗じると，燃焼したタンパク質による酸素消費量と二酸化炭素生成量を出すことができる。この値を，一定時間の酸素消費量，二酸化炭素生成量の実測値から引けば，体内で燃焼した糖および脂質の混合体による酸素消費量，二酸化炭素生成量を求めることができる。ここで求まる呼吸商を非タンパク質呼吸商と呼ぶ。

$$\text{非タンパク質呼吸商} = \frac{\text{全}CO_2\text{発生量} - \text{タンパク質による}CO_2\text{発生量}}{\text{全}O_2\text{消費量} - \text{タンパク質による}O_2\text{消費}}$$

炭水化物と脂肪は最終的に二酸化炭素と水にまで分解され，タンパク質は尿中窒素にまで分解されるので，呼吸による呼気中の酸素および二酸化炭素の濃度と容積および尿中窒素量を測定して以下の式からエネルギー消費量を求めることができる。

$$\text{エネルギー消費量(kcal)} = 3.941 \times \text{酸素摂取量} + 1.106 \times \text{二酸化炭素産生量} - 2.17 \times \text{尿中窒素量}$$

8-1-4　総エネルギー消費量の測定法の実際

（1）エネルギー代謝測定室

ヒューマンカロリメーターやメタボリックチャンバー（写真1　外観と室内）などと言われる部屋で被験者が数時間から数日間過ごしエネルギー代謝量を測定する。ガス濃度や流量などの測定機器を備えており，被験者が消費する酸素と排気する二酸化酸素濃度や量を流量計とガス濃度分析計により測定する。これらの値からエネルギー消費量を推定する。数時間以上におよぶエネルギー消費量を精度良く測定できるが，活動範囲が室内に限られるため生活実態を反映した総エネルギー量と異なる。

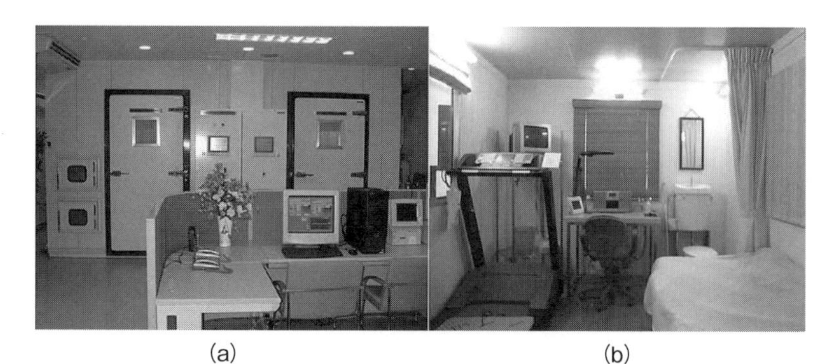

(a)　　　　　　　　　　　　　　(b)

写真１　エネルギー代謝測定室の外観（a）と室内（b）
（(独）国立健康・栄養研究所より提供）

（2）二重標識水（doubly labeled water : DLW）法

安定同位体の水素（^{2}H）と酸素（^{18}O）でラベルした飲料水を用いてエネルギー消費量を測定する方法である。日常生活におけるエネルギー消費量の測定方法の中で最も正確な測定が可能な方法である。日本における食事摂取基準のエネルギー必要量は，DLW法によって測定された値を基準に策定されている。

二重標識水摂取後，採尿を行い，尿中の同位体元素の量を質量分析計を用いて測定し，^{18}Oと^{16}Oの存在比（$^{18}O/^{16}O$）と^{2}Hと^{1}Hの存在比（$^{2}H/^{1}H$）を対数で示しグラフ化すると図8-2のようになる。これより二酸化炭素の排出量を推定し，摂取した食物の基質構成比などから推定した呼吸商から酸素消費量を求め，エネルギー量を算出する。

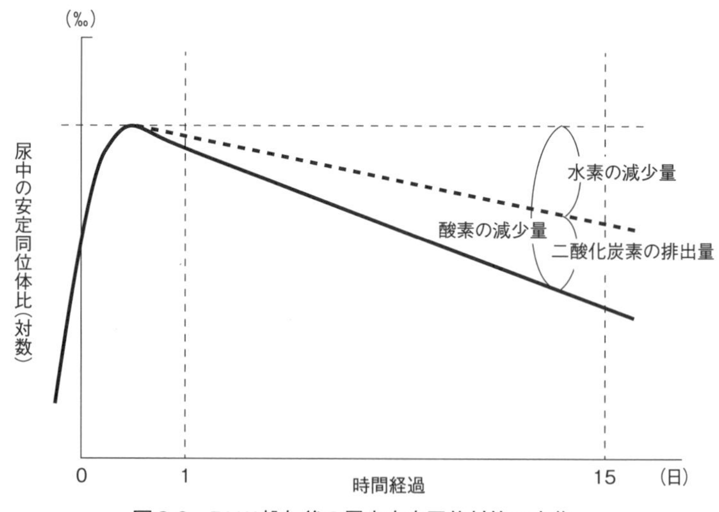

図8-2　DLW投与後の尿中安定同位対比の変化
（田中茂穂，静脈経腸栄養，24，1013-1019，2009）

（3）加速度計法

身体活動に伴う加速度の大きさはエネルギー消費量と強い相関がある。このことを利用してエネルギー消費量を推定する方法である。最近の歩数計は，歩数のみでなく加速度を計測するものも多く販売されている。これらの多くは，一次元（上下）の加速度であるのに対し，二〜三次元の加速度計もある。必ずしも加速度の大きさがエネルギー消費量と一致しない場合（例えば，自転車漕ぎ，坂道の上り下り，重いものを持って立つなど）もあり，相対的な評価には適しているが，加速度計の種類によっては推定精度に大きな相違がある。一般的に加速度計は，1日のエネルギー消費量を過小評価する傾向にあると考えられている。

（4）その他の測定方法

ダグラスバッグ法や携帯型代謝測定装置がある。短時間のエネルギー代謝を評価する方法として用いることが多い。例として，ダグラスバッグ法（写真2）について簡単に説明すると，写真にあるようなバッグを背負い，一定の運動や作業などの負荷を与え，バッグに集められる呼気中の二酸化炭素と酸素からエネルギー消費量を求める方法である。

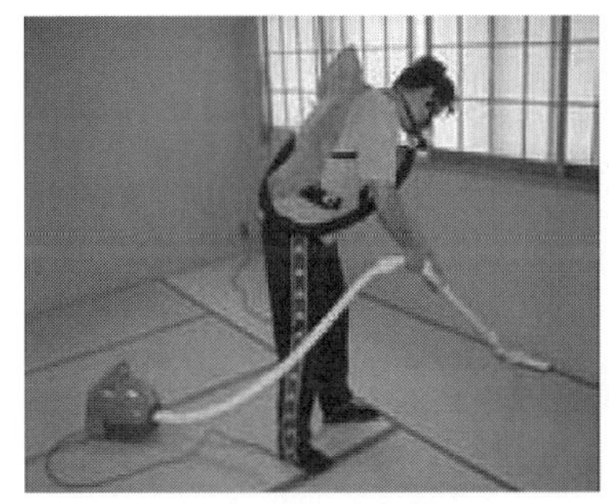
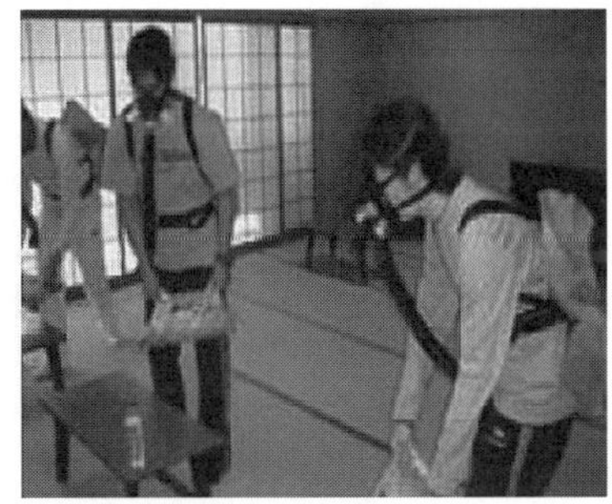

写真2-1　ダグラスバッグを背負い一定の作業を行っている
（(独) 国立健康・栄養研究所編：健康・栄養ニュース　8巻　3号，2009）

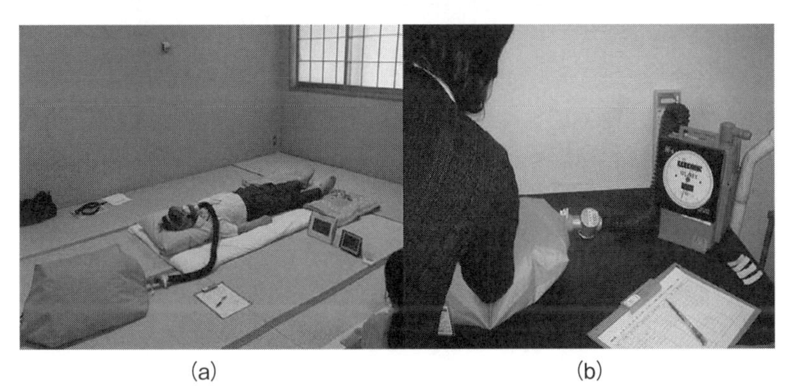

(a)　(b)

写真2-2　ダグラスバッグを用いた基礎代謝量の測定 (a) と流量測定 (b) の様子
（(独) 国立健康・栄養研究所より提供）

8-1-5　エネルギーの食事摂取基準

エネルギーに関する食事摂取基準（2020年版）については第10章（p.144〜147）に記載されている。エネルギー必要量の計算には，参照体重における基礎代謝量（基礎代謝基準値（kcal/kg体重/日），表10-9参照）が用いられ，推定エネルギー必要量（kcal/日）（表10-11）として，身体活動レベル（表10-10）別に表されている。合わせて目標とするBMIの範囲も示されている（表10-8）。

参考図書

小林修平編，「健康づくりの栄養学」，建帛社（2013）.
樋口　満，臨床成人病，31，598-602（2001）.
田中茂穂，静脈経腸栄養，24，1013-1019（2009）.
馬場忠雄，山城雄一郎編，「新臨床栄養学 第2版」，医学書院（2012）.

9 食物と健康

9-1 ライフスタイルと生活習慣病

近年，日本の食生活が欧米化しつつあることと，運動不足，ストレス，喫煙などが原因で，糖尿病，肥満，高血圧，心臓病，がん（悪性新生物）などが増加しつつあり，これらを生活習慣病という（図9-1）。特に，日本人は欧米人と比較して糖尿病の患者が多く，糖尿病が強く疑われる人は約950万人。糖尿病の可能性が否定できない人は約1,100万人，合わせて約2,050万人と推定されている。これらの病気は以前，成人病と呼ばれていたが，生活習慣が深く関わっていることから，1996年に厚生省は，生活習慣病[1]という名称を導入した。小児期から健康づくりに励めば，これらの病気の発症予防につながるというわけである。国民の医療費が増大しつつある今日，発病そのものを予防する一次予防への関心が高まっている。

日本人の食生活が，第二次世界大戦以降約50年間に高塩分・高炭水

1）生活習慣病：ここでとりあげた糖尿病，高血圧，動脈硬化，肥満，がん以外に，近年，脂肪肝，胆石症，アルツハイマー病などの脳疾患，大腸炎なども食生活との関連性が明らかになりつつあり，生活習慣病である可能性がある。これらの疾病の発症も欧米型の食生活，すなわち高脂肪，高カロリー摂取と密接な関係があると考えられている。

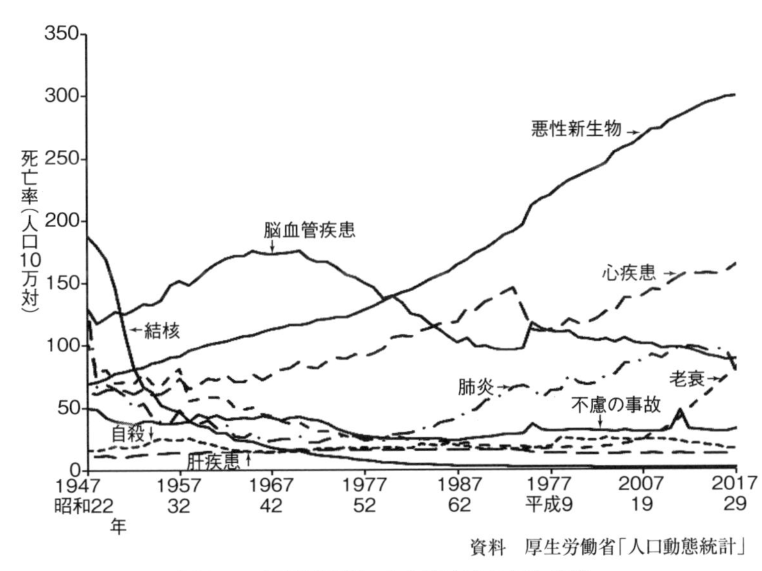

資料　厚生労働省「人口動態統計」

図9-1　主要死因別にみた死亡率の年次推移

化物・低動物性タンパク質という旧来の食事パターンから，動物性タンパク質や脂肪の増加など大きな変化を遂げたことは，感染症や脳出血などの減少の一因となった。しかし一方で，近年，糖尿病，心臓疾患，がんなどの生活習慣病の増加が深刻な問題となってきており，これらの発症に食生活との関連が見られるものが多い（表9-1）。疫学的調査によると日本人と比べて，日系アメリカ人で高脂血症や糖尿病有病率が高く，しかも幼少時よりアメリカで育った二世でさらに高いことが示されており，食生活の重要性が指摘されている。もともと日本食は米と豆腐や味噌汁，納豆などの大豆食品，魚介類を中心としたものであったが，これらはいずれも生活習慣病の予防に有益である。生活習慣病を予防するその他の食品成分なども次々に特定されつつある。

表9-1　栄養素の摂取量の年次変化（全国，1人1日当たり）

栄養素＼年次	1975	1980	1985	1990	1997	2002	2007	2012
エネルギー（kcal）	2,188	2,084	2,088	2,026	2,007	1,930	1,898	1,874
タンパク質（g）	80.0	79.9	79.0	78.7	80.5	72.2	69.8	68.0
動物性タンパク質（g）	38.9	39.2	40.1	41.1	43.9	39.0	38.0	36.4
脂肪（g）	52.0	52.4	56.9	56.9	59.3	54.4	55.1	55.0
動物性脂肪（g）	27.4	27.2	27.6	27.5	29.7	27.2	27.7	28.0
炭水化物（g）	337	313	298	287	273	271	264	259.8
食塩（g）	14.0	13.0	12.1	12.5	12.9	11.4	10.6	10.0
穀類エネルギー比率（%）	49.8	48.7	47.2	45.5	40.6	42.1	42.3	42.1
動物性タンパク質比率（%）	48.6	50.3	50.8	52.6	54.5	52.3	52.5	51.8

（平成24年度厚生労働省国民健康・栄養調査報告）

9-2　糖尿病

飽食の時代といわれる今日，糖尿病の発症頻度は歴史上最も高く，全世界で1億人とされている。死因としては，糖尿病が直接の原因である糖尿病性昏睡はわずか1～4％にすぎず，多くは血管性合併症（心筋梗塞，脳血管障害，糖尿病性腎症）で45～75％を占めている。また，死に至らないまでも併発する神経障害や網膜症が糖尿病患者に与える苦痛ははかり知れない。

糖尿病患者は現在，日本を含めた先進国で多く，インスリン非依存性（2型糖尿病）の糖尿病が圧倒的に多い（95％以上）。インスリン依存性糖尿病（1型糖尿病）は発症に膵臓ランゲルハンス島のβ細胞がウイルス感染などで破壊されてインスリンの産生が弱まりインスリンが十分に分泌できないのが原因である。このタイプは若年層に急激に発症し，インスリン治療が必要である。2型糖尿病[2]はインスリンは分泌されるが，インスリンを必要とする組織がインスリンに十分対応できないのが原因

2）　2型糖尿病：筋肉や脂肪組織におけるグルコースの利用の低下や肝臓における糖新生の亢進によるものと考えられている。

で，異常が発見されるまでに30～40年と時間がかかる。発症するまで自覚症状がなく，放置して病気が進行すると，体重減少，のどの乾き，尿量の増加が現れる。糖尿病の進展に伴い活性酸素も増加し，様々な疾患（動脈硬化，神経障害，網膜症，腎症など）の原因となる。

活性酸素

酸素分子から発生する様々な活性酸素種（酸素フリーラジカル）には，スーパーオキシド，過酸化水素，ヒドロキシラジカルなどがあり，ヒドロキシラジカルが最も反応性が高い。生体膜に多い多価不飽和脂肪酸は，活性酸素による攻撃を受けやすく，酸化されると過酸化脂質（脂質ヒドロペルオキシド，脂質アルコキシラジカルなど）を生じる。脂質以外にもDNAやタンパク質も活性酸素の攻撃を受け，核酸の修飾（8-ヒドロキシ-デオキシグアニジンなど）やタンパク質の低分子化，ラジカル重合反応による高分子化が起こる。喫煙，糖尿病，炎症，脂質酸化物の摂取，ストレスなどは生体内での活性酸素を増加させる。生体内の抗酸化物質としてビタミンCやビタミンEがあり，抗酸化系の酵素として，スーパーオキシドジスムターゼやグルタチオンペルオキシダーゼなどがある。活性酸素の増加は，老化も早めるといわれている。

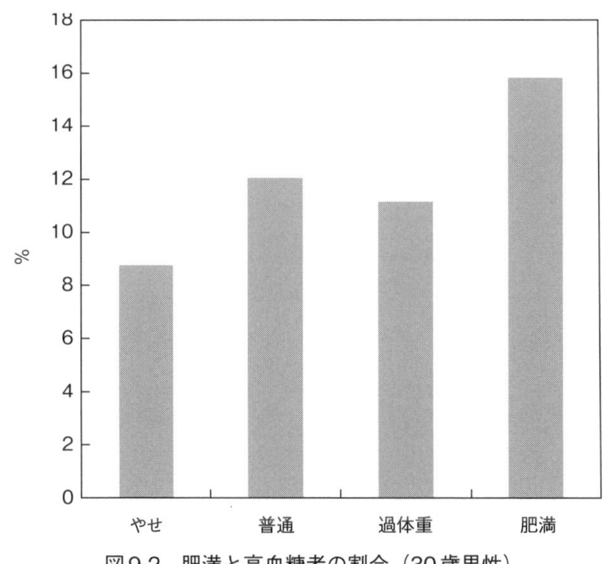

図9-2　肥満と高血糖者の割合（30歳男性）
血糖値100mg/100mL以上の人
（厚生労働省ホームページ）

高血糖になりやすい食生活（高脂肪食，高エネルギー摂取，食物繊維不足），運動不足，ストレス（糖新生の亢進）が2型糖尿病の増加に寄与している（図9-2）。2型糖尿病の原因の1つは，筋肉細胞や脂肪組織の細胞へのグルコースの取り込みが低下することによる。筋肉細胞にはGLUT4（インスリン依存性糖輸送担体4）というタンパク質が存在し，インスリンの作用で細胞膜に移動し，グルコースを細胞内に通過させ，血糖値の低下に一部寄与している。このGLUT4は運動の継続で増加し，

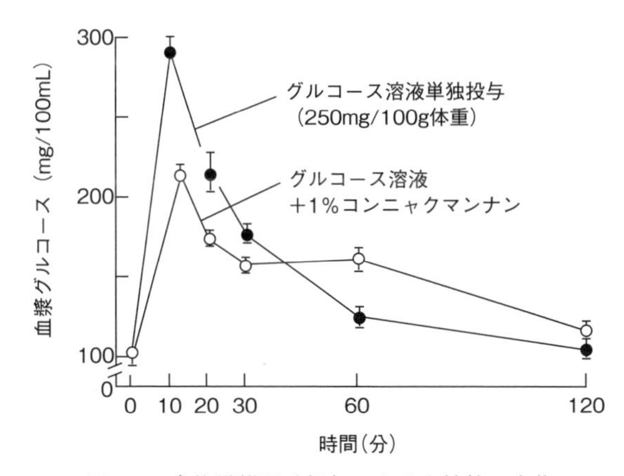

図9-3　食物繊維同時投与による血糖値の変化
（海老原　清ほか，1981）

血糖値の低下につながる。食物繊維の摂取により，グルコースの小腸からの吸収速度が緩和され，血糖の上昇が抑えられる（図9-3）。

9-3 高 血 圧

高血圧は，脳卒中，心臓病などの引き金となる。高血圧の主な要因としては，高食塩摂取，カリウム摂取不足，過食，運動不足，肥満（内臓脂肪貯留），多量飲酒，ストレス（ストレスにより交換神経活動が高まる）などがある。したがって，食生活の改善で高血圧はかなり予防できる。とくに，減塩食，野菜に多いカリウムや食物繊維の摂取の増加，エネルギー摂取の抑制，タンパク質の十分な摂取，カルシウム（牛乳に多い）やマグネシウム（海草に多い）の摂取の増加をはかることが高血圧を予防する上で大切である。現在の日本人の食塩の摂取は1日平均で10gを超えているが，1日に必用な食塩摂取量は1g以下である。高血圧における生活習慣の改善目標の1つとして，食塩摂取量を1日7～8g程度にという指導基準が提示されている。

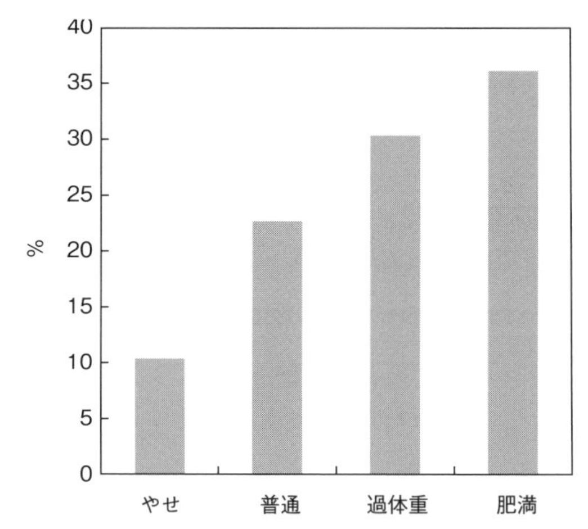

図9-4　肥満と高血圧症の割合（30歳男性）
最高血圧140 mmHg以上または最低血圧90 mmHg以上の人
（厚生労働省ホームページ）

肥満になるとインスリン感受性が低下し，膵臓からのインスリン分泌が増えて血液中のインスリン濃度が上昇し，高インスリン血症となる。インスリンは交感神経を刺激するので，それ自体が血管収縮，さらに高血圧に結びつく（図9-4）。同時にインスリンは，腎臓からのナトリウムの再吸収を増加させて，血圧上昇に寄与する。また，肥満患者では，循環血流量の増加に伴う心拍出量の増加，交感神経機能の亢進，末梢血管抵抗の上昇が観察されている。過食に伴う食塩摂取の増加も高血圧につながる。

血管弛緩因子の一酸化窒素（nitric oxide: NO）は，生体内でL-アルギニンから生合成される。NOは不安定であり，活性酸素のスーパーオキシドにより酸化されやすい。そのため活性酸素の増大は，NOの減少につながり血圧の上昇を引き起こす。ビタミンCやタンパク質の摂取が不足すると血管内皮細胞でのNO産生が低下し，血圧の上昇につながる。

アンジオテンシンⅠ変換酵素（angiotensin I-converting enzyme; ACE）は，不活性なアンジオテンシンⅠのC末端His-Leuを切断し，血管収縮などの強い血圧上昇作用を有するアンジオテンシンⅡを生じさせ，一方では，強い血管拡張作用を有するブラジキニンを分解する働きをしている昇圧系酵素である。このACEの働きを阻害することにより，高血圧症の治療を行うことが可能である。この阻害物質が，牛乳カゼイン，トウモロコシ，ダイズ，コメ，イワシ，カツオなどのタンパク質の加水分解物に存在することが発見され，高血圧モデルラットへこれらを経口投与することにより，血圧上昇が抑制されることが見いだされている。

9-4 動脈硬化

動脈硬化を基礎にして生じる疾患として，狭心症，心筋梗塞などの虚血性心疾患や脳梗塞，末梢動脈疾患がある。動脈硬化の危険因子として，高脂血症，高血圧，糖尿病，喫煙，肥満，運動不足，ストレスなどがある。とくに，血中のLDLコレステロールの高値やHDLコレステロールの低値は強力な冠動脈疾患の危険因子である。LDLは活性酸素により酸化され，マクロファージに取り込まれることによって動脈硬化が進展する（図9−5）。

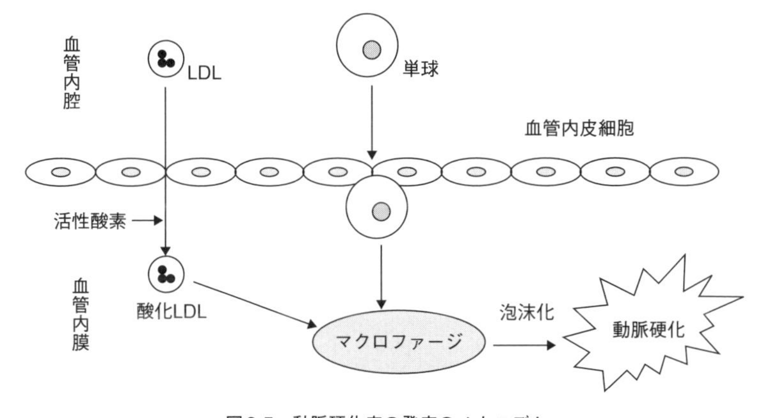

図9-5　動脈硬化症の発症のメカニズム

ビタミンCやポリフェノールなどの抗酸化物質は，活性酸素を低下させ，LDLの酸化を抑えることによって動脈硬化の発症を抑制する。血中のコレステロールを低下させる食事因子として，大豆タンパク質や大豆中のイソフラボン（植物エストロゲン），魚介類に多いタウリン，植

植物エストロゲン

植物には，ゲニスティンやダイゼインなどのイソフラボンなどが存在している。大豆中のこれらのイソフラボンの摂取が，がんや心臓病を予防し，女性の更年期障害を改善するので，生活習慣病の予防に有効であると考えられている。これらのイソフラボンは，女性ホルモンのエストロゲンと化学構造や作用機構についても類似点があることから植物エストロゲンともいわれている。

食物繊維

食物繊維は，一般には「ヒトの消化液では消化されない食品中の難消化成分」と定義され，主要成分は炭水化物である。食生活の欧米化に伴って生活習慣病（糖尿病，動脈硬化，肥満，がん）が増加している原因の1つとして，食物繊維の不足が考えられている。また，食物繊維には便秘改善作用がある。食物繊維には，水不溶性のセルロース，ヘミセルロース，リグニンなどがあり，水溶性のものに，ペクチンやコンニャクマンナン，グァーガム，アルギン酸などが含まれる。一般に，水溶性の食物繊維については，耐糖性改善作用や血清コレステロール低下作用が強い。難消化性デンプンも食物繊維様の効果を示す。

物性食品に含まれるビタミンC，ペクチンやコンニャクマンナンなどの水溶性食物繊維，多価不飽和脂肪酸がある。ビタミンCやタウリンは，肝臓でのコレステロールから胆汁酸への変換を促進することにより，血中コレステロールを低下させる。水溶性食物繊維による血中コレステロールの低下は，コレステロールの小腸からの吸収阻害やコレステロールの腸管循環を遮断することや，糞中への胆汁酸排泄の促進によるものと考えられている。最近では，食物繊維が大腸内で発酵し，その発酵産物の短鎖脂肪酸がコレステロールの合成を阻害する可能性も指摘されている。魚油（DHA，EPA）による動脈硬化の抑制には，血中脂質の低下や血小板凝集の抑制も関係している（表9-2）。

表9-2　高脂血症患者に対照食,高魚油食,高植物油食を与えたときの血漿脂質組成

	コレステロール mg/100mL	トリグリセリド mg/100mL
対照食	285 ± 8	374 ± 105
高魚油食	199 ± 12 *	137 ± 26 *
高植物油食	235 ± 6 *	258 ± 72 *

*対照食と比較して統計的に有意な差がある。　(Phillipson ら，1986)

9-5 肥　　満

肥満の程度を表す数値として，BMI（body mass index; 体格指数）が一般によく使われる。BMIは体重（kg）を身長の二乗（m^2）で割った値である。先進国でBMIがよく使われるが，どの数値を肥満と診断するか統一した基準はなく，各国で27～30以上を肥満としている場合が多い。日本肥満学会では，BMIが25以上を肥満，18.5未満をやせと判定している。日本の数値は他の先進国と比べていくぶん低い値であるが，それは日本のような農耕民族は内臓脂肪が蓄積していく段階で，西欧よりかなり高頻度で糖尿病が出現してくることによる。体脂肪の中では内臓周辺の脂肪組織の増大がとくに合併症と密接な関係があるのでBMI値の取り扱いには注意が必要である。

肥満の真の恐ろしさは合併症の併発にある。高血圧患者，高脂血症患者，糖尿病患者など，代表的な生活習慣病の3割から6割が肥満や過体重（BMIが25以上）に起因しており，その上，これらの疾患による動脈硬化の危険因子の集積が心筋梗塞，脳梗塞の増加に結びつく。

高エネルギー摂取や運動不足が肥満を引き起こし，肥満そのものが病気というわけではないが，合併症として糖尿病（インスリン抵抗性，耐糖能異常），高脂血症，高血圧を引き起こす（図9-6，表9-3）。肥満とこれらの合併症は「死の四重奏」とよばれている。それ以外の合併症として，痛風のような高尿酸血症，心筋梗塞・狭心症のような冠動脈疾患，

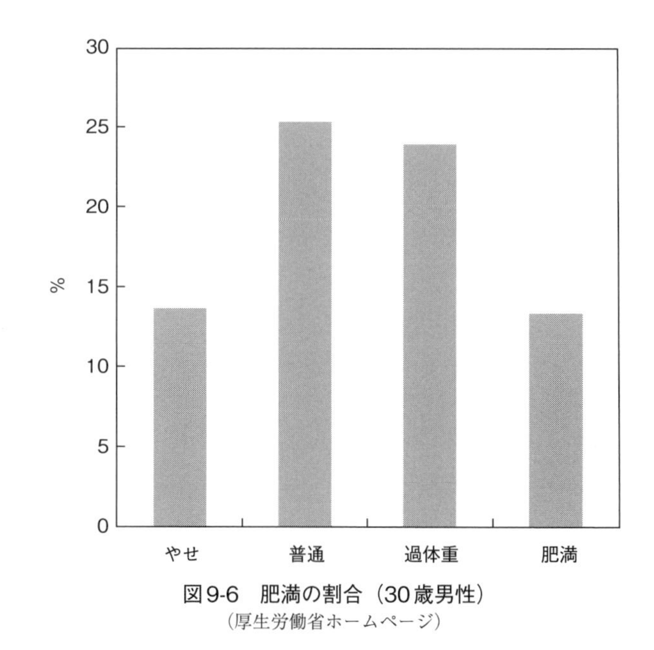

図9-6　肥満の割合（30歳男性）
（厚生労働省ホームページ）

表9-3　制限食の雄ラットの体重，寿命，腫瘍発症などに及ぼす影響

	自由摂取	制限食（46％減食）
体　重	400g	260g
寿　命	800日	1000日
血管・腎臓などの障害（800日齢で）	100％	24％
腫瘍発生（800日齢で）	58％	26％

（Berg，1960）

睡眠時無呼吸症候群，脂肪肝，脳梗塞，変型性関節症・腰椎症のような整形外科的疾患，月経異常，不妊症が考えられている。脂肪の蓄積により脂肪細胞が増えると，血液中の遊離脂肪酸とTNF-α（腫瘍壊死因子α）が上昇する。それらは，末梢でのインスリン受容体の活性化を阻害することにより，インスリンに対する末梢組織の抵抗性を増大させる。

肥満者でしばしば認められる典型的な高脂血症は，高トリグリセリド血症と低HDLコレステロール血症の合併である。この際の，高トリグリセリド血症は，VLDLトリグリセリド増加によるVLDL産生の亢進の結果と考えられている。実際に，VLDLトリグリセリドとHDLコレステロールとの間には負の相関が認められている。

体内での脂肪合成は主として肝臓と白色脂肪組織で行われ，脂肪酸酸化は主として肝臓，筋肉，褐色脂肪組織で行われる。これらの組織では脂肪酸のβ-酸化とともに体熱産生に関わる脱共役タンパク質の量が増大すると脂肪の蓄積は抑制される。体脂肪の蓄積を抑制する食事因子として，多価不飽和脂肪酸，カプサイシン，キトサン，食物繊維が知られている。n-3系多価不飽和脂肪酸（魚油）は，肝臓での脂肪酸合成の抑制，β-酸化の促進，脱共役タンパク質の増加を引き起こし，脂肪の蓄積を抑制する。リノール酸などのn-6系多価不飽和脂肪酸やトウガラシに含まれるカプサイシンは交感神経系を活性化することにより褐色脂肪組織の脱共役タンパク質[3]を増加させて体脂肪の蓄積を抑える。キトサンは小腸でリパーゼ活性を抑制し，脂肪の消化吸収を抑制することによって体脂肪の蓄積を抑制する。食物繊維の含量が増えると食事のエネルギー密度が低下し，胃に運ばれると内容物の体積が増加し，満腹感を起こさせるのでエネルギー過剰摂取が避けられる。

3) 脱共役タンパク質：UCPとよばれ，uncoupling proteinの略。熱発生に関るミトコンドリアのタンパク質であり，褐色脂肪組織や骨格筋，肝臓などに分布している。

中年期以降では，筋力低下に伴う基礎代謝（エネルギー消費）の低下が起こり，体脂肪が増加しやすくなる。そこで運動の継続により筋肉量を増量させることが大切である。

9-6 が　ん

死因の第一位で，我が国では，大腸がん，乳がん，膵臓がん，肺がんが増加しつつある（図9-7）。こうした増加に，欧米型への食生活（高脂肪，高エネルギー，食物繊維不足）の変化が関係していると考えられている。

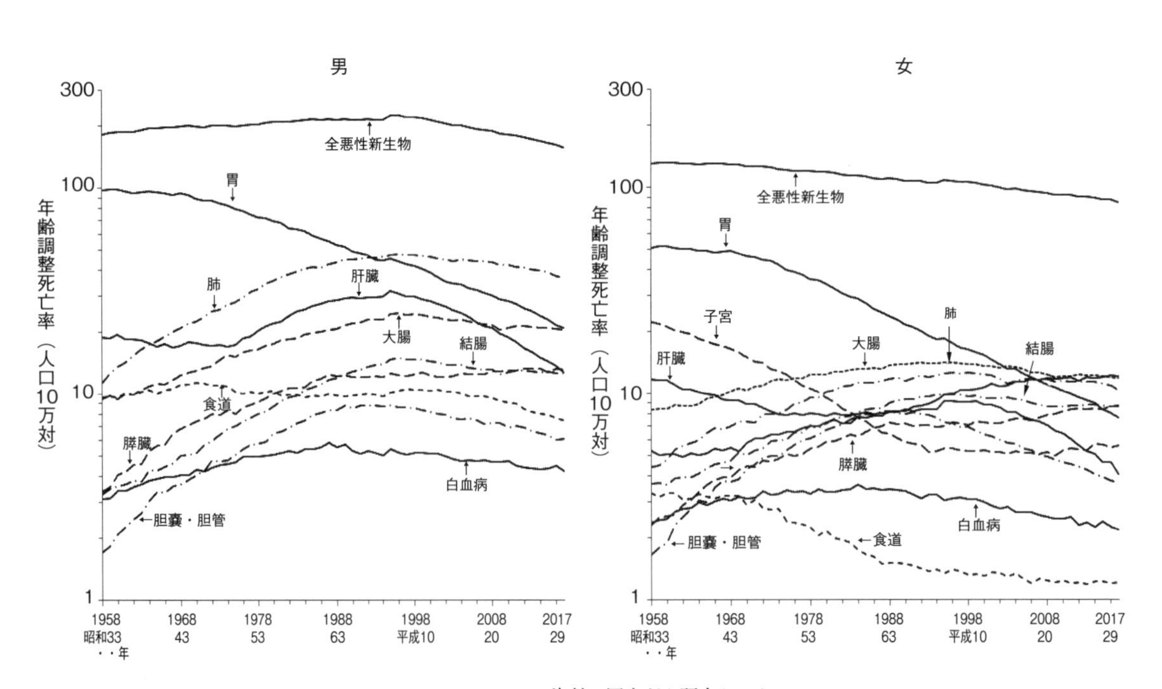

資料　国立がん研究センター
注　1）年齢調整死亡率の基準人口は「昭和60年人口モデル」である。

図9-7　部位別がん年齢調整死亡率（対数）の推移（男性，女性）
（国立がんセンターがん対策情報センター）

n-3系多価不飽和脂肪酸，カルシウム，ビタミンD，ビタミンB_6，クルクミンなどのポリフェノール類の摂取が様々ながんを予防することが明らかとなっている。リノール酸などのn-6系脂肪酸が発がんのプロモーターである可能性が動物実験の結果から指摘されている。

発がんの過程を図に示すと，発がん物質が細胞の突然変異（DNA障害）を起こす段階をイニシエーション（initiation）という。イニシエーションを受けた細胞ががん化するのをプロモーション（promotion）というが，この過程には非常に多くの段階が含まれる。プロモーションを受けた細胞が，さらに多くの過程を経て（プログレッション，progression），異常な増殖や転移を示すようになったのががんである。プロモーションやプログレッションの段階は，細胞増殖の亢進により進展する。高脂肪食は，大腸粘膜の細胞増殖を促進し，発がんを促進する（図9-8）。

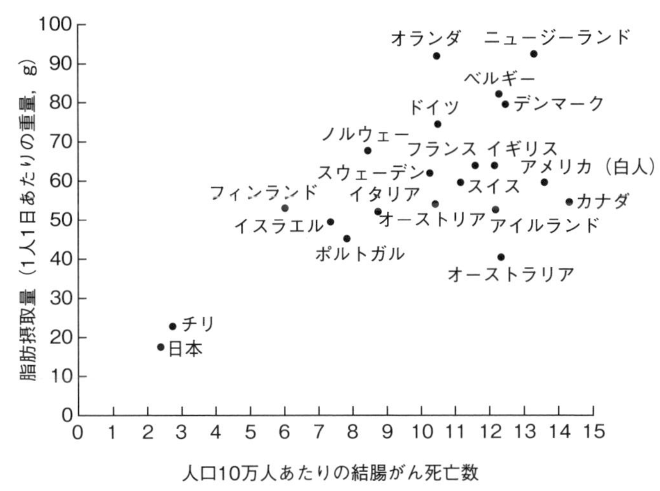

図9-8　各国の結腸がんによる死亡率と脂肪摂取量の相関
（Carrol, 1980）

活性酸素の増加は，DNAにダメージを与え，細胞の増殖に関わる因子（がん遺伝子産物のc-myc，c-fosなど）の発現を増加させ，発がんの促進につながると考えられている。ポリフェノール類は活性酸素を低下させて，発がんを抑制する。エネルギー摂取の制限も発がんの低下につながる。その機構として，エネルギー摂取の制限で免疫能が増大することおよび活性酸素を消去する抗酸化系酵素の活性の上昇による可能性が

ポリフェノール

植物性食品には様々なポリフェノール類が含まれており，強い太陽光や紫外線を受けて産生される活性酸素の攻撃から植物体を守っているものと考えられている。緑茶のカテキン，そばのルチン，柑橘類のナリンギン，コーヒーのクロロゲン酸などがあり，分布の広いものとしては，ケルセチンやケンフェロールなどが知られている。ポリフェノール類の摂取は，がんや糖尿病，動脈硬化，脳疾患，高血圧，アルツハイマー病などの疾病予防に寄与している。これらの作用機構の少なくとも一部は，ポリフェノールそのものの抗酸化作用によるものである。上述の植物エストロゲンもポリフェノールの一種である。

表9-4　ジメチルヒドラジン(DMH)投与したラットの大腸がんの発生率に及ぼす小麦ふすまの影響

	大腸がん発生率（%）
対照群	0
DMH	100
小麦ふすま	0
小麦ふすま＋DMH	67

（Barboltほか，1978）

考えられている。

食物繊維の摂取により大腸がんの発現が抑制される。食物繊維が発がん物質（二次胆汁酸など）の大腸粘膜との接触を抑え，糞中への排泄を促進することが発がん抑制につながると考えられている（表9-4）。また大腸での食物繊維の発酵産物の酪酸が発がんを抑制する可能性も指摘されている。

食品中の発がん物質が特定されている。天然物のアフラトキシンや焼けこげ成分のTrp-1，Trp-2などの変異源物質が知られている。亜硝酸とアミン類が反応して，ニトロソ化合物を形成し発がんを引き起こす。このニトロソ化合物の生成をビタミンCが抑制する。乾燥魚などでは，アミン類が多いため，乾燥魚の摂取の多い日本やチリでは胃がんが多い。

9-7 アレルギー

生体に異物が侵入すると，その異物（抗原，アレルゲン）にだけ反応する抗体が作られる。その後，再び同じ抗原が侵入するとこの抗体が抗原と結合して抗原が無毒化され，体が防御される。この現象を免疫という。本来，免疫現象は生体に有利な方向に働くように備わったものであるが，場合によっては生体が抗原に対して過敏に反応するようになり，その結果，下痢，嘔吐，湿疹，発熱などや時にはショック死に至る様々な病的現象が見られる。このような状態がアレルギーとよばれている。

表9-5 小児にみられる食品アレルギーの原因となる食品

食品名	アレルギーの原因となる頻度
卵	＋＋＋＋
牛 乳	＋＋＋＋
大 豆	＋＋＋
鶏 肉	＋＋
牛 肉	＋＋
豚 肉	＋＋
小 麦	＋＋
米	＋＋
そ ば	＋＋
さ ば	＋＋
かつお	＋＋
え び	＋＋
か に	＋＋
パパイヤ	＋
ピーマン	＋

＋＋＋＋：頻度は非常に高い。
＋＋＋：頻度は高い。
＋＋：頻度は中程度。
＋：頻度は低い。

このうち全身性反応の強いものをアナフィラキシーとよぶこともある。

食物アレルギーは，特定の食品摂取によってじんましんや喘息の発作が起こり，時にアナフィラキシーとよばれるショック状態にまでなる(表9-5)。これはアレルギー反応の最も激烈な症状で，じんましんの反応と同時に咽頭の浮腫が起こり喘息発作も起き，さらに腹痛，下痢などの消化管症状を発したり発熱したりする。これはIgE抗体による即時型アレルギー反応で，ヒスタミンなどの情報伝達物質による炎症反応が主役である。

アレルギーにはアレルゲンが作用して15分程度で反応があらわれる即時型と24時間以上経過してからあらわれる遅延型とがある。IgE抗体によるアレルギーは即時型の典型である。ソバアレルギーがその一例で，ソバアレルゲンと特異的に反応するIgE抗体をもっている人は，わずかなソバを摂取するだけで，時に重症のアナフィラキシーショックが起こる。その他，卵，牛乳，小麦，米，大豆などもアレルゲンとなる。

これらのアレルゲンのアレルギーに関わるエピトープもいくつか特定されている。米のアレルゲンを除く方法が開発され，低アレルゲン米が実用化されている。IgE抗体は肥満細胞の細胞表面に存在し，肥満細胞は粘膜や皮膚に多く，アレルゲンがIgE抗体と結合すると細胞内にシグナルが送られ，ヒスタミンなどの化学伝達物質やTNF-α，インターロイキン4などのサイトカインが放出され，炎症反応の引き金となる。
炎症反応では活性酸素が多量に発生し，周辺組織へ障害をもたらす。炎症反応の慢性的な持続は発がんの増加につながる可能性がある。n-3系多価不飽和脂肪酸は炎症反応を抑制する。近年，アレルギーが増加している原因として，食生活の欧米化や食品添加物などの化学物質やストレスなどが疑われているが不明な点が多い。

9-8 環境化学物質と内分泌かく乱物質

PCBやDDTなどの低分子脂溶性である環境化学物質が摂取され，体内に取り込まれると，これらの化学物質は薬物代謝系によって代謝・解毒され，比較的水に溶けやすい形となって排泄される。こうした代謝系はこれらの化学物質の摂取により誘導される。薬物代謝系の酵素は基質特異性が広いために，生体内のステロイドホルモンや甲状腺ホルモンなどをも代謝する。そのため，これらの化学物質の長期摂取は，これらのホルモンの関わる骨代謝や胎児の発生の段階にも障害をもたらす可能性がある。また，薬物代謝系は脂溶性のビタミンAをも代謝分解するので，PCBやDDTなどの摂取により体内のビタミンAが減少し，ビタミンAの要求量が増加する。薬物代謝系酵素の活性は，タンパク質やビタミン

表9-6　内分泌かく乱物質によるものと考えられている変化

がん（子宮がん，乳がん，精巣がん）
精子の数と運動の減少
雄の泌尿器系の奇形
雌の生殖器系の奇形
子宮外妊娠
順調な生殖の減少
インポセックス／雌雄同体
細胞増殖と細胞分裂の変化
多動性，情緒不安定
免疫機能の破壊
ホルモン濃度の変化

Cの摂取により増加する。食物繊維の摂取はこれらの化学物質の糞中への排泄を促進する。

内分泌系をかく乱させる化学物質は総称して内分泌かく乱物質あるいは環境ホルモンとよばれるようになってきた。内分泌かく乱物質は外因性の物質であり，生物の内分泌機能の変化を起こしたり生殖機能や免疫機能などに悪い健康影響を与える物質の総称である（表9-6）。これらの物質は，体内に入ると極めて低濃度で生体に影響をおよぼすことがわかってきた。とくに，脳や生殖機能の異常をもたらすのではないかと疑われている。ダイオキシンやビスフェノール，フタル酸エステルなどがその代表例である。ビスフェノールはエストロゲン様の作用が知られており，それはエストロゲンと化学構造が一部類似していることにより，エストロゲン受容体と結合し内分泌のかく乱を引き起こすと考えられている。

参考図書

1)　垣沼淳司編：「分子栄養学—栄養素と生活習慣病の分子栄養学—」，光生館（2002）

2)　横越英彦編：「ネオエスカ　代謝栄養学」，同文書院（2005）

3)　小田裕昭，加藤久典，関泰一郎編：「健康栄養学—健康科学としての栄養生理化学—」，共立出版（2005）

4)　柘植治人：「分子栄養学講座」，学進出版（2005）

10 21世紀を健康に生きるための食生活

食事は生活習慣の大きな柱である。我々が健康を維持・増進するためには,「何をどれくらい食べればよいのか」, また「毎日の生活でどれくらいのエネルギーを必要とし, どのような運動でエネルギーを消費するか」などを知ることが大切であり, 適正な食事により生活習慣病が改善される。生活習慣病のうち, メタボリックシンドローム（以下, メタボと略す）は, 肥満（腹囲が男性85cm以上、女性90cm以上）に加え, 高血糖, 高血圧, 脂質異常症のうち2つを重複し, 動脈硬化の促進やその後の心疾患や脳血管疾患を発症しやすい病態であり, 健康寿命の延伸のため予防が必要とされる病態である。

メタボに加え, 近年, 高齢者に多いフレイルが問題視されている。フレイルとは, 虚弱, 老衰, 脆弱などを意味する「Frailty」が語源で, 日本老年医学会が2014年5月に提唱した用語である。フレイルは, 厚生労働省によると,「加齢とともに心身の活力（運動機能や認知機能等）が低下し, 複数の慢性疾患の併存などの影響もあり, 生活機能が障害され, 心身の脆弱性が出現した状態であるが, 一方で適切な介入・支援により, 生活機能の維持向上が可能な状態像」とされ, 健康な状態と日常生活でサポートが必要な介護状態の中間を意味する。高齢者はフレイルを経て要介護状態へ進む場合が多いと考えられている。フレイルの基準は様々あるが, よく採用されるものとしてFriedが提唱する基準を表10−1に示す。

一方, ロコモティブシンドローム（以下, ロコモと略す）とは, 日本整形外科学会が2007年に新たに提唱した概念で, 運動器の障害によって移動機能の低下をきたした状態と定義され, 進行すると要介護になるリスクが高くなるとされる。ロコモは, 運動器を構成する骨, 軟骨, 筋肉等の各組織が加齢とともに減少し, 骨であれば骨粗鬆症, 軟骨であれば変形性関節症などの基礎疾患が発症する。

サルコペニアは, ロコモの基礎疾患のうち筋肉減少によるもので, 歩行障害や転倒, 骨折のリスクが高まる。サルコペニアは, ギリシャ語で

表10-1　Friedらのフレイルの定義

1. 体重減少
2. 疲労感
3. 活動度の減少
4. 身体機能の減弱（歩行速度の低下）
5. 筋力の低下（握力の低下）

上記の5項目中3項目以上該当すればフレイルと診断される[1]

表10-2　サルコペニアの定義

1. 筋肉量減少
2. 筋力低下（握力など）
3. 身体能力の低下（歩行速度など）

診断は，上記の項目1に加え，項目2または項目3を併せ持つ場合にサルコペニアと診断される[2]

筋肉を表す「sarco（サルコ）」と喪失を表す「penia（ペニア）」とを合わせた造語で，加齢に伴う筋力の減少又は老化に伴う筋肉量の減少を指す。サルコペニアには，加齢が原因で起こる一次性サルコペニア，寝たきり，不活発な生活スタイル，無重力状態が原因となり得る二次性サルコペニア，がんや虚血性心不全，末期腎不全，内分泌疾患などの疾患によるもの，栄養の吸収不良，消化管疾患や薬の副作用による食欲不振，エネルギー・タンパク質の摂取不足によるものなどがある。サルコペニアの定義を表10-2に示す。

以上，フレイル，ロコモ，サルコペニアの関係を整理すると，フレイルは身体的，精神的，社会的背景を含む広義な概念とされ，ロコモは身体的フレイルにおいて運動器の障害をきたした状態，サルコペニアはロコモの基礎疾患（筋肉減少）と位置付けられる。図10-1にフレイル・サイクルを示す。

1) Fried LP, Tangen CM, Walston J, ***et al.*** Cardiovascular Health Study Collaborative Research Group. Frailty in older adults: evidence for a phenotype. ***J Gerontol A Biol Sci Med Sci*** 2001; 56: M146-56.

2)Cruz-Jentoft AJ, Baeyens JP, Bauer JM. ***et al.*** European Working Group on Sarcopenia in Older People. Sarcopenia: European consensus on definition and diagnosis: Report of the European Working Group on Sarcopenia in Older People. ***Age Aging*** 2010; 39: 412-23.を改変。

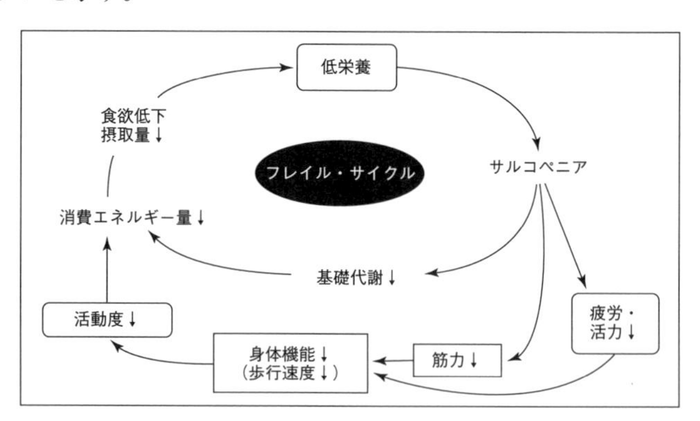

図10-1　フレイル・サイクル[3]

3) Xue QL, bandeen-Roche K, Varadhan R, ***et al.*** Initial manifestations of frailty criteria and the development of frailty phenotype in the Women's Health and Aging Study II. ***J Gerontol a Biol Sci med Sci*** 2008; 63: 984-90.を改変。

日本では，「何をどれくらい食べればよいのか」の目安となる指針が国によって策定されており，「日本人の食事摂取基準」と「食事バランスガイド」がこれに該当する。「日本人の食事摂取基準」は5年毎に改定され，現在2020年版が示されている。「日本人の食事摂取基準」は主に管理栄養士をはじめとする専門家が利用する指針と考えられ，一般向きには「食事バランスガイド」を用いて食事指導を行う。

本章では，「日本人の食事摂取基準（2020年版）」と「食事バランスガイド」について概要を説明する。

10-1 日本人の食事摂取基準（2020年版）

日本人の食事摂取基準は，健康増進法（平成14年法律第103号）第30条の2に基づき，国民の健康の保持・増進を図る上で摂取することが望ましいエネルギーおよび栄養素の量の基準を厚生労働省が定めるものである。

日本人の食事摂取基準（2020年版）の「総論」では，同じ指標であっても栄養素によってその設定方法および活用方法が異なる場合があるので注意を要することが記載され，「総論」以外にも各項目の目標量などがどのように概算されたのかがわかるように「各論」が設けられた。

2015年版から2020年版への改定にあたり、全体的な改定ポイントは以下の通りである。

(1) 年齢区分について，高齢化問題が深刻化する現代背景を受け，これまで50～69歳，70歳以上としていた区分を，50～64歳，65～74歳，75歳以上と区分した。
(2) 生活習慣病の発症予防の観点から，ナトリウムの目標量を引き下げた。
(3) 生活習慣病の重症化予防を目的として，ナトリウム量やコレステロール量を新たに記載した。
(4) フレイル予防の観点から，高齢者のタンパク質の目標量を見直した。
(5) 表の脚注の記載が増え，指標の採択方法がより詳細に理解できるようになった。

また，各論で取り上げられている主な改定ポイントは以下の通りである。

タンパク質：高齢者におけるフレイルの発症予防を目的とした量を算定することは難しいため，少なくとも推奨量以上とし，高齢者については摂取実態とタンパク質の栄養素としての重要性を鑑みて，ほかの年齢区分よりも引き上げた。また，耐容上限量は，最も関連が深いと考えられる腎機能への影響を考慮すべきではあるが，基準を設定し得る明確な根拠となる報告が十分ではないことから，設定しなかった。

脂質：コレステロールは体内でも合成されるため，目標量を設定することは難しいが，脂質異常症および循環器疾患予防の観点から過剰摂取とならないように算定が必要である。一方，脂質異常症の重症化予防の目的からは，200 mg/日未満に留めることが望ましい。

炭水化物：目標量は，炭水化物（とくに糖質）がエネルギー源として重要な役割を担っていることから，アルコールを含む合計量として，タンパク質および脂質の残余として目標量（範囲）を設定した。ただし，食物繊維の摂取量が少なくならないように，炭水化物の質に留意が必要である。

脂溶性ビタミン：ビタミンDは，多くの日本人で欠乏または不足している可能性があるが，摂取量の日間変動が非常に大きく，摂取量の約8割が魚介類に由来し，日照でも産生されるという点で，必要量を算出するのが難しい。このため，ビタミンDの必要量として，アメリカ・カナダの食事摂取基準で示されている推奨量から日照による産生量を差し引いた上で，摂取実態を踏まえた目安量を設定した。フレイル予防を図る者を含めて全年齢区分を通じて可能な範囲内での適度な日照を心がけるとともに，ビタミンDの摂取については，日照時間を考慮に入れることが重要である。

10-2 総　論

10-2-1 策定方針

日本人の食事摂取基準（2020年版）策定の方向性を図10-2に示す。2020年版の改定では，栄養に関連した身体・代謝機能の低下の回避の観点から，健康の保持・増進，生活習慣病の発症予防及び重症化予防に

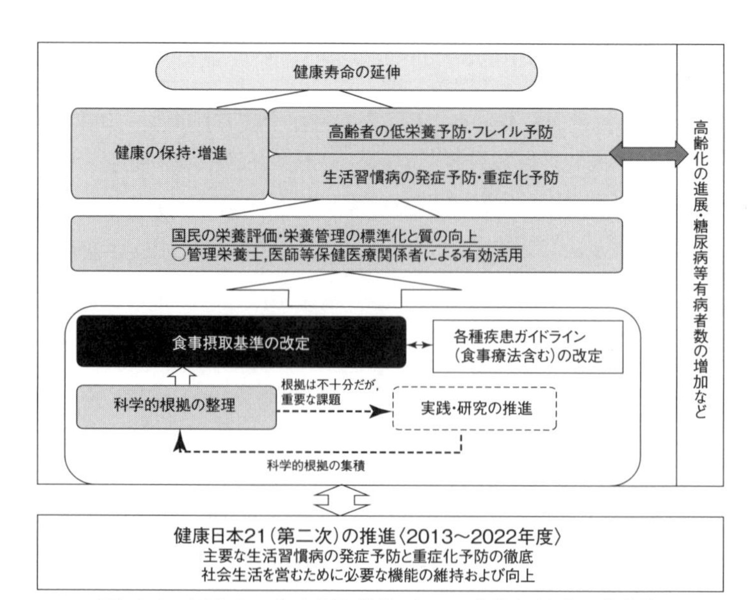

図10-2　日本人の食事摂取基準（2020年版）策定の方向性

加え，高齢者の低栄養予防やフレイル予防も視野に入れられた。

対象とする個人及び集団の範囲は，健康な個人及び健康な者を中心として構成されている集団とし，生活習慣病等に関する危険因子を有していたり，また，高齢者においてはフレイルに関する危険因子を有していたりしても，おおむね自立した日常生活を営んでいる者及びこのような者を中心として構成されている集団は含むものとする。具体的には，歩行や家事などの身体活動を行っている者であり，体格（body mass index：BMI、体重[kg]÷身長[m]$^{2)}$ が標準より著しく外れていない者とする。

エネルギーの指標については，エネルギー摂取の過不足の回避を目的とする。栄養素の指標は，3つの目的からなる5つの指標で構成される。具体的には，摂取不足の回避を目的とする3種類の指標，過剰摂取による健康障害の回避を目的とする指標及び生活習慣病の発症予防を目的とする指標から構成される（図10−3）。

目　的	指　標
①　摂取不足の回避	推定平均必要量（estimated average requirement：EAR） 50%のヒトが必要量を満たす（同時に50%のヒトが必要量を満たさない）量 推奨量（recommended dietary allowance：RDA） ほとんど97～98%のヒトが充足している量 目安量（adequate intake：AI） 十分な科学的根拠が得られず，推定平均必要量と推奨量が設定できない場合に設定。一定の栄養状態を維持するのに十分な量であり，目安量以上を摂取している場合は不足のリスクはほとんどない。
②　過剰摂取による健康障害の回避	耐容上限量（tolerable upper intake level：UL） 健康障害をもたらすリスクがないとみなされる習慣的な摂取量の上限である。十分な科学的根拠が得られない栄養素については設定しない。
③　生活習慣病の発症予防	目標量（tentative dietary goal for preventing life-style related diseases：DG） 現在の日本人が当面の目標とすべき摂取量

十分な科学的根拠がある栄養素については，上記の指標とは別に，生活習慣病の重症化予防およびフレイル予防を目的とした量を設定

図10-3　栄養素の指標の目的と種類

10-2-2　策定の基本的事項

エネルギーについては，エネルギーの摂取量及び消費量のバランス（エネルギー収支バランス）の維持を示す指標として，BMIを用いている。

図10−4に，食事摂取基準の各指標を理解するための概念図を示す。①推定平均必要量（50％の人が必要量を満たす量で、摂取不足の回避が目的），②推奨量（ほとんどの人が充足する量），③目安量（十分な科学的根拠が得られず「推定平均必要量」が算定できない場合に算定），④耐容上限量（健康障害をもたらすリスクがないとみなされる習慣的な摂取量の上限），⑤目標量（生活習慣病の発症予防を目的として，目標とすべき摂取量）が算定されている。

年齢区分を表10−3に示す。乳児については，特に成長に合わせてよ

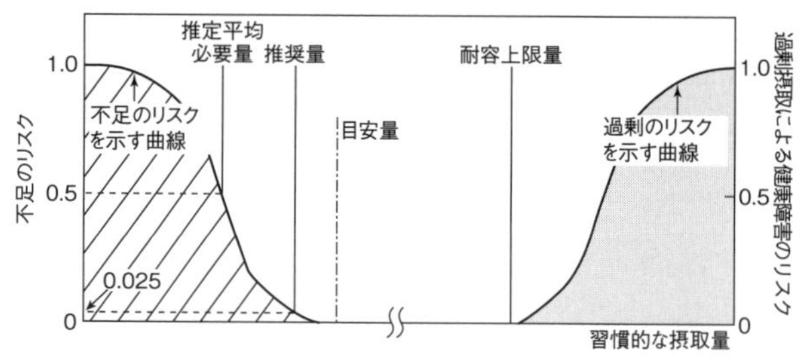

図10-4　食事摂取基準の各指標（推定平均必要量，推奨量，目安量，耐容上限量）を理解するための概念図

縦軸は，個人の場合は不足または過剰によって健康障害が生じる確率を，集団の場合は不足状態にある人または過剰摂取によって健康障害を生じる人の割合を示す。

不足の確率が推定平均必要量では0.5（50％）あり，推奨量では0.02～0.03（中間値として0.025）（2～3％または2.5％）あることを示す。耐容上限量以上を摂取した場合には過剰摂取による健康障害が生じる潜在的なリスクが存在することを示す。そして，推奨量と耐容上限量との間の摂取量では，不足のリスク，過剰摂取による健康障害の生じるリスクがともに0（ゼロ）に近いことを示す。

目安量については，推定平均必要量および推奨量と一定の関係を持たない。しかし，推奨量と目安量を同時に算定することが可能であれば，目安量は推奨量よりも大きい（図では右方）と考えられるため，参考として付記した。

目標量は，ここに示す概念や方法とは異なる性質のものであることから，ここには図示できない。

り詳細な年齢区分設定が必要と考えられたエネルギー及びタンパク質については，「出生後6か月未満（0～5か月）」及び「6か月以上9か月未満（6～8か月）」，「9か月以上1歳未満（9～11か月）」の3つの区分で表されている。また、1～17歳を小児，18歳以上を成人としている。なお，高齢者については65歳以上とし，年齢区分については新たに65～74歳（前期高齢者），75歳以上（後期高齢者）の2つの区分が設けられた。ただし，栄養素等によっては，高齢者における各年齢区分のエビデンスが必ずしも十分ではない点には留意すべきである。

表10-3　年齢区分

年齢等
0 ～ 5（月）※
6 ～11（月）※
1 ～ 2（歳）
3 ～ 5（歳）
6 ～ 7（歳）
8 ～ 9（歳）
10～11（歳）
12～14（歳）
15～17（歳）
18～29（歳）
30～49（歳）
50～64（歳）
65～74（歳）
75以上（歳）

※エネルギーおよびタンパク質については，「0～5か月」，「6～8か月」，「9～11か月」の三つの区分で表した。

表10−4に示す参照体位（身長、体重）は，性および年齢区分に応じ，日本人として平均的な体位を持った人を想定し，健全な発育及び健康の保持・増進、生活習慣病の予防を考える上での参照値として提示されたものである。

表10-4　参照体位（参照身長，参照体重）1)

性別	男性		女性2)	
年齢	参照身長(cm)	参照体重(kg)	参照身長(cm)	参照体重(kg)
0～5（月）	61.5	6.3	60.1	5.9
6～11（月）	71.6	8.8	70.2	8.1
6～8（月）	69.8	8.4	68.3	7.8
9～11（月）	73.2	9.1	71.9	8.4
1～2（歳）	85.8	11.5	84.6	11.0
3～5（歳）	103.6	16.5	103.2	16.1
6～7（歳）	119.5	22.2	118.3	21.9
8～9（歳）	130.4	28.0	130.4	27.4
10～11（歳）	142.0	35.6	144.0	36.3
12～14（歳）	160.5	49.0	155.1	47.5
15～17（歳）	170.1	59.7	157.7	51.9
18～29（歳）	171.0	64.5	158.0	50.3
30～49（歳）	171.0	68.1	158.0	53.0
50～64（歳）	169.0	68.0	155.8	53.8
65～74（歳）	165.2	65.0	152.0	52.1
75以上（歳）	160.8	59.6	148.0	48.8

1）0～17歳は，日本小児内分泌学会・日本成長学会合同標準値委員会による小児の体格評価に用いる身長，体重の標準値をもとに，年齢区分に応じ，当該月齢および年齢区分の中央時点での中央値を引用した。ただし，公表数値が年齢区分と合致しない場合は，同様の方法で算出した値を用いた。18歳以上は，平成28年国民健康・栄養調査における，当該の性および年齢区分における身長・体重の中央値を用いた。
2）妊婦，授乳婦を除く。

1歳以上について基準を策定した栄養素と指標を表10−5示す。

また，ライフステージ別（妊婦・授乳婦、乳児・小児、高齢者）に留意点が記載されている。

表10-5　基準を策定した栄養素と設定した指標（1歳以上）[†1]

栄養素			推定平均必要量（EAR）	推奨量（RDA）	目安量（AI）	耐容上限量（UL）	目標量（DG）
タンパク質[2)]			○b)	○b)	−	−	○[3)]
脂　質		脂　質	−	−	−	−	○[3)]
		飽和脂肪酸[3)]	−	−	−	−	○[3)]
		n-6系脂肪酸	−	−	○	−	−
		n-3系脂肪酸	−	−	○	−	−
		コレステロール[4)]	−	−	−	−	−
炭水化物		炭水化物	−	−	−	−	○[3)]
		食物繊維	−	−	−	−	○
		糖類	−	−	−	−	−
エネルギー産生栄養素バランス[2),3)]			−	−	−	−	○[3)]
ビタミン	脂溶性	ビタミンA	○a)	○	−	○	−
		ビタミンD[2)]	−	−	○	○	−
		ビタミンE	−	−	○	○	−
		ビタミンK	−	−	○	−	−
	水溶性	ビタミンB_1	○c)	○c)	−	−	−
		ビタミンB_2	○c)	○c)	−	−	−
		ナイアシン	○a)	○a)	−	○	−
		ビタミンB_6	○b)	○	−	○	−
		ビタミンB_{12}	○a)	○a)	−	−	−
		葉　酸	○a)	○a)	−	○[6)]	−
		パントテン酸	−	−	○	−	−
		ビオチン	−	−	○	−	−
		ビタミンC	○x)	○x)	−	−	−
ミネラル	多量	ナトリウム[5)]	○a)	○a)	−	−	○
		カリウム	−	−	○	−	○
		カルシウム	○b)	○b)	−	○	−
		マグネシウム	○b)	○b)	−	○[6)]	−
		リ　ン	−	−	○	○	−
	微量	鉄	○x)	○x)	−	○	−
		亜　鉛	○b)	○b)	−	○	−
		銅	○b)	○b)	−	○	−
		マンガン	−	−	○	○	−
		ヨウ素	○a)	○a)	−	○	−
		セレン	○a)	○a)	−	○	−
		クロム	−	−	○	○[6)]	−
		モリブデン	○b)	○b)	−	○	−

1)　一部の年齢区分についてだけ設定した場合も含む。
2)　フレイル予防を図る上での留意事項を表の脚注として記載。
3)　総エネルギー摂取量に占めるべき割合（%エネルギー）。
4)　脂質異常症の重症化予防を目的としたコレステロールの量と，トランス脂肪酸の摂取に関する参考情報を表の脚注として記載。
5)　高血圧および慢性腎臓病（CKD）の重症化予防を目的とした量を表の脚注として記載。
6)　通常の食品以外の食品からの摂取について定めた。
a)　集団内の半数の人に不足または欠乏の表情が現れ得る摂取量をもって推定平均必要量とした栄養素。
b)　集団内の半数の人で体内量が維持される摂取量をもって推定平均必要量とした栄養素。
c)　集団内の半数の人で体内量が飽和している摂取量をもって推定平均必要量とした栄養素。
x)　上記以外の方法で推定平均必要量が定められた栄養素。

10-2-3　活用に関する基本的事項

健康な個人又は集団を対象として，健康の保持・増進，生活習慣病の発症予防及び重症化予防のための食事改善に，食事摂取基準を活用する場合は，PDCAサイクルに基づく活用を基本とする。その概要を図10-5に示す。

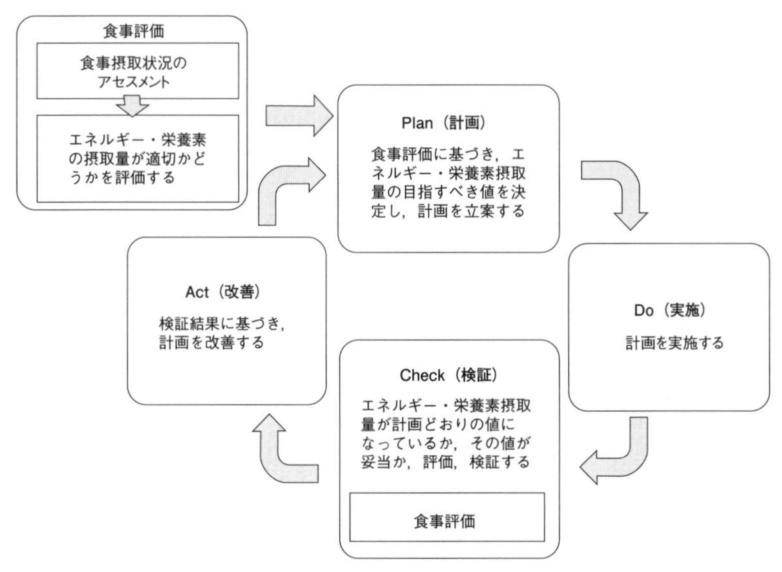

図10-5　食事摂取基準の活用とPDCAサイクル

個人または集団の食事改善を目的として食事摂取基準を活用する場合の基本的事項を表10-6および表10-7に示す。

表10-6　食事改善（個人に用いる場合）を目的として食事摂取基準を用いる場合の基本的事項

目　的	用いる指標	食事摂取状態のアセスメント	食事改善の計画と実施
エネルギー摂取の過不足の評価	体重変化量 BMI	●体重変化量を測定 ●測定されたBMIが目標とするBMIの範囲を下回っていれば「不足」，上回っていれば「過剰」のおそれがないか他の要因も含め総合的に判断	●BMIが目標とする範囲内に留まること，またはその方向に体重が改善することを目的として立案 （留意点）一定期間をおいて2回以上の評価を行い，その結果に基づいて計画を変更，実施
栄養素の摂取不足の評価	推定平均必要量 推奨量 目安量	●測定された摂取量と推定平均必要量ならびに推奨量から不足の可能性とその確率を推定 ●目安量を用いる場合は，測定された摂取量と目安量を比較し，不足していないことを確認	●推奨量よりも摂取量が少ない場合は，推奨量をめざす計画を立案 ●摂取量が目安量付近か，それ以上であれば，その量を維持する計画を立案 （留意点）測定された摂取量が目安量を下回っている場合は，不足の有無やその程度を判断できない
栄養素の過剰摂取の評価	耐容上限量	●測定された摂取量と耐容上限量から過剰摂取の可能性の有無を推定	●耐容上限量を超えて摂取している場合は耐容上限量未満になるための計画を立案 （留意点）耐容上限量を超えた摂取は避けるべきであり，それを超えて摂取していることが明らかになった場合は，問題を解決するために速やかに計画を修正，実施
生活習慣病の予防を目的とした評価	目標量	●測定された摂取量と目標量を比較。ただし，予防を目的としている生活習慣病が関連する他の栄養関連因子ならびに非栄養性の関連因子の存在とその程度も測定し，これらを総合的に考慮したうえで評価	●摂取量が目標量の範囲内に入ることを目的とした計画を立案 （留意点）予防を目的としている生活習慣病が関連する他の栄養関連因子ならびに非栄養性の関連因子の存在と程度を明らかにし，これらを総合的に考慮したうえで，対象とする栄養素の摂取量の改善の程度を判断。また，生活習慣病の特徴から考えて，長い年月にわたって実施可能な改善計画の立案と実施が望ましい

表10-7　食事改善（集団に用いる場合）を目的として食事摂取基準を用いる場合の基本的事項

目　的	用いる指標	食事摂取状況のアセスメント	食事改善の計画と実施
エネルギー摂取の過不足の評価	体重変化量 BMI	●体重変化量を測定 ●測定されたBMIの分布から，BMIが目標とするBMIの範囲を下回っている，あるいは上回っている人の割合を算出	●BMIが目標とする範囲内に留まっている人の割合を増やすことを目的として計画を立案 （留意点）一定期間をおいて2回以上の評価を行い，その結果に基づいて計画を変更し，実施
栄養素の摂取不足の評価	推定平均必要量 目安量	●測定された摂取量の分布と推定平均必要量から，推定平均必要量を下回る人の割合を算出 ●目安量を用いる場合は，摂取量の中央値と目安量を比較し，不足していないことを確認	●推定平均必要量では，推定平均必要量を下回って摂取している者の集団内における割合をできるだけ少なくするための計画を立案 ●目安量では，摂取量の中央値が目安量付近かそれ以上であれば，その量を維持するための計画を立案 （留意点）摂取量の中央値が目安量を下回っている場合，不足状態にあるかどうかは判断できない
栄養素の過剰摂取の評価	耐容上限量	●測定された摂取量の分布と耐容上限量から，過剰摂取の可能性を有する人の割合を算出	●集団全員の摂取量が耐容上限量未満になるための計画を立案 （留意点）耐容上限量を超えた摂取は避けるべきであり，超えて摂取している人がいることが明らかになった場合は，問題を解決するために速やかに計画を修正，実施
生活習慣病の予防を目的とした評価	目標量	●測定された摂取量の分布と目標量から，目標量の範囲を逸脱する人の割合を算出する。ただし，予防を目的としている生活習慣病が関連する他の栄養関連因子ならびに非栄養性の関連因子の存在と程度も測定し，これらを総合的に考慮したうえで評価	●摂取量が目標量の範囲に入る人または近づく人の割合を増やすことを目的とした計画を立案 （留意点）予防を目的としている生活習慣病が関連する他の栄養関連因子ならびに非栄養性の関連因子の存在とその程度を明らかにし，これらを総合的に考慮したうえで，対象とする栄養素の摂取量の改善の程度を判断。また，生活習慣病の特徴から考え，長い年月にわたって実施可能な改善計画の立案と実施が望ましい

10-3　各　論

10-3-1　エネルギー・栄養素

エネルギー必要量を推定するためには，体重が一定の条件下で，その摂取量を推定する方法とその消費量を測定する方法の2つに大別され

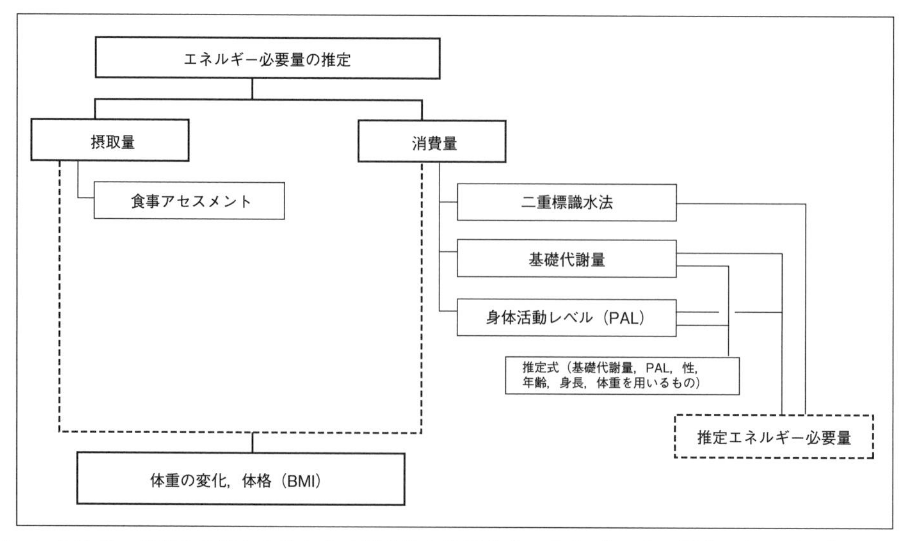

図10-6　エネルギー必要量を推定するための測定法と体重変化，体格（BMI），推定エネルギー必要量との関連

る。前者には各種の食事アセスメント法があり，後者には，二重標識水法と基礎代謝量並びに身体活動レベル（physical activity level：PAL）の測定値や性，年齢，身長，体重を用いてエネルギー消費量を推定する方法がある。二重標識水法ではエネルギー消費量が直接測定される（図10-6）。

当面目標とするBMIを表10-8に示す。特に65歳以上では、総死亡率が最も低かったBMIと実態との乖離が見られるため，フレイルの予防及び生活習慣病の発症予防の両者に配慮する必要があることも踏まえ，当面目標とするBMIの範囲を21.5～24.9kg/m^{2}とした。

表10-8　目標とするBMIの範囲（18歳以上）

年齢（歳）	目標とするBMI（kg/m^2）
18～49	18.5～24.9
50～64	20.0～24.9
65～74[1)]	21.5～24.9
75以上[1)]	21.5～24.9

男女共通。あくまでも参考として使用すべきである。

観察疫学研究において報告された総死亡率が最も低かったBMIを基に，疾患別の発症率とBMIとの関連，死因とBMIとの関連，喫煙や疾患の合併によるBMIや死亡リスクへの影響，日本人のBMIの実態に配慮し，総合的に判断し目標とする範囲を設定。

1）高齢者では，フレイルの予防および生活習慣病の発症予防の両者に配慮する必要があることも踏まえ，当面目標とするBMIの範囲を21.5～24.9 kg/m^{2}とした。

参照体重における基礎代謝量を表10-9に示す。基礎代謝基準値について，75歳以上男性は21.5kcal/kg体重/日，50歳以上の女性は20.7kcal/kg/日とした。これは，70歳以上の測定値が，高齢者施設に入所している全身状態の良い者を対象とした成績が主であるためであ

表10-9　参照体重における基礎代謝量

性別	男性			女性		
年齢（歳）	基礎代謝基準値（kcal/kg体重/日）	参照体重（kg）	基礎代謝量（kcal/日）	基礎代謝基準値（kcal/kg体重/日）	参照体重（kg）	基礎代謝量（kcal/日）
1～2	61.0	11.5	700	59.7	11.0	660
3～5	54.8	16.5	900	52.2	16.1	840
6～7	44.3	22.2	980	41.9	21.9	920
8～9	40.8	28.0	1,140	38.3	27.4	1,050
10-11	37.4	35.6	1,330	34.8	36.3	1,260
12-14	31.0	49.0	1,520	29.6	47.5	1,410
15-17	27.0	59.7	1,610	25.3	51.9	1,310
18-29	23.7	64.5	1,530	22.1	50.3	1,110
30-49	22.5	68.1	1,530	21.9	53.0	1,160
50-64	21.8	68.0	1,480	20.7	53.8	1,110
65-74	21.6	65.0	1,400	20.7	52.1	1,080
75以上	21.5	59.6	1,280	20.7	48.8	1,010

る。今後，この年齢層，特に75歳以上男性の基礎代謝量に関するデータの収集が必要である。

身体活動レベルを表10-10に示す。75歳以上（後期高齢者）について

表10-10　身体活動レベル別にみた活動内容と活動時間の代表例

身体活動レベル[1]	低い（Ⅰ） 1.50 （1.40〜1.60）	ふつう（Ⅱ） 1.75 （1.60〜1.90）	高い（Ⅲ） 2.00 （1.90〜2.20）
日常生活の内容[2]	生活の大部分が座位で，静的な活動が中心の場合	座位中心の仕事だが，職場内での移動や立位での作業・接客等，通勤・買い物での歩行・家事，軽いスポーツのいずれかを含む場合	移動や立位の多い仕事の従事者。あるいは，スポーツなど余暇における活発な運動習慣をもっている場合
中程度の強度（3.0〜5.9メッツ）の身体活動の1日当たりの合計時間（時間/日）[3]	1.65	2.06	2.53
仕事での1日当たりの合計徒歩時間（時間/日）[3]	0.25	0.54	1.00

1）代表値。（　）内はおよその範囲。
2）Black, *et al.*, Ishikawa-Takata. *et al.* を参考に，身体活動レベル（PAL）に及ぼす職業の影響が大きいことを考慮して作成。
3）Ishikawa-Takata. *et al.* による。

表10-11　エネルギーの食事摂取基準：推定エネルギー必要量（kcal/日）

性　別	男　性			女　性		
身体活動レベル[1]	Ⅰ	Ⅱ	Ⅲ	Ⅰ	Ⅱ	Ⅲ
0〜5　（月）	−	550	−	−	500	−
6〜8　（月）	−	650	−	−	600	−
9〜11　（月）	−	700	−	−	650	−
1〜2　（歳）	−	950	−	−	900	−
3〜5　（歳）	−	1,300	−	−	1,250	−
6〜7　（歳）	1,350	1,550	1,750	1,250	1,450	1,650
8〜9　（歳）	1,600	1,850	2,100	1,500	1,700	1,900
10〜11（歳）	1,950	2,250	2,500	1,850	2,100	2,350
12〜14（歳）	2,300	2,600	2,900	2,150	2,400	2,700
15〜17（歳）	2,500	2,800	3,150	2,050	2,300	2,550
18〜29（歳）	2,300	2,650	3,050	1,700	2,000	2,300
30〜49（歳）	2,300	2,700	3,050	1,750	2,050	2,350
50〜64（歳）	2,200	2,600	2,950	1,650	1,950	2,250
65〜74（歳）	2,050	2,400	2,750	1,550	1,850	2,100
75以上　（歳）[2]	1,850	2,100	−	1,400	1,650	−
妊婦（付加量）[3] 初期				+50	+50	+50
中期				+250	+250	+250
後期				+450	+450	+450
授乳婦　（付加量）				+350	+350	+350

1）身体活動レベルは，低い，ふつう，高いの3つのレベルとして，それぞれⅠ，Ⅱ，Ⅲで示した。
2）レベルⅡは自立している者，レベルⅠは自宅にいてほとんど外出しない人に相当する。レベルⅠは高齢者施設で自立に近い状態で過ごしている人にも適用できる値である。
3）妊婦個々の体格や妊娠中の体重増加量，胎児の発育状況の評価を行うことが必要である。
注1：活用に当たっては，食事摂取状況のアセスメント，体重およびBMIの把握を行い，エネルギーの過不足は，体重の変化またはBMIを用いて評価すること。
注2：身体活動レベルⅠの場合，少ないエネルギー消費量に見合った少ないエネルギー摂取量を維持することになるため，健康の保持・増進の観点からは，身体活動量を増加させる必要がある。

はレベルI，レベルIIのみを決定した。

推定エネルギー必要量（表10−11）は，総エネルギー消費量の推定値から求められる。成人（妊婦、授乳婦を除く）では，推定エネルギー必要量を以下の方法で算出した。

推定エネルギー必要量
＝基礎代謝基準値(kcal/kg体重/日)×参照体重(kg)×身体活動レベル

10-3-2 タンパク質

乳児に目安量を，1歳以上の全ての年齢区分に推定平均必要量，推奨量及び目標量を定めることとし，耐容上限量はいずれの年齢区分にも定めないこととした。各指標は2015年版と同様である（表10−12）。

タンパク質の摂取不足が最も直接に，そして量的に強い影響を及ぼし得ると考えられる疾患は，高齢者におけるフレイル及びサルコペニアである。習慣的なタンパク質摂取量とフレイルの発症率又は罹患率との関連を検討した観察疫学研究（横断研究及びコホート研究）のメタ・アナリシスでは，観察集団内における相対的なタンパク質摂取量が多いほど

表10-12 タンパク質の食事摂取基準
（推定平均必要量、推奨量、目安量、g/日、目標量（%エネルギー）

性別	男性				女性			
年齢	推定平均必要量	推奨量	目安量	目標量[1]	推定平均必要量	推奨量	目安量	目標量[1]
0～5（月）	−	−	10	−	−	−	10	−
6～8（月）	−	−	15	−	−	−	15	−
9～11（月）	−	−	25	−	−	−	25	−
1～2（歳）	15	20	−	13～20	15	20	−	13～20
3～5（歳）	20	25	−	13～20	20	25	−	13～20
6～7（歳）	25	30	−	13～20	25	30	−	13～20
8～9（歳）	30	40	−	13～20	30	40	−	13～20
10～11（歳）	40	45	−	13～20	40	50	−	13～20
12～14（歳）	50	60	−	13～20	45	55	−	13～20
15～17（歳）	50	65	−	13～20	45	55	−	13～20
18～29（歳）	50	65	−	13～20	40	50	−	13～20
30～49（歳）	50	65	−	13～20	40	50	−	13～20
50～64（歳）	50	65	−	14～20	40	50	−	14～20
65～74（歳）[2]	50	60	−	15～20	40	50	−	15～20
75以上（歳）[2]	50	60	−	15～20	40	50	−	15～20
妊婦（付加量）								
初期					+0	+0	−	−
中期					+5	+10	−	−
後期					+20	+20	−	−
授乳婦（付加量）					+15	+20	−	−

1）範囲については，おおむねの値を示したものであり，弾力的に運用すること。
2）65歳以上の高齢者について，フレイル予防を目的とした量を定めることは難しいが，身長・体重が参照体位に比べて小さい者や，特に75歳以上であって加齢に伴い身体活動量が大きく低下した者など，必要エネルギー摂取量が低い者では，下限が推奨量を下回る場合があり得る。この場合でも，下限は推奨量以上とすることが望ましい。

フレイルの発症率又は罹患率が低い傾向があると結論している。

10-3-3 脂　　質

1歳以上については目標量として総エネルギー摂取量に占める割合，すなわちエネルギー比率（%エネルギー）で示した。乳児については目安量として%エネルギーで示した。2020年版ではこれまで記載のなかった妊婦・授乳婦の目標量が記載された。

飽和脂肪酸については，生活習慣病の予防の観点から目標量を定め，エネルギー比率（%エネルギー）で示した。これまで男女ともに18歳以上で7%以下としていたが，2020年版では男女ともにこれまで記載のなかった3～14歳で10%以下，15～17歳で8%以下，妊婦・授乳婦で7%以下と設定された（表10-13）。

表10-13　脂質の食事摂取基準（1）

年　齢	脂質の総エネルギーに占める割合 脂肪エネルギー比率；%エネルギー				飽和脂肪酸 （%エネルギー）[2),3)]	
	男　性		女　性		男　性	女　性
	目安量	目標量[1)]	目安量	目標量[1)]	目標量	目標量
0～5　（月）	50	－	50	－	－	－
6～11（月）	40	－	40	－	－	－
1～2　（歳）	－	20～30	－	20～30	－	－
3～5　（歳）	－	20～30	－	20～30	10以下	10以下
6～7　（歳）	－	20～30	－	20～30	10以下	10以下
8～9　（歳）	－	20～30	－	20～30	10以下	10以下
10～11（歳）	－	20～30	－	20～30	10以下	10以下
12～14（歳）	－	20～30	－	20～30	10以下	10以下
15～17（歳）	－	20～30	－	20～30	8以下	8以下
18～29（歳）	－	20～30	－	20～30	7以下	7以下
30～49（歳）	－	20～30	－	20～30	7以下	7以下
50～64（歳）	－	20～30	－	20～30	7以下	7以下
65～74（歳）	－	20～30	－	20～30	7以下	7以下
75以上（歳）	－	20～30	－	20～30	7以下	7以下
妊　婦			－	20～30		7以下
授乳婦			－	20～30		7以下

1）範囲については，おおむねの値を示したものである。
2）飽和脂肪酸と同じく，脂質異常症及び循環器疾患に関与する栄養素としてコレステロールがある。コレステロールに目標量は設定しないが，これは許容される摂取量に上限が存在しないことを保証するものではない。また，脂質異常症の重症化予防の目的からは，200 mg/日未満に留めることが望ましい。
3）飽和脂肪酸と同じく，冠動脈疾患に関する栄養素としてトランス脂肪酸がある。日本人の大多数は，トランス脂肪酸に関する世界保健機構（WHO）の目標（1%エネルギー未満）を下回っており，トランス脂肪酸の摂取による健康への影響は，飽和脂肪酸の摂取によるものと比べて小さいと考えられる。ただし、脂質に偏った食事をしている者では留意する必要がある。トランス脂肪酸は人体にとって不可欠な栄養素ではなく，健康の保持・増進を図る上で積極的な摂取は勧められないことから，その摂取量は1%エネルギー未満に留めることが望ましく，1%エネルギー未満でもできるだけ低く留めることが望ましい。

一方、必須脂肪酸であるn-6系脂肪酸およびn-3系脂肪酸については目安量を絶対量（g/日）で算定し，2015年版から若干変更されている（表10-14）。

表10-14　脂質の食事摂取基準（2）

年　齢	n-6 系脂肪酸 (g/日)		n-3 系脂肪酸 (g/日)	
	男　性	女　性	男　性	女　性
	目安量	目安量	目安量	目安量
0～5 (月)	4	4	0.9	0.9
6～11 (月)	4	4	0.8	0.8
1～2 (歳)	4	4	0.7	0.8
3～5 (歳)	6	6	1.1	1.0
6～7 (歳)	8	7	1.5	1.3
8～9 (歳)	8	7	1.5	1.3
10～11 (歳)	10	8	1.6	1.6
12～14 (歳)	11	9	1.9	1.6
15～17 (歳)	13	9	2.1	1.6
18～29 (歳)	11	8	2.0	1.6
30～49 (歳)	10	8	2.0	1.6
50～64 (歳)	10	8	2.2	1.9
65～74 (歳)	9	8	2.2	2.0
75以上 (歳)	8	7	2.1	1.8
妊　婦		9		1.6
授乳婦		10		1.8

10-3-4　炭水化物

炭水化物，特に糖質についてその必要量は明らかにできない。また，通常，乳児以外の人はこれよりも相当に多い炭水化物を摂取している。そのため，推定必要量を算定する意味も価値も乏しい。さらに，炭水化物が直接に特定の健康障害の原因となるとの報告は，2型糖尿病を除けば理論的にも疫学的にも乏しい。そのため，炭水化物については推定平均必要量（及び推奨量）も耐容上限量も設定しない。同様の理由により，

表10-15　炭水化物，食物繊維の食事摂取基準

	炭水化物（%エネルギー）		食物繊維（g/日）	
性　別	男　性	女　性	男　性	女　性
年　齢	目標量[†1,2]	目標量[†1,2]	目標量	目標量
0～5 (月)	－	－	－	－
6～11 (月)	－	－	－	－
1～2 (歳)	50～65	50～65	－	－
3～5 (歳)	50～65	50～65	8以上	8以上
6～7 (歳)	50～65	50～65	10以上	10以上
8～9 (歳)	50～65	50～65	11以上	11以上
10～11 (歳)	50～65	50～65	13以上	13以上
12～14 (歳)	50～65	50～65	17以上	17以上
15～17 (歳)	50～65	50～65	19以上	18以上
18～29 (歳)	50～65	50～65	21以上	18以上
30～49 (歳)	50～65	50～65	21以上	18以上
50～64 (歳)	50～65	50～65	21以上	18以上
65～74 (歳)	50～60	50～65	20以上	17以上
75以上 (歳)	50～65	50～65	20以上	17以上
妊　婦		50～65		18以上
授乳婦		50～65		18以上

†1　範囲については，おおむねの値を示したものである。
†2　アルコールを含む。ただし，アルコールの摂取を勧めるものではない。

目安量も設定しなかった。一方，炭水化物はエネルギー源として重要であるため，この観点からは指標を算定する必要があり，アルコールを含む合計量として，タンパク質及び脂質の残余として目標量（範囲）を％エネルギーとして算定した。食物繊維（g/日）は，妊婦・授乳婦でも記載されるなど，2015年版から若干変更されている（表10-15）。

10-3-5　エネルギー産生栄養素バランス

エネルギーを産生する栄養素，すなわち，タンパク質，脂質，炭水化物（アルコールを含む）と，それらの構成成分が総エネルギー摂取量に占めるべき割合（％エネルギー）として，これらの構成比率を指標とする。タンパク質と脂質の残余を炭水化物とアルコールと考えるのが最も適当であると考えた。

乳児（1歳未満）については，母乳におけるこれら栄養素の構成比をもって，好ましいエネルギー産生栄養素バランスと考えるものとする。そのため，乳児についてはエネルギー産生栄養素バランスを設定せず，1歳以上について設定することとした。2020年版では，男女ともにこれまで記載のなかった飽和脂肪酸が3～17歳で10％以下と記載された。

表10-16　エネルギー産生栄養素バランス（％エネルギー）

性別	男性				女性			
	目標量[1),2)]				目標量[1),2)]			
年齢等	タンパク質[3)]	脂質[4)]		炭水化物[5),6)]	タンパク質[3)]	脂質[4)]		炭水化物[5),6)]
		脂質	飽和脂肪酸			脂質	飽和脂肪酸	
0～11（月）	−	−	−	−	−	−	−	−
1～2（歳）	13～20	20～30	−	50～65	13～20	20～30	−	50～65
3～5（歳）	13～20	20～30	10以下	50～65	13～20	20～30	10以下	50～65
6～7（歳）	13～20	20～30	10以下	50～65	13～20	20～30	10以下	50～65
8～9（歳）	13～20	20～30	10以下	50～65	13～20	20～30	10以下	50～65
10～11（歳）	13～20	20～30	10以下	50～65	13～20	20～30	10以下	50～65
12～14（歳）	13～20	20～30	10以下	50～65	13～20	20～30	10以下	50～65
15～17（歳）	13～20	20～30	8以下	50～65	13～20	20～30	8以下	50～65
18～29（歳）	13～20	20～30	7以下	50～65	13～20	20～30	7以下	50～65
30～49（歳）	13～20	20～30	7以下	50～65	13～20	20～30	7以下	50～65
50～64（歳）	14～20	20～30	7以下	50～65	14～20	20～30	7以下	50～65
65～74（歳）	15～20	20～30	7以下	50～65	15～20	20～30	7以下	50～65
75以上（歳）	15～20	20～30	7以下	50～65	15～20	20～30	7以下	50～65
妊婦　初期					13～20	20～30	7以下	50～65
中期					13～20			
後期					15～20			
授乳婦					15～20			

1）必要なエネルギー量を確保した上でのバランスとすること。
2）範囲に関しては，おおむねの値を示したものであり，弾力的に運用すること。
3）65歳以上の高齢者について，フレイル予防を目的とした量を定めることは難しいが，身長・体重が参照体位に比べて小さい者や，特に75歳以上であって加齢に伴い身体活動量が大きく低下した者など，必要エネルギー摂取量が低い者では，下限が推奨量を下回る場合があり得る。この場合でも，下限は推奨量以上とすることが望ましい。
4）脂質については，その構成成分である飽和脂肪酸など，質への配慮を十分に行う必要がある。
5）アルコールを含む。ただし，アルコールの摂取を勧めるものではない。
6）食物繊維の目標量を十分に注意すること。

タンパク質，脂質，炭水化物のエネルギー換算係数は，それぞれ4，9，4 kcal/gである。炭水化物には食物繊維も含むこととし，そのエネルギー換算係数には4 kcal/gを用いることとした。アルコールのエネルギー換算係数は7 kcal/gとした（表10-16）。

10-3-6　ビタミン

（1）脂溶性ビタミン

脂溶性ビタミンAの食事摂取基準（1）を表10-17に示す。ビタミンAについては，2015年版と同様である。2020年版では特に不足しがちなビタミンDについて改定がなされた。血清25-ヒドロキシビタミンD濃度は，食品からの摂取と紫外線による産生とを合わせた，生体内のビタミンDの優れた指標であることから，ビタミンD摂取量ではなく，血清25-ヒドロキシビタミンD濃度に基づいて策定が行われた。25-ヒドロキシビタミンD濃度が12 ng/mL未満では，くる病（小児）や骨軟化症（成人）のリスク増加，カルシウム吸収率低下（小児・成人），骨量低下（小児・若年者），骨折リスク増加（高齢者）が起こる。骨折予防に関して，20 ng/mLで最大効果になるとして，25ヒドロキシビタミンD濃度

表10-17　脂溶性ビタミンの食事摂取基準（1）

	ビタミンA（μgRAE/日）[1]								ビタミンD（μg/日）[4]			
性　別	男　性				女　性				男　性		女　性	
年　齢	推定平均必要量[2]	推奨量[2]	目安量[3]	耐容上限量[3]	推定平均必要量[2]	推奨量[2]	目安量[3]	耐容上限量[3]	目安量	耐容上限量	目安量	耐容上限量
0～5（月）	—	—	300	600	—	—	300	600	5.0	25	5.0	25
6～11（月）	—	—	400	600	—	—	400	600	5.0	25	5.0	25
1～2（歳）	300	400	—	600	250	350	—	600	3.0	20	3.5	20
3～5（歳）	350	450	—	700	350	500	—	850	3.5	30	4.0	30
6～7（歳）	300	400	—	950	300	400	—	1,200	4.5	30	5.0	30
8～9（歳）	350	500	—	1,200	350	500	—	1,500	5.0	40	6.0	40
10～11（歳）	450	600	—	1,500	400	600	—	1,900	6.5	60	8.0	60
12～14（歳）	550	800	—	2,100	500	700	—	2,500	8.0	80	9.5	80
15～17（歳）	650	900	—	2,500	500	650	—	2,800	9.0	90	8.5	90
18～29（歳）	600	850	—	2,700	450	650	—	2,700	8.5	100	8.5	100
30～49（歳）	650	900	—	2,700	500	700	—	2,700	8.5	100	8.5	100
50～64（歳）	650	900	—	2,700	500	700	—	2,700	8.5	100	8.5	100
65～74（歳）	600	850	—	2,700	500	700	—	2,700	8.5	100	8.5	100
75以上（歳）	550	800	—	2,700	450	650	—	2,700	8.5	100	8.5	100
妊　婦（付加量）												
初期					+0	+0						
中期					+0	+0	—	—			8.5	—
後期					+60	+80						
授乳婦（付加量）					+300	+450	—	—			8.5	—

1）レチノール活性当量（μgRAE）＝レチノール（μg）＋β-カロテン（μg）×1/12＋α-カロテン（μg）×1/24＋β-クリプトキサンチン（μg）×1/24＋その他のプロビタミンAカロテノイド（μg）×1/24
2）プロビタミンAカロテノイドを含む。　3）プロビタミンAカロテノイドを含まない。
4）日照により皮膚でビタミンDが産生されることを踏まえ，フレイル予防を図る者はもとより，全年齢区分を通じて，日常生活において可能な範囲内での適度な日光浴を心掛けるとともに，ビタミンDの摂取については，日照時間を考慮に入れることが重要である。

16 ng/mLが50％の人の必要を満たす（すなわち推定平均必要量に相当する）濃度、20 ng/mLが97.5％の人の必要を満たす（すなわち推奨量に相当する）濃度とされた。

このように，血清25-ヒドロキシビタミンD濃度の参照値は，従来の30 ng/mLから今回の改定で20 ng/mLに引き下げられたが，それでもなお20 ng/mL未満者の割合は高く中央値が使えないため，骨折のリスクを上昇させないビタミンDの必要量に基づいて目安量を策定することとした。2020年版では男女ともに目安量が引き上げられた年代が多く，特に18歳以上で従来の5.5μg/日から8.5μg/日に引き上げられた。妊婦・授乳婦においても8.5μg/日とした。

ビタミンEとKについては2015年版と同様である（表10-18）。

表10-18　脂溶性ビタミンの食事摂取基準（2）

性別	ビタミンE（mg/日）[†1]				ビタミンK（μg/日）	
	男性		女性		男性	女性
年齢	目安量	耐容上限量	目安量	耐容上限量	目安量	目安量
0～5（月）	3.0	−	3.0	−	4	4
6～11（月）	4.0	−	4.0	−	7	7
1～2（歳）	3.0	150	3.0	150	50	60
3～5（歳）	4.0	200	4.0	200	60	70
6～7（歳）	5.0	300	5.0	300	80	90
8～9（歳）	5.0	350	5.0	350	90	110
10～11（歳）	5.5	450	5.5	450	110	140
12～14（歳）	6.5	650	6.0	600	140	170
15～17（歳）	7.0	750	5.5	650	160	150
18～29（歳）	6.0	850	5.0	650	150	150
30～49（歳）	6.0	900	5.5	700	150	150
50～64（歳）	7.0	850	6.5	700	150	150
65～74（歳）	7.0	850	6.5	650	150	150
75以上（歳）	6.5	750	6.5	650	150	150
妊婦			6.5	−		150
授乳婦			7.0	−		150

†1　α-トコフェロールについて算定した。α-トコフェロール以外のビタミンEは含んでいない。

（2）水溶性ビタミン

ビタミンB_1とB_2は体内飽和すると尿中に排泄されることに基づき，またナイアシンは欠乏症であるペラグラ予防に基づき設定され，いずれも推定エネルギー必要量を用いて算定された。ビタミンB_6は神経障害を起こさない血中濃度に基づき，タンパク質の推奨量を用いて算定された（表10-19，表10-20）。ビタミンB_{12}は欠乏症である悪性貧血の治療成績，葉酸は高ホモシステイン血症回避に基づき定められた。パントテン酸およびビオチンは，生体指標がないため目安量が定められた。ビタミンCは壊血病予防ではなく抗酸化作用に基づき定められた。いずれも2015年版と同様である（表10-21，表10-22）。

表10-19　水溶性ビタミンの食事摂取基準（1）

	ビタミンB_1（mg/日）[1),2)]						ビタミンB_2（mg/日）[3)]					
性　別	男　性			女　性			男　性			女　性		
年　齢	推定平均必要量	推奨量	目安量	推定平均必要量	推奨量	目安量	推定平均必要量	推奨量	目安量	推定平均必要量	推奨量	目安量
0～5（月）	−	−	0.1	−	−	0.1	−	−	0.3	−	−	0.3
6～11（月）	−	−	0.2	−	−	0.2	−	−	0.4	−	−	0.4
1～2（歳）	0.4	0.5	−	0.4	0.5	−	0.5	0.6	−	0.5	0.5	−
3～5（歳）	0.6	0.7	−	0.6	0.7	−	0.7	0.8	−	0.6	0.8	−
6～7（歳）	0.7	0.8	−	0.7	0.8	−	0.8	0.9	−	0.7	0.9	−
8～9（歳）	0.8	1.0	−	0.8	0.9	−	0.9	1.1	−	0.9	1.0	−
10～11（歳）	1.0	1.2	−	0.9	1.1	−	1.1	1.4	−	1.0	1.3	−
12～14（歳）	1.2	1.4	−	1.1	1.3	−	1.3	1.6	−	1.2	1.4	−
15～17（歳）	1.3	1.5	−	1.0	1.2	−	1.4	1.7	−	1.2	1.4	−
18～29（歳）	1.2	1.4	−	0.9	1.1	−	1.3	1.6	−	1.0	1.2	−
30～49（歳）	1.2	1.4	−	0.9	1.1	−	1.3	1.6	−	1.0	1.2	−
50～64（歳）	1.1	1.3	−	0.9	1.1	−	1.2	1.5	−	1.0	1.2	−
65～74（歳）	1.1	1.3	−	0.9	1.1	−	1.3	1.5	−	1.0	1.2	−
75以上（歳）	1.0	1.2	−	0.8	0.9	−	1.1	1.3	−	0.9	1.0	−
妊　婦（付加量）				+0.2	+0.2	−				+0.2	+0.3	−
授乳婦（付加量）				+0.2	+0.2	−				+0.2	+0.6	

1）チアミン塩化物塩酸塩（分子量＝337.3）の重量として示した。
2）身体活動レベルⅡの推定エネルギー必要量を用いて算定した。
特記事項：推定平均必要量は，ビタミンB_1の欠乏症である脚気を予防するに足る最小必要量からではなく，尿中にビタミンB_1の排泄量が増大し始める摂取量（体内飽和量）から算定。
3）身体活動レベルⅡの推定エネルギー必要量を用いて算定した。
特記事項：推定平均必要量は，ビタミンB_2の欠乏症である口唇炎，口角炎，舌炎などの皮膚炎を予防するに足る最小必要量からではなく，尿中にビタミンB_2の排泄量が増大し始める摂取量（体内飽和量）から算定。

表10-20　水溶性ビタミンの食事摂取基準（2）

性別	ナイアシン（mgNE/日）[1),2)]								ビタミンB_6（mg/日）[5)]							
	男性				女性				男性				女性			
年齢	推定平均必要量	推奨量	目安量	耐容上限量[3)]	推定平均必要量	推奨量	目安量	耐容上限量[3)]	推定平均必要量	推奨量	目安量	耐容上限量[6)]	推定平均必要量	推奨量	目安量	耐容上限量[6)]
0～5（月）[4)]	−	−	2	−	−	−	2	−	−	−	0.2	−	−	−	0.2	−
6～11（月）	−	−	3	−	−	−	3	−	−	−	0.3	−	−	−	0.3	−
1～2（歳）	5	6	−	60(15)	4	5	−	60(15)	0.4	0.5	−	10	0.4	0.5	−	10
3～5（歳）	6	8	−	80(20)	6	7	−	80(20)	0.5	0.6	−	15	0.5	0.6	−	15
6～7（歳）	7	9	−	100(30)	7	8	−	100(30)	0.7	0.8	−	20	0.6	0.7	−	20
8～9（歳）	9	11	−	150(35)	8	10	−	150(35)	0.8	0.9	−	25	0.8	0.9	−	25
10～11（歳）	11	13	−	200(45)	10	10	−	150(45)	1.0	1.1	−	30	1.0	1.1	−	30
12～14（歳）	12	15	−	250(60)	12	14	−	250(60)	1.2	1.4	−	40	1.0	1.3	−	40
15～17（歳）	14	17	−	300(70)	11	13	−	250(65)	1.2	1.5	−	50	1.0	1.3	−	45
18～29（歳）	13	15	−	300(80)	9	11	−	250(65)	1.1	1.4	−	55	1.0	1.1	−	45
30～49（歳）	13	15	−	350(85)	10	12	−	250(65)	1.1	1.4	−	60	1.0	1.1	−	45
50～64（歳）	12	14	−	350(85)	9	11	−	250(65)	1.1	1.4	−	55	1.0	1.1	−	45
65～74（歳）	12	14	−	300(80)	9	11	−	250(65)	1.1	1.4	−	50	1.0	1.1	−	40
75以上（歳）	11	13	−	300(75)	9	10	−	250(60)	1.1	1.4	−	50	1.0	1.1	−	40
妊婦（付加量）					−	−	−	−					+0.2	+0.2	−	−
授乳婦（付加量）					+3	+3	−	−					+0.3	+0.3	−	−

1) ナイアシン当量（NE）＝ナイアシン＋1/60トリプトファンで示した。
2) 身体活動レベルⅡの推定エネルギー必要量を用いて算定した。
3) ニコチンアミドの重量（mg/日），（　）内はニコチン酸の重量（mg/日）。　4) 単位は，mg/日。
5) タンパク質の推奨量を用いて算定した（妊婦・授乳婦の付加量は除く）。
6) ピリドキシン（分子量＝169.2）の重量として示した。

表10-21　水溶性ビタミンの食事摂取基準（3）

性別	ビタミンB_{12}（μg/日）[1)]						葉酸（μg/日）[2)]							
	男性			女性			男性				女性			
年齢	推定平均必要量	推奨量	目安量	推定平均必要量	推奨量	目安量	推定平均必要量	推奨量	目安量	耐容上限量[3)]	推定平均必要量	推奨量	目安量	耐容上限量[3)]
0～5（月）	−	−	0.4	−	−	0.4	−	−	40	−	−	−	40	−
6～11（月）	−	−	0.5	−	−	0.5	−	−	60	−	−	−	60	−
1～2（歳）	0.8	0.9	−	0.8	0.9	−	80	90	−	200	90	90	−	200
3～5（歳）	0.9	1.1	−	0.9	1.1	−	90	110	−	300	90	110	−	300
6～7（歳）	1.1	1.3	−	1.1	1.3	−	110	140	−	400	110	140	−	400
8～9（歳）	1.3	1.6	−	1.3	1.6	−	130	160	−	500	130	160	−	500
10～11（歳）	1.6	1.9	−	1.6	1.9	−	160	190	−	700	160	190	−	700
12～14（歳）	2.0	2.4	−	2.0	2.4	−	200	240	−	900	200	240	−	900
15～17（歳）	2.0	2.4	−	2.0	2.4	−	220	240	−	900	200	24	−	900
18～29（歳）	2.0	2.4	−	2.0	2.4	−	200	240	−	900	200	2400	−	900
30～49（歳）	2.0	2.4	−	2.0	2.4	−	200	240	−	1,000	200	240	−	1,000
50～64（歳）	2.0	2.4	−	2.0	2.4	−	200	240	−	1,000	200	240	−	1,000
65～74（歳）	2.0	2.4	−	2.0	2.4	−	200	240	−	900	200	240	−	900
75以上（歳）	2.0	2.4	−	2.0	2.4	−	200	240	−	900	200	240	−	900
妊婦（付加量）[4),5)]				+0.3	+0.4	−					+200	+240	−	−
授乳婦（付加量）				+0.7	+0.8	−					+80	+100	−	−

1) シアノコバラミン（分子量＝1,355.37）の重量として示した。
2) プテロイルモノグルタミン酸（分子量＝441.40）の重量として示した。
3) 通常の食品以外の食品に含まれる葉酸（狭義の葉酸）に適用する。
4) 妊娠を計画している女性，妊娠の可能性がある女性および妊娠初期の妊婦は，胎児の神経管閉鎖障害のリスク低減のために，通常の食品以外の食品に含まれる葉酸（狭義の葉酸）を400μg/日摂取することが望まれる（葉酸）。
5) 付加量は，中期および後期にのみ設定した（葉酸）。

表10-22　水溶性ビタミンの食事摂取基準（4）

	パントテン酸(mg/日)		ビオチン（μg/日）		ビタミンC（mg/日）[1]					
性　別	男　性	女　性	男　性	女　性	男　性			女　性		
年　齢	目安量	目安量	目安量	目安量	推定平均必要量[1]	推奨量	目安量	推定平均必要量[1]	推奨量	目安量
0～5　(月)	4	4	4	4	–	–	40	–	–	40
6～11　(月)	5	5	5	5	–	–	40	–	–	40
1～2　(歳)	3	4	20	20	35	40	–	35	40	–
3～5　(歳)	4	4	20	20	40	50	–	40	50	–
6～7　(歳)	5	5	30	30	50	60	–	50	60	–
8～9　(歳)	6	5	30	30	60	70	–	60	70	–
10～11 (歳)	6	6	40	40	70	85	–	70	85	–
12～14 (歳)	7	6	50	50	85	100	–	85	100	–
15～17 (歳)	7	6	50	50	85	100	–	85	100	–
18～29 (歳)	5	5	50	50	85	100	–	85	100	–
30～49 (歳)	5	5	50	50	85	100	–	85	100	–
50～64 (歳)	6	5	50	50	85	100	–	85	100	–
65～74 (歳)	6	5	50	50	80	100	–	80	100	–
75以上　(歳)	6	5	50	50	80	100	–	80	100	–
妊　婦　(付加量)		5		50				+10	+10	–
授乳婦　(付加量)		6		50				+40	+45	–

1）L-アスコルビン酸（分子量＝176.12）の重量で示した。
特記事項：推定平均必要量は，ビタミンCの欠乏症である壊血病を予防するに足る最小量からではなく，心臓血管系の疾病予防効果及び抗酸化作用の観点から算定。

10-3-7　ミネラル

(1) 多量ミネラル

ナトリウム，カリウム，マグネシウム，リンについては欠乏症が生じにくい。ナトリウムについては，高血圧及び慢性腎臓病の発症予防の観点から目標量（上限）が定められている。食塩相当量として，15歳以上において男性が7.5 g/日未満，女性が6.5 g/日未満となっている。カリウムについては高血圧予防の観点から目標量（下限）が定められ，これまで記載のなかった3～5歳について記載されるなど若干変更されている。カルシウムについて，耐容上限量を超えることはまれだが，サプリメント使用時には留意すべきである。カルシウムとマグネシウムについては2015年版とほぼ同様である。リンは目安量が定められ，過剰摂取には留意する必要がある（表10-23～表10-26）。

(2) 微量ミネラル

微量ミネラルの算定に有用な日本人データは乏しく，欧米諸国のデータに基づいて定められている（表10-27～表10-30）。

表10-23　多量ミネラルの食事摂取基準（1）

	ナトリウム(mg/日)，( )内は食塩相当量(g/日)[1]					
性　別	男　性			女　性		
年　齢	推定平均必要量	目安量	目標量	推定平均必要量	目安量	目標量
0～5　(月)	—	100 (0.3)	—	—	100 (0.3)	—
6～11　(月)	—	600 (1.5)	—	—	600 (1.5)	—
1～2　(歳)	—	—	(3.0未満)	—	—	(3.0未満)
3～5　(歳)	—	—	(3.5未満)	—	—	(3.5未満)
6～7　(歳)	—	—	(4.5未満)	—	—	(4.5未満)
8～9　(歳)	—	—	(5.0未満)	—	—	(5.0未満)
10～11 (歳)	—	—	(6.0未満)	—	—	6.0未満)
12～14 (歳)	—	—	(7.0未満)	—	—	(6.5未満)
15～17 (歳)	—	—	(7.5未満)	—	—	(6.5未満)
18～29 (歳)	600(1.5)	—	(7.5未満)	600(1.5)	—	(6.5未満)
30～49 (歳)	600(1.5)	—	(7.5未満)	600(1.5)	—	(6.5未満)
50～64 (歳)	600(1.5)	—	(7.5未満)	600(1.5)	—	(6.5未満)
65～74 (歳)	600(1.5)	—	(7.5未満)	600(1.5)	—	(6.5未満)
75以上 (歳)	600(1.5)	—	(7.5未満)	600(1.5)	—	(6.5未満)
妊　婦				600(1.5)	—	(6.5未満)
授乳婦				600(1.5)	—	(6.5未満)

1）高血圧及び慢性腎臓病（CKD）の重症化予防のための食塩相当量の量は，男女とも6.0 g/日未満とした。

表10-24　多量ミネラルの食事摂取基準（2）

	カリウム（mg/日）			
性　別	男　性		女　性	
年　齢	目安量	目標量	目安量	目標量
0～5　(月)	400	—	400	—
6～11　(月)	700	—	700	—
1～2　(歳)	900	—	900	—
3～5　(歳)	1,000	1,400以上	1,000	1,400以上
6～7　(歳)	1,300	1,800以上	1,200	1,800以上
8～9　(歳)	1,500	2,000以上	1,500	2,000以上
10～11 (歳)	1,800	2,200以上	1,800	2,000以上
12～14 (歳)	2,300	2,400以上	1,900	2,400以上
15～17 (歳)	2,700	3,000以上	2,000	2,600以上
18～29 (歳)	2,500	3,000以上	2,000	2,600以上
30～49 (歳)	2,500	3,000以上	2,000	2,600以上
50～64 (歳)	2,500	3,000以上	2,000	2,600以上
65～74 (歳)	2,500	3,000以上	2,000	2,600以上
75以上 (歳)	2,500	3,000以上	2,000	2,600以上
妊　婦			2,000	2,600以上
授乳婦			2,200	2,600以上

表10-25　多量ミネラルの食事摂取基準（3）

	カルシウム（mg/日）								マグネシウム（mg/日）							
性　別	男　性				女　性				男　性				女　性			
年　齢	推定平均必要量	推奨量	目安量	耐容上限量	推定平均必要量	推奨量	目安量	耐容上限量	推定平均必要量	推奨量	目安量	耐容上限量[1]	推定平均必要量	推奨量	目安量	耐容上限量[1]
0～5　（月）	—	—	200	—	—	—	200	—	—	—	20	—	—	—	20	—
6～11　（月）	—	—	250	—	—	—	250	—	—	—	60	—	—	—	60	—
1～2　（歳）	350	450	—	—	350	400	—	—	60	70	—	—	60	70	—	—
3～5　（歳）	500	600	—	—	450	550	—	—	80	100	—	—	80	100	—	—
6～7　（歳）	500	600	—	—	450	550	—	—	110	130	—	—	110	130	—	—
8～9　（歳）	550	650	—	—	600	750	—	—	140	170	—	—	140	160	—	—
10～11（歳）	600	700	—	—	600	750	—	—	180	210	—	—	180	220	—	—
12～14（歳）	850	1,000	—	—	700	800	—	—	250	290	—	—	240	290	—	—
15～17（歳）	650	800	—	—	550	650	—	—	300	360	—	—	260	310	—	—
18～29（歳）	650	800	—	2,500	550	650	—	2,500	280	340	—	—	230	270	—	—
30～49（歳）	600	750	—	2,500	550	650	—	2,500	310	370	—	—	240	290	—	—
50～64（歳）	600	750	—	2,500	550	650	—	2,500	310	370	—	—	240	290	—	—
65～74（歳）	600	750	—	2,500	550	650	—	2,500	290	350	—	—	230	280	—	—
75以上（歳）	600	700	—	2,500	500	600	—	2,500	270	320	—	—	220	260	—	—
妊　婦					—	—	—	—					+30	+40	—	—
授乳婦					—	—		—					+0	+0	—	—

1) 通常の食品以外からの摂取量の耐容上限量は，成人の場合 350 mg/日，小児では 5 mg/kg 体重/日とした。それ以外の通常の食品からの摂取の場合，耐容上限量は設定しない。

表10-26　多量ミネラルの食事摂取基準（4）

	リン（mg/日）			
性　別	男　性		女　性	
年　齢	目安量	耐容上限量	目安量	耐容上限量
0～5　（月）	120	—	120	—
6～11　（月）	260	—	260	—
1～2　（歳）	500	—	500	—
3～5　（歳）	700	—	700	—
6～7　（歳）	900	—	800	—
8～9　（歳）	1,000	—	1,000	—
10～11（歳）	1,100	—	1,000	—
12～14（歳）	1,200	—	1,000	—
15～17（歳）	1,200	—	900	—
18～29（歳）	1,000	3,000	800	3,000
30～49（歳）	1,000	3,000	800	3,000
50～64（歳）	1,000	3,000	800	3,000
65～74（歳）	1,000	3,000	800	3,000
75以上（歳）	1,000	3,000	800	3,000
妊　婦			800	—
授乳婦			800	—

表10-27　微量ミネラルの食事摂取基準（1）

	鉄（mg/日）										亜　鉛（mg/日）							
性　別	男　性				女　性						男　性				女　性			
					月経なし		月経あり											
年　齢	推定平均必要量	推奨量	目安量	耐容上限量	推定平均必要量	推奨量	推定平均必要量	推奨量	目安量	耐容上限量	推定平均必要量	推奨量	目安量	耐容上限量	推定平均必要量	推奨量	目安量	耐容上限量
0～5　（月）	—	—	0.5	—	—	—	—	—	0.5	—	—	—	2	—	—	—	2	—
6～11（月）	3.5	5.0	—	—	3.5	4.5	—	—	—	—	—	—	3	—	—	—	3	—
1～2　（歳）	3.0	4.5	—	25	3.0	4.5	—	—	—	20	3	3	—	—	2	3	—	—
3～5　（歳）	4.0	5.5	—	25	4.0	5.5	—	—	—	25	3	4	—	—	3	3	—	—
6～7　（歳）	5.0	5.5	—	30	4.5	5.5	—	—	—	30	4	5	—	—	3	4	—	—
8～9　（歳）	6.0	7.0	—	35	6.0	7.5	—	—	—	35	5	6	—	—	4	5	—	—
10～11（歳）	7.0	8.5	—	35	7.0	8.5	10.0	12.0	—	35	6	7	—	—	5	6	—	—
12～14（歳）	8.0	10.0	—	40	7.0	8.5	10.0	12.0	—	40	9	10	—	—	7	8	—	—
15～17（歳）	8.0	10.0	—	50	5.5	7.0	8.5	10.5	—	40	10	12	—	—	7	8	—	—
18～29（歳）	6.5	7.5	—	50	5.5	6.5	8.5	10.5	—	40	9	11	—	40	7	8	—	35
30～49（歳）	6.5	7.5	—	50	5.5	6.5	9.0	10.5	—	40	9	11	—	45	7	8	—	35
50～64（歳）	6.5	7.5	—	55	5.5	6.5	9.0	11.0	—	40	9	11	—	45	7	8	—	35
65～74（歳）	6.0	7.5	—	50	5.0	6.0	—	—	—	40	9	11	—	40	7	8	—	35
75以上（歳）	6.0	7.0	—	50	5.0	6.0	—	—	—	40	9	10	—	40	6	8	—	35
妊　婦（付加量）初期					+2.0	+2.5	—	—	—	—					+1	+2	—	—
中期・後期					+8.0	+9.5	—	—	—	—								
授乳婦（付加量）					+2.0	+2.5	—	—	—	—					+3	+3	—	—

表10-28　微量ミネラルの食事摂取基準（2）

	銅（mg/日）								マンガン（mg/日）			
性　別	男　性				女　性				男　性		女　性	
年　齢	推定平均必要量	推奨量	目安量	耐容上限量	推定平均必要量	推奨量	目安量	耐容上限量	目安量	耐容上限量	目安量	耐容上限量
0～5　（月）	—	—	0.3	—	—	—	0.3	—	0.01	—	0.01	—
6～11（月）	—	—	0.3	—	—	—	0.3	—	0.5	—	0.5	—
1～2　（歳）	0.3	0.3	—	—	0.2	0.3	—	—	1.5	—	1.5	—
3～5　（歳）	0.3	0.4	—	—	0.3	0.3	—	—	1.5	—	1.5	—
6～7　（歳）	0.4	0.4	—	—	0.4	0.4	—	—	2.0	—	2.0	—
8～9　（歳）	0.4	0.5	—	—	0.4	0.5	—	—	2.5	—	2.5	—
10～11（歳）	0.5	0.6	—	—	0.5	0.6	—	—	3.0	—	3.0	—
12～14（歳）	0.7	0.8	—	—	0.6	0.8	—	—	4.0	—	4.0	—
15～17（歳）	0.8	0.9	—	—	0.6	0.7	—	—	4.5	—	3.5	—
18～29（歳）	0.7	0.9	—	7	0.6	0.7	—	7	4.0	11	3.5	11
30～49（歳）	0.7	0.9	—	7	0.6	0.7	—	7	4.0	11	3.5	11
50～64（歳）	0.7	0.9	—	7	0.6	0.7	—	7	4.0	11	3.5	11
65～74（歳）	0.7	0.9	—	7	0.6	0.7	—	7	4.0	11	3.5	11
75以上（歳）	0.7	0.8	—	7	0.6	0.7	—	7	4.0	11	3.5	11
妊　婦（付加量）					+0.1	+0.1	—	—			3.5	—
授乳婦（付加量）					+0.5	+0.6	—	—			3.5	—

表10-29　微量ミネラルの食事摂取基準（3）

性別	ヨウ素（μg/日） 男性				ヨウ素（μg/日） 女性				セレン（μg/日） 男性				セレン（μg/日） 女性			
年齢	推定平均必要量	推奨量	目安量	耐容上限量	推定平均必要量	推奨量	目安量	耐容上限量	推定平均必要量	推奨量	目安量	耐容上限量	推定平均必要量	推奨量	目安量	耐容上限量
0～5（月）	—	—	100	250	—	—	100	250	—	—	15	—	—	—	15	—
6～11（月）	—	—	130	250	—	—	130	250	—	—	15	—	—	—	15	—
1～2（歳）	35	50	—	300	35	50	—	300	10	10	—	100	10	10	—	100
3～5（歳）	45	60	—	400	45	60	—	400	10	15	—	100	10	10	—	100
6～7（歳）	55	75	—	550	55	75	—	550	15	15	—	150	15	15	—	150
8～9（歳）	65	90	—	700	65	90	—	700	15	20	—	200	15	20	—	200
10～11（歳）	80	110	—	900	80	110	—	900	20	25	—	250	20	25	—	250
12～14（歳）	95	140	—	2,000	95	140	—	2,000	25	30	—	350	25	30	—	300
15～17（歳）	100	140	—	3,000	100	140	—	3,000	30	35	—	400	20	25	—	350
18～29（歳）	95	130	—	3,000	95	130	—	3,000	25	30	—	450	20	25	—	350
30～49（歳）	95	130	—	3,000	95	130	—	3,000	25	30	—	450	20	25	—	350
50～64（歳）	95	130	—	3,000	95	130	—	3,000	25	30	—	450	20	25	—	350
65～74（歳）	95	130	—	3,000	95	130	—	3,000	25	30	—	450	20	25	—	350
75以上（歳）	95	130	—	3,000	95	130	—	3,000	25	30	—	400	20	25	—	350
妊婦（付加量）					+75	+110	—	—1)					+5	+5	—	—
授乳婦（付加量）					+100	+140	—	—1)					+15	+20	—	—

1）妊婦および授乳婦の耐容上限量は，2,000μg/日とした。

表10-30　微量ミネラルの食事摂取基準（4）

性別	クロム（μg/日） 男性		クロム（μg/日） 女性		モリブデン（μg/日） 男性				モリブデン（μg/日） 女性			
年齢	目安量	耐容上限量	目安量	耐容上限量	推定平均必要量	推奨量	目安量	耐容上限量	推定平均必要量	推奨量	目安量	耐容上限量
0～5（月）	0.8	—	0.8	—	—	—	2	—	—	—	2	—
6～11（月）	1.0	—	1.0	—	—	—	5	—	—	—	5	—
1～2（歳）	—	—	—	—	10	10	—	—	10	10	—	—
3～5（歳）	—	—	—	—	10	10	—	—	10	10	—	—
6～7（歳）	—	—	—	—	10	15	—	—	10	15	—	—
8～9（歳）	—	—	—	—	15	20	—	—	15	15	—	—
10～11（歳）	—	—	—	—	15	20	—	—	15	20	—	—
12～14（歳）	—	—	—	—	20	25	—	—	20	25	—	—
15～17（歳）	—	—	—	—	25	30	—	—	20	25	—	—
18～29（歳）	10	500	10	500	20	30	—	600	20	25	—	500
30～49（歳）	10	500	10	500	25	30	—	600	20	25	—	500
50～64（歳）	10	500	10	500	25	30	—	600	20	25	—	500
65～74（歳）	10	500	10	500	20	30	—	600	20	25	—	500
75以上（歳）	10	500	10	500	20	25	—	600	20	25	—	500
妊婦（付加量）			10						+0	+0	—	—
授乳婦（付加量）			10						+3	+3	—	—

10-4 食事バランスガイド

食事バランスガイドは，1日に「何を」，「どれだけ」食べれば良いか，の目安を図10-3に示すようにコマと料理のイラストで表現したものである。「食生活指針」を具体的な行動に結びつけるツールとして食事の望ましい組み合わせやおおよその量をわかりやすく示したもので，厚生労働省と農林水産省が共同し，2005年6月に策定した。

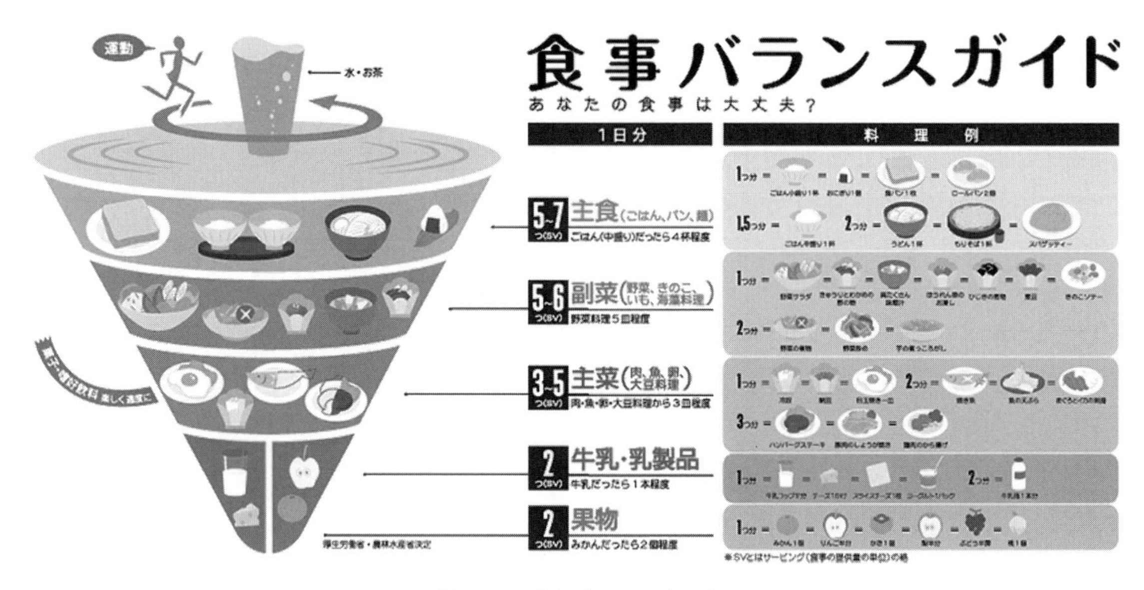

図10-3　食事バランスガイド

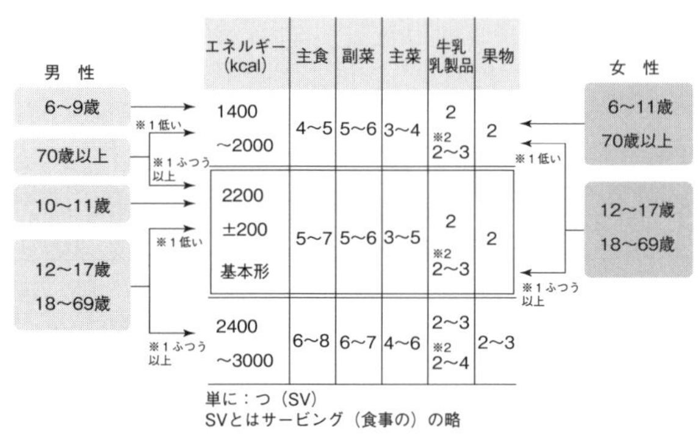

※1身体活動量の見方
「低い」：1日中座っていることがほとんどの人
「ふつう以上」：「低い」に該当しない人

※2学校給食を含めた子ども向け摂取目安について
成長期に特に必要なカルシウムを十分にとるためにも，牛乳・乳製品の適量は少し幅を持たせて1日2~3つ（SV），「基本形」よりもエネルギー量が多い場合では，4つ（SV）程度までを目安にするのが適当です。

図10-4　適量チェック！CHART

食事の適量（どれだけ食べたらよいか）は性別，年齢，身体活動量によって異なる。コマのイラストは，2,200 ± 200 kcal（基本形）を想定した料理例が表現されており，身体活動量が「低い」成人男性，活動量が「ふつう以上」の成人女性が1日に食べる量の目安になっている。

自分の適量は，図10-4の「適量チェック！CHART」で確認できる。図10-5中に書かれている身体活動量（レベル）は，活動量に応じて3

高い	立ち仕事や異動が多い仕事，または激しい運動をしている人。
ふつう	デスクワークなどが中心の仕事の人。軽い運動や散歩などをする人。
低い	一日のうち，座っていることがほとんどの人。

図10-5　身体活動量（レベル）

つに区分されている。自分の身体活動レベルにあった食事をすることで，適正なエネルギーを摂取し，健康な体を維持できる。

10-4-1　1日に必要なエネルギー量から目安となる食事量（つ「SVの数」）

1日に必要なエネルギー量から，5つの料理グループ（主食，副菜，主菜，牛乳・乳製品，果物）ごとに，1日に「どれだけ」食べたらよいかの量「つ（SV）」（serving）の数が決まる。料理区分と「つ（SV）」は上の図10-4を参照にして，性別，年齢，活動レベル別に適正量を判断する。

10-4-2　各料理区分と数え方

食事バランスガイドを活用する上で知っておくべき事として，適正な摂取エネルギー量だけではなく，各料理グループの数え方がある。すなわち，「なに」を「どれくらい」食べると「1つ」なのかを知ることが適正な食事を考える上で重要といえる。ここでは，各料理区分における数え方について説明する。

（1）主食の数え方

主食の基準はコンビニサイズのおにぎりである。コンビニサイズのおにぎりは，ごはん100 g，小ぶりの茶碗1杯に相当する。これを「1つ」としている。パンの場合は，厚切りの食パン1枚，ロールパン2個が「1つ」になる。一般の人が1回の食事の主食量は「2～3つ」が目安と考えられる。

（2）副菜の数え方

副菜は小鉢や小皿に入った野菜料理が副菜の基準となっている。国民健康・栄養調査の結果から小鉢や小皿には約70 g程度の野菜が入っていることが報告されており，よって小鉢の野菜70 gで「1つ」と数える。野菜が150～200 g入っているような副菜では，その量に応じて「2つ」や「3つ」になる。

（3）主菜の数え方

主菜は，メインとなるおかずで主に肉・魚・卵料理を言う。主菜の基準は鶏卵1個（タンパク質6 g）を基準としている。魚を約60～80 g食べると「1つ」，肉を約100 g程度食べると「3つ」に該当するタンパク質を摂取することになる。1日の主菜の摂取目安は，標準的な人で3～5になっており，すぐに食べ過ぎの状況になってしまうため，1日の摂取量を考えた毎食の摂取を心がけないといけない。

（4）牛乳・乳製品の数え方

牛乳180 mLで「2つ」としている。小さなパックのヨーグルトは「1つ」と数える。牛乳はカルシウム供給源と位置づけられており，牛乳

「1つ」にカルシウム100 mgが含まれている。

（5）果物の数え方

果実は，ビタミン，ミネラル等の重要な供給源である。果物の数え方は，ミカンなどの果物1個が約100 gであることから，果物100 gで「1つ」と数える。「健康日本21」では，健康増進の観点から1日200 g以上の果実を食べることを目標にしており，食事バランスガイドでも，1日に摂る量を「2つ」としている。

食事バランスガイドを適切に用いれば，自分の身体レベルに適した食事を摂取することが可能となり，バランスのとれた食生活を通じた健康の維持・管理を図ることが出来る。

参考図書

厚生労働省：日本人の食事摂取基準 2020年版概要（2019）
厚生労働省：日本人の食事摂取基準 2020年版総論（2019）
農林水産省：食事バランスガイド（2005）
早渕仁美,「だれでもわかる・だれでも使える　食事バランスガイド」, 農文協（2008）.

索　引

あ　行

か　行

● さ　行

た　行

な　行

は　行

● ま　行

● や　行

● ら　行

執筆者一覧（＊編著者）

柳田晃良＊	西九州大学健康栄養学部，佐賀大学名誉教授，ペルー共和国ANCASH大学名誉教授
池田郁男＊	東北大学大学院農学研究科，東北大学名誉教授
永尾晃治	佐賀大学農学部生物資源科学科
田中一成	長崎県立大学地域連携センター
古市幸生	三重大学名誉教授
福田亘博＊	宮崎国際大学教育学部児童教育学科，宮崎大学名誉教授
林　国興	鹿児島大学名誉教授
屋　宏典	琉球大学熱帯生物圏研究センター
岡島俊哉	佐賀大学教育学部小中連携教育コース
加藤範久	広島大学名誉教授
望月　聡	大分大学教育学部
永田純一	福岡工業大学工学部生命環境化学科
西園祥子	崇城大学生物生命学部生物生命学科
長谷静香	福岡工業大学工学部生命環境化学科

新版 現代(げんだい)の栄養化学(えいようかがく)（第３版）

2006年 8 月31日　初版第 1 刷発行
2008年 4 月30日　初版第 2 刷発行
2010年10月20日　新版第 1 刷発行
2014年 5 月 1 日　新版第3刷発行
2015年 3 月20日　新版(第2版)第1刷発行
2019年 3 月15日　新版(第2版)第3刷発行
2020年 4 月20日　新版(第3版)第1刷発行
2024年 3 月31日　新版(第3版)第3刷発行

Ⓒ 編著者　柳田晃良　福田亘博　池田郁男
発行者　秀島　功
印刷者　萬上孝平

発行所　三共出版株式会社　東京都千代田区神田神保町３の２
郵便番号 101-0051 振替 00110-0-1065
電話 03-3264-5711 FAX 03-3264-5149
https://www.sankyoshuppan.co.jp/

一般社団法人日本書籍出版協会・一般社団法人自然科学書協会・工学書協会　会員

Printed in Japan　　印刷・製本・惠友印刷

ISBN 978-4-7827-0817-0